Die Revolution der Nahrungsergänzung

WICHTIGER HINWEIS:

Autor und Verlag lehnen jegliche Haftung für Schäden aller Art ab, die sich direkt oder indirekt aus der Anwendung der Informationen in diesem Buch ergeben.

Die Angaben in diesem Buch dienen nur zu Informationszwecken und können die Beratung durch einen Arzt nicht ersetzen. Eine laufende Behandlung darf niemals ohne Rücksprache mit dem Arzt abgebrochen werden.

Nahrungsergänzungsmittel sind keine Medikamente. Ihre Aufgabe besteht nicht darin, Krankheiten zu heilen. Ebenso stellen sie keinen Ersatz für eine abwechslungsreiche und ausgewogene Ernährung dar. Generell sollten sie nicht von schwangeren oder stillenden Frauen und Kindern unter 18 Jahren eingenommen werden, es gibt jedoch Sonderfälle.

Die in diesem Buch aufgeführten Kontraindikationen sowie die Auslegung der geltenden Gesetzestexte können sich ändern, insbesondere aufgrund neuer wissenschaftlicher Erkenntnisse. Dieses Buch ist für die breite Öffentlichkeit bestimmt, daher erlaubt sich der Autor gelegentlich, komplexe wissenschaftliche Zusammenhänge vereinfacht darzustellen.

Die wissenschaftlichen Grundlagen und ein nach Kapiteln geordnetes Quellenverzeichnis ist online verfügbar: www.dorlingkindersley.de/nahrungsergaenzung-quellen

MATHIEU BOUARFA @NUTRASTREAM

Die Revolution der Nahrungsergänzung

Natürlich gesund und leistungsstark mit Vitaminen, Mineral- und Pflanzenstoffen

Was du zu Auswahl, Dosierung und Kombination von Wirkstoffen wirklich wissen musst

DK

Inhalt

Vorwort

Wusstest du, dass Magnesium wichtig für dein Gedächtnis ist? Dass Zink Menstruationsschmerzen lindern kann? Dass Kollagen bei Sehnenbeschwerden hilft oder dass Bromelain aus der Ananas bei Allergien schützen kann?

Willkommen in der spannenden Welt der Nahrungsergänzungsmittel.

Wer dieses Buch in der Hand hält, möchte wahrscheinlich mehr für seine Gesundheitsvorsorge tun. Das ist gut, denn diese natürlichen Produkte sind durchaus in der Lage, das Wohlbefinden zu steigern!

Vitamin D, Probiotika, Omega-3-Fettsäuren, Kamille, Melatonin, Spirulina, Kreatin... Nein, das ist keine Zauberformel. Das sind einige der vielen beliebten Nahrungsergänzungsmittel. Die meisten Menschen haben das eine oder andere schon einmal eingenommen, haben es in der Apotheke, auf einer Internetseite oder bei Freunden gesehen. **Aber wer weiß schon genau, wozu sie dienen und wie man die richtigen auswählt. Und wer weiß, ob sie wirklich funktionieren.**

Es ist nicht einfach, sich in diesem Dschungel aus Produkten und vollmundigen Versprechungen zurechtzufinden! Kaum verständliche Etiketten, undurchsichtige Dosierungsanweisungen und manchmal unglaubliche Behauptungen können Verwirrung stiften. Da fühlt man sich manchmal wie im Labyrinth eines großen Möbelhauses, in dem man den Ausgang sucht.

Ich bin Mathieu – Biologe, Biochemiker, wissenschaftlicher Autor, Ausbilder für Ärzte und Apotheker, Referent für Ingenieure und vor allem sehr neugierig auf alles, was mit natürlicher Gesundheit zu tun hat. Seit 15 Jahren beschäftige ich mich mit Gesundheitsprodukten, um die Schätze aufzuspüren, die unser Wohlbefinden auf natürliche und sichere Weise stärken können. Über meine Internetpräsenz möchte ich **mein Wissen, das sich auf Wissenschaft, Tradition und Erfahrungsberichte stützt, mit vielen Menschen teilen.**

Ich bin davon überzeugt, dass bestimmte Mikronährstoffe, wenn sie richtig ausgewählt und eingesetzt werden, eine ausgewogene Ernährung sinnvoll ergänzen und einen wertvollen Beitrag zum Wohlbefinden und zur Bewältigung des hektischen Alltags leisten können. Sehen wir es ganz nüchtern: Eine ausgewogene Ernährung und zweimal pro Woche joggen sind zwar lobenswert, reichen aber nicht immer aus, um in Topform zu bleiben. Umweltverschmutzung, Stress, Müdigkeit, Alterung... Manchmal braucht der Organismus etwas Hilfe, um optimal zu funktionieren. Und da kommt die gezielte Nahrungsergänzung ins Spiel. In Mitteleuropa leiden rund 80 % der Bevölkerung an Vitamin-D-Mangel. Bei etwa 75 % liegt ein Magnesiummangel vor, und rund 43 % der Frauen im gebärfähigen Alter sind unzureichend mit Jod versorgt.

Natürliche Gesundheitsprodukte helfen nicht nur, potenzielle Vitamin- und Mineralstoffdefizite auszugleichen. **Sie können das Wohlbefinden steigern.** Auch Menschen, die nicht an einem Magnesiummangel leiden, können durch verschiedene Lebensumstände (Stress, Schwangerschaft, Sport usw.) einen erhöhten Magnesiumbedarf haben.

Doch dieses Potenzial wird oft unterschätzt. Undurchsichtige Märkte, unklare Regulierungen und skeptische Beiträge in den Medien tragen ebenso wie die Vorbehalte konkurrierender Branchen eher zur Verunsicherung der Verbraucher bei. Denn die Rolle der Nahrungsergänzungsmittel besteht nicht nur darin, Mangelerscheinungen auszugleichen. Sie können auch der Gesundheitsvorsorge dienen. Nahrungsergänzungsmittel sind durchaus geeignet, um physiologische Beschwerden zu lindern, die Menschen im Alltag belasten und manchmal zu Krankheitsrisiken werden können. Wer frühzeitig gut für seine Gesundheit sorgt, kann Komplikationen zu einem späteren Zeitpunkt vermeiden. Mit diesem Buch **möchte ich Verbrauchern dabei helfen, sich im Dickicht der Nahrungsergänzungsmittel zurechtzufinden.** Mein Ziel ist es, den Menschen zu vermitteln, wie sie diese Produkte auswählen, kombinieren und als maßgeschneiderte Verbündete im Sinne ihrer Gesundheit nutzen können.

- Im **ersten Teil** dieser Reise durch das Reich der Gesundheitsvorsorge unterziehen wir die Nahrungsergänzungsmittel einem scharfen, differenzierten Blick. Es ist wichtig, **zwischen wahren und falschen Versprechungen zu unterscheiden** und ohne Wenn und Aber ihre Möglichkeiten – aber auch ihre Grenzen – auszuloten. Wissen ist unerlässlich, um diese wertvollen Gesundheitsverbündeten sachkundig zu bewerten. Ich bin sicher, dass viele Leser schon nach den ersten Seiten erkennen, dass ihre Gesundheitsvorsorge deutlich verbesserungswürdig ist.
- Im **zweiten Teil** geht es um individuelle Bedürfnisse und **Lösungen für wiederkehrende Beschwerden,** die die Lebensqualität beeinträchtigen. Dazu gehören Stress, schlechter Schlaf, ein geschwächtes Immunsystem, eine launische Verdauung, eingerostete Gelenke … und ich gebe einen Überblick über die natürlichen Wirkstoffe, die gegen die einzelnen Beschwerden helfen, außerdem praktische Tipps für eine gesündere Lebensweise und Hinweise zur Auswahl der besten Wirkstoffe.
- Der **dritte Teil** des Buches ist **den Supernährstoffen gewidmet – Pflanzen und anderen natürlichen Gesundheitsaktivstoffen.** Ich erkläre, in welcher Form der Körper diese Stoffe am besten verwerten kann, wann der optimale Zeitpunkt für ihre Einnahme ist, wie man sie richtig dosiert und welche Gegenanzeigen es gibt. Diese wertvollen Fakten über die Stars unter den Inhaltsstoffen werden durch solide wissenschaftliche Belege untermauert.

Zusätzlich präsentiere ich Expertenmeinungen (von Ärzten und Apothekern) sowie viele Erfahrungsberichte aus der Nutrastream-Community. Um sich eine fundierte Meinung zu bilden, sind persönliche Erfahrungsberichte von größtem Wert. Das Ganze garniere ich mit einer guten Portion Humor, Pädagogik und Wohlwollen. Denn ich bin davon überzeugt, dass Wissen über Prävention nicht trocken oder moralisierend sein muss, glaube aber, dass es Vorurteile ebenso wie falsche Versprechungen entkräften kann.

Ich setze mich für eine neue Philosophie des Wohlbefindens ein: einen sanften, aber wohlüberlegten Ansatz zur behutsamen, natürlichen Pflege der Gesundheit. Mein Wunsch ist es, dass jeder Mensch zum Experten für seine eigene Gesundheit wird.

Und nun viel Freude mit den Vitaminen & Co.

Auf eine bessere Gesundheit!

NAHRUNGSERGÄNZUNGSMITTEL: 11 Vorurteile, mit denen ich aufräumen möchte

Nahrungsergänzungsmittel sind Gegenstand enormer Vorurteile, die manchmal Fragen aufwerfen oder sogar zu Fehlinformationen führen.

1 Nahrungsergänzungsmittel sind überflüssig, wenn man sich ausgewogen ernährt. FALSCH

2 Die Einnahme eines Nahrungsergänzungsmittels, dessen Wirkstoff in der Nahrung enthalten ist, ist sinnlos. FALSCH

3 Nahrungsergänzungsmittel bewirken nichts. FALSCH

4 Für Nahrungsergänzungsmittel gibt es keine Marktzulassung. FALSCH

5 Nahrungsergänzungsmittel sind gesundheitsschädlich. FALSCH

6 Ärzte verschreiben niemals Nahrungsergänzungsmittel. FALSCH

7 Nahrungsergänzungsmittel eignen sich für Sportler. FALSCH

8 Nahrungsergänzungsmittel werden nur auf Rezept abgegeben. FALSCH

9 Es ist schädlich, mehrere Nahrungsergänzungsmittel gleichzeitig einzunehmen. FALSCH

10 Die Herstellungskette von Nahrungsergänzungsmitteln ist nicht sicher. FALSCH

11 Die besten Nahrungsergänzungsmittel gibt es nur in Apotheken. FALSCH

In diesem Buch möchte ich zeigen, warum diese Behauptungen unbegründet sind, und klare Anhaltspunkte geben, anhand derer Verbraucher in der Welt der Nahrungsergänzungsmittel Fakten von Falschinformationen unterscheiden können. Auf geht's!

Teil 1: Warum an natürlichen Gesundheitsprodukten kein Weg vorbeiführt

Deine Gesundheit gehört dir allein, und es liegt in deiner Verantwortung, dich für sie einzusetzen. Sonst kann es leicht passieren, dass dir der Schlüssel zu deinem Wohlbefinden verloren geht, ohne dass du es bemerkst.

Gesünder leben mit Nahrungsergänzungsmitteln

Beim Stichwort Gesundheit denken die meisten Menschen zuerst an alles, was unser Gesundheitssystem ausmacht: Ärzte, Apotheker, Krankenhaus, Sozialversicherung, Medikamente.

Oberste Priorität sollte aber die Vorsorge haben, die Aufrechterhaltung von Gesundheit und Wohlbefinden mit allem, was dazu beiträgt. Es gibt viele vorbeugende oder unterstützende Maßnahmen, die in den Bereich der Selbstfürsorge fallen und die du anwenden kannst, wenn es beispielsweise im Hals kratzt, du nachts häufig aufwachst oder deine Verdauung durcheinander ist.

Gesundheitsvorsorge ist sehr wichtig, wird aber oft vergessen.

Jeder weiß, dass die Gesundheit im Wesentlichen auf drei Säulen ruht: abwechslungsreicher und ausgewogener Ernährung, Schlaf und körperlicher Aktivität. Aber genügen diese drei Säulen, um allen Gesundheitsbedürfnissen gerecht zu werden? Oder gibt es weitere Möglichkeiten der Vorsorge?

Hier kommen wertvolle, aber oft falsch verstandene Verbündete ins Spiel: Nahrungsergänzungsmittel, die meiner Meinung nach sehr wichtig sind. Und diese Meinung **stützt sich auf wissenschaftliche Studien, Tradition und Erfahrungsberichte.** Nahrungsergänzungsmittel liefern Vitamine, Mineralien, sekundäre Pflanzenstoffe und andere natürliche Wirkstoffe. Ihre Rolle besteht nicht nur darin, Mangelerscheinungen zu beheben. Doch aufgrund einer eklatanten Unkenntnis dessen, was sie tatsächlich sind, und einer nicht angepassten Regulierung werden diese Produkte regelmäßig infrage gestellt.

Wenn Verbraucher unzureichend informiert sind, bleiben ihnen Mittel verwehrt, die ihre Gesundheit fördern können. Wer kennt schon den Zusammenhang zwischen Kopfschmerzen und Magnesiummangel oder zwischen schlaffer Haut und Zinkmangel? Wem haben Arzt oder Apotheker schon einmal Tonerde gegen Durchfall oder Brennnessel bei allergischem Schnupfen vorgeschlagen? Solche Therapeutika sind in vielen Ländern wie Kanada, den USA oder auch China durchaus üblich. Darüber hinaus gibt es eine Vielzahl von Heilpflanzen mit jahrtausendealter Tradition, beispielsweise die Weide, deren Erzeugnisse Schmerzen lindern können (Rücken-, Gelenk- und Kopfschmerzen).

Leider verschärft die Europäische Union die Regeln für Nahrungsergänzungsmittel. Das wirft Fragen auf. **Spielen vielleicht politische oder finanzielle Interessen eine Rolle, oder wird auf bestimmte Industriezweige besondere Rücksicht genommen?** Auf diese Themen werde ich noch eingehen.

Aber schauen wir zunächst hinter die Kulissen dieser natürlichen Gesundheitsprodukte. Ich werde erklären, warum jeder sie in seine Wellness-Routine aufnehmen sollten.

Nahrungsergänzungsmittel – was ist das eigentlich?

Nahrungsergänzungsmittel können helfen, die Gesundheit wirksam und auf natürliche Weise zu stärken. Aber Vorsicht: Es sind keine Medikamente. Im Krankheitsfall oder bei Beschwerden ist es wichtig, einen Arzt zu konsultieren, um eine fachliche Diagnose zu erhalten. Denn hinter leichtem Unwohlsein kann sich eine ernstere Krankheit verbergen.

Ein natürlicher Ansatz zur Gesundheit

Die Bezeichnung »Nahrungsergänzungsmittel« ist eigentlich unpassend, denn viele Substanzen dienen nicht dazu, die *Ernährung zu ergänzen*. So wird beispielsweise Melatonin zur Regulierung des Schlafs verwendet, Safrankonzentrat wegen seiner stimmungsaufhellenden Wirkung etc. Darum plädiere ich dafür, die Bezeichnung zu ändern, wie es in anderen Ländern bereits geschehen ist. In Kanada beispielsweise spricht man von **»natürlichen Gesundheitsprodukten«.**

In diesem Buch verwende ich beide Begriffe: Nahrungsergänzungsmittel und natürliche Gesundheitsprodukte.

Wie auch immer man sie nennt, **ihr Ziel ist es, die Gesundheit zu erhalten, einem Ungleichgewicht im Körper vorzubeugen oder das Gleichgewicht wiederherzustellen.** Insofern passen sie in das Konzept der natürlichen Gesundheitspflege, die auf dem Wissen über die in der Natur vorkommenden Substanzen beruht.

Ein Nahrungsergänzungsmittel ist somit ein Produkt, das einen oder mehrere Wirkstoffe aus den folgenden Kategorien enthält:

- **Nährstoffe (Vitamine und Mineralien):** Magnesium, Vitamin D, Jod, Eisen, Vitamin C, Zink, etc.
- **Pflanzen:** Mariendistel, Kamille, Kurkuma, Ashwagandha, etc.
- **Andere natürliche Stoffe:** Omega-3, Probiotika, Gelee royale, Melatonin, Coenzym Q10, Kollagen, etc.

Diese Wirkstoffe können einzeln oder in Kombination das Wohlbefinden wirkungsvoll verbessern. Der Wirkungsbereich von Nahrungsergänzungsmitteln geht weit über die einfache »Ernährung« hinaus. Sie können zur Regulierung des Organismus beitragen und seine subtilsten Funktionen ins Gleichgewicht bringen. Kurz gesagt: Sie passen gut in das Konzept der ganzheitlichen und natürlichen Gesundheit.

Natürliche Gesundheitsprodukte können in verschiedenen Formen eingenommen werden (sogenannten galenischen oder auch pharmazeutischen Formen), etwa als **Kapsel, Tablette, Gummidrop, Pulver, Stick, Ampulle und viele weitere.**

Schon gewusst?

Ich höre oft, dass es für die Marktzulassung von Nahrungsergänzungsmitteln keine Regelungen gibt, aber das stimmt nicht ganz. In der Europäischen Union **muss jedes Nahrungsergänzungsmittel angemeldet werden,** bevor es in Verkehr gebracht wird. Wenn es einen neuen Wirkstoff enthält, muss vorher eine **Genehmigung für das Inverkehrbringen** erteilt werden (gemäß der »Novel-Food«-Regelung). Dieses Verfahren gewährleistet die Sicherheit und die Qualität des neuen Inhaltsstoffs.

Weder Lebensmittel noch Medikament

Ein Nahrungsergänzungsmittel ist also eine konzentrierte Nährstoffquelle. Einige dieser Nährstoffe sind auch in Lebensmitteln enthalten, allerdings in einer geringeren Dosierung. Ein Beispiel: Eine einzige Granatapfelkapsel kann acht Granatäpfeln entsprechen! Um die Vorteile des Granatapfels voll auszuschöpfen, ist es einfacher, Nahrungsergänzungsmittel einzunehmen, als drei Monate lang täglich acht Granatäpfel zu verzehren.

Im Gegensatz zu pflanzlichen Arzneimitteln, die eine Krankheit heilen sollen, greifen Nahrungsergänzungsmittel vorher ein, um **die Gesundheit zu optimieren, physiologische Beschwerden zu lindern und sogar die Risikofaktoren für Krankheiten zu senken.** Die Grenze zwischen Nahrungsergänzungsmitteln und pflanzlichen Arzneimitteln ist daher manchmal fließend, insbesondere in Bezug auf die Dosierung der Wirkstoffe. Einige Mineralien und Vitamine werden in hoch dosierter Form als Arzneimittel verkauft, beispielsweise Zink, Magnesium, Eisen und Vitamin D.

Nahrungsergänzungsmittel sind kein Ersatz für eine abwechslungsreiche, ausgewogene Ernährung. Unabhängig vom Gesundheitszustand können sie aber nützlich sein.

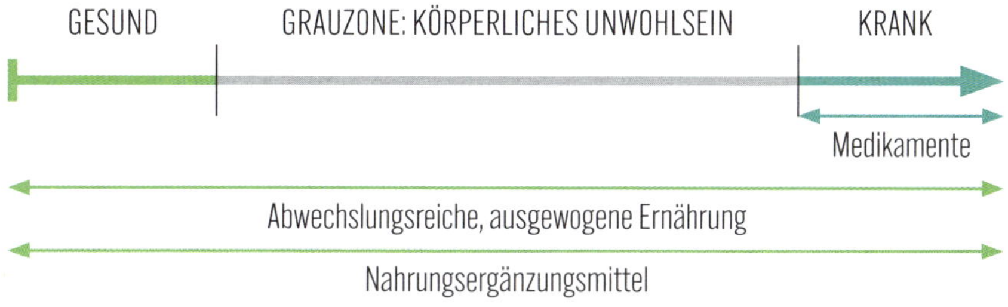

Optimale Gesundheit

- Louise hat keine gesundheitlichen Probleme. Sie nimmt natürliches Kollagen ein, um eine schöne Haut zu haben.
- Samir ist ebenfalls kerngesund. Da er viel Sport treibt und seine körperliche Leistung steigern möchte, nimmt er Kreatin als Nahrungsergänzungsmittel ein.
- Sven ist Veganer. Um gesund zu bleiben, nimmt er Eisen zu sich, denn vegane Ernährung liefert oft nicht genügend vom Körper verwertbares Eisen. In diesem Beispiel ist der Ausdruck »Nahrungsergänzungsmittel« ausnahmsweise passend.

Grauzone: körperliches Unwohlsein

- Ellen ist in den Wechseljahren. Die Menopause ist keine Krankheit, aber sie kann Beschwerden mit sich bringen. Ellen leidet unter häufigen Hitzewallungen, die an sich schon unangenehm sind und die ihr schlaflose Nächte bereiten. Wenn sie nicht früh genug handelt, können diese Schlafstörungen ernsthafte Auswirkungen auf ihre Gesundheit haben. Um die Hitzewallungen zu reduzieren, nimmt sie Rotklee als Nahrungsergänzungsmittel ein.
- Markus hat einen hohen Cholesterinspiegel, der einen Risikofaktor für die Entwicklung einer koronaren Herzkrankheit darstellt. Bevor es zur Erkrankung kommt, nimmt er vorbeugend Pflanzensterole ein, die eine Rolle bei der Senkung des Blutcholesterinspiegels spielen.
- Bei Christine wurde eine Insulinresistenz festgestellt. Je länger diese Resistenz andauert, desto höher ist das Risiko, dass sie an Prädiabetes und später an Diabetes erkrankt. Sie nimmt daher Resveratrol, das den Insulinhaushalt reguliert.

Krankheit

- Lukas hat eine allergische Rhinitis. Er nimmt ein Antihistaminikum und zusätzlich Brennnesseln ein.
- Margot leidet häufig an Blasenentzündungen. Die akute Erkrankung wird mit einem vom Arzt verschriebenen Antibiotikum behandelt. Nach Abschluss der Therapie wird sie Cranberry einnehmen, um neuen Entzündungen vorzubeugen.
- Laura hat eine Herz-Kreislauf-Erkrankung und muss Statine zur Senkung ihres Cholesterinspiegels einnehmen. Die Einnahme dieses Medikaments könnte jedoch zu einem Mangel an Coenzym Q10 führen! Um dies zu verhindern, nimmt sie daher vorbeugend Coenzym Q10 ein.

Noch einmal: **Nahrungsergänzungsmittel können keine Krankheit heilen.** Sie können aber, **nach Rücksprache mit dem Arzt,** zur Unterstützung der Heilung eingesetzt werden.

Ernährungsphysiologische Wirkungen natürlicher Gesundheitsprodukte

Der erste Nutzen, an den man denkt, ist die ernährungsphysiologische Wirkung. Mithilfe eines Nahrungsergänzungsmittels können Mangelerscheinungen behoben werden. Und das haben wir in unserer modernen Gesellschaft dringend nötig!

Wir essen immer unausgewogener

Eigentlich gibt es keine guten und schlechten Lebensmittel, wie immer macht die Dosis das Gift. **Mit der Industrialisierung und dem Aufkommen hochverarbeiteter Lebensmittel** ist allerdings unsere Ernährung immer unausgewogener geworden. Ich will diese Produkte keinesfalls anprangern. Allerdings ist **der Anteil an essenziellen Nährstoffen viel geringer und der Anteil an schnellen Zuckern und gesättigten Fettsäuren viel zu hoch** im Vergleich zu unverarbeiteten Lebensmitteln. Studien belegen, dass ein übermäßiger Verzehr hochverarbeiteter Lebensmittel zu zahlreichen physiologischen Beschwerden führen kann, weil er die Risikofaktoren für Krankheiten (Herz-Kreislauf, psychische Gesundheit, Adipositas usw.) erhöht. Diese Art der Ernährung ist zwar manchmal praktisch, sollte aber die Ausnahme darstellen.

Es wäre völlig falsch, sich ungesund zu ernähren und die Defizite mit Nahrungsergänzungsmitteln zu »reparieren«. Aber seien wir ehrlich: In vielen Fällen **kann unsere moderne Ernährung, so gesund sie auch sein mag, nicht unseren gesamten Nährstoffbedarf decken.** Immer häufiger kommt es zu Mangelerscheinungen, selbst bei Menschen, die auf eine ausgewogene Ernährung Wert legen. Hier kommen Nahrungsergänzungsmittel ins Spiel, denn sie liefern das gewisse Extra, das oft fehlt.

Theoretisch reicht eine ausgewogene und abwechslungsreiche Ernährung aus, um den gesamten Grundbedarf an Nährstoffen und Mikronährstoffen, einschließlich Vitaminen und Mineralstoffen, zu decken. Das ist aber nur Theorie, denn tatsächlich decken unsere Ernährungsgewohnheiten häufig nicht unseren gesamten Bedarf. Die in Frankreich durchgeführte Individuelle Nationale Studie zum Lebensmittelkonsum INCA 2 (2005–2007) zeigt dies ebenso wie die Studie INCA 3 (2014–2015): unzureichende Aufnahme von Ballaststoffen (20g statt 30g), hoher Konsum von Salz und stark verarbeiteten Lebensmitteln. **Einige Mängel sind allgemein verbreitet:** So fehlt es beispielsweise rund 90% der mitteleuropäischen Bevölkerung an Omega-3-Fettsäuren!

Abnehmende Nährstoffdichte

Andere Studien haben gezeigt, dass Obst und Gemüse 1950 mehr Vitamine enthielten als heute. Auch wenn vielleicht unterschiedliche Analysemethoden zum Einsatz kamen oder unterschiedliche Fruchtteile untersucht wurden, bleiben die Ergebnisse relevant und werfen Fragen auf.

Hinzu kommt, dass ein **hoher Anteil der verzehrten Obst- und Gemüsesorten keine zufriedenstellende Frische aufweist.** In Heidelbeeren beispielsweise wird ein Großteil der Nährstoffe innerhalb von drei Tagen nach der Ernte abgebaut. Und wer hat schon das Glück, frisch gepflückte Heidelbeeren essen zu können? Betroffen sind aber nicht nur Vitamine und Mineralien. So wurde nachgewiesen, dass sich mit der globalen Erwärmung und der veränderten Bodenzusammensetzung der Säuregehalt einiger Früchte wie Clementinen verändert. Äpfel sind süßer, aber weniger fest, auch der Proteingehalt von Reis nimmt ab.

Und das ist noch nicht alles.

Um unsere Bedürfnisse zu befriedigen und möglichst viele Menschen zu ernähren, wird angestrebt, die Erträge zu steigern. Das ist angesichts der weiter wachsenden Weltbevölkerung lobenswert. Dieses Streben nach Ertrag bringt jedoch **Produktionsmethoden** mit sich (Intensivanbau, Genveränderungen, Wachstumsbeschleuniger, Pestizide, Lagerung, Transport etc.), die **schwerwiegende Folgen für die Qualität der Produkte selbst haben.** Infolge des Klimawandels verändert sich der Geschmack von Obst und Gemüse, die Nährstoffkonzentration im Boden und in den Erträgen nimmt ab. In der Folge greifen wir zu künstlichen Maßnahmen.

» Interessanterweise ist es manchen Menschen peinlich, dass sie Nahrungsergänzungsmittel einnehmen. Letztlich gleichen sie doch aus, was alltäglichen Lebensmitteln fehlt, weil Böden durch Düngemittel ausgelaugt sind und Tiere mit Lecksteinen oder Medikamenten behandelt werden. «

Schließlich leiden die Lebenmittelserzeuger unter der Öffnung für die Finanzmärkte, Marktspekulationen, der Globalisierung, dem freien Verkehr von Lebensmitteln (Thema der Krise der Landwirtschaft im Jahr 2024), dem Markt von Angebot und Nachfrage, der Standardisierung (einige Sorten werden häufiger angebaut als andere).

KÜNSTLICH ANGEREICHERTE LEBENSMITTEL

- Tafelsalz wird oft künstlich mit Jod angereichert. Jod ist wichtig für Nervensystem, Gehirn, Schilddrüse und viele andere Organe. Ein Jodmangel schadet der Gesundheit. Meersalz könnte eine Lösung sein, doch bei der Herstellung von Meersalz geht das Jod vollständig verloren. Daher war es notwendig, ein synthetisch angereichertes Salz herzustellen.
- Viele Lebensmittel werden künstlich mit Vitaminen und Mineralstoffen angereichert, darunter auch Lebensmittel für Kinder (Getreideflocken, Pulver für Schokoladengetränke). Diese Nährstoffe liegen aber oft in einer schlecht verwertbaren Form vor und beeinträchtigen ihre Wirkung manchmal wechselseitig (z. B. Eisen und Kalzium).
- Kühen werden nährstoffhaltige Lecksteine gegeben, um ihre Vitamin-B12-Produktion zu unterstützen, die durch die Verarmung der Böden geschwächt ist. Unsere Versorgung mit Vitamin B12 beruht größtenteils auf dem Verzehr von Fleisch. Tiere, darunter auch Rinder, benötigen Kobalt, um dieses Vitamin zu produzieren. Die Böden enthalten jedoch immer weniger Kobalt. Darum müssen die Rinder anderweitig damit versorgt werden.

All das trägt dazu bei, dass sich die Nährstoffdichte unserer Nahrung verringert. Wir erleben eine regelrechte Ausplünderung unseres Gesundheitskapitals und müssen trotz aller Bemühungen immer öfter mit Mangelerscheinungen rechnen! Es geht hier nicht darum, jemanden anzuprangern oder Schuldgefühle zu wecken. Aber wir müssen uns bewusst machen, dass die modernen Produktionsmethoden Nährstoffmängel nach sich ziehen können, die wir ausgleichen müssen.

Selbst wenn wir uns gesund und mit regionalen Produkten ernähren, können uns bestimmte Vitamine und Mineralstoffe fehlen. **Viele Mitteleuropäer ernähren sich bereits abwechslungsreich, ausgewogen und gesundheitsbewusst.** Ich habe immer frisches Obst und Gemüse im Kühlschrank, und in meinem Regal stehen etwa 40 Gewürze. Dennoch nehme ich zwischen fünf und zehn Nahrungsergänzungsmittel pro Monat zu mir. Das ist kein Widerspruch!

Dass Nahrungsergänzungsmittel notwendig geworden sind, um auch bei ausgewogener, abwechslungsreicher Ernährung gesund zu bleiben, hat noch andere Gründe.

Mangelerscheinungen durch die Lebensweise

In bestimmten Lebensphasen ist es nötig, die Nährstoffversorgung vorübergehend zu erhöhen (z. B. bei sportlicher Betätigung, während der Schwangerschaft, im Alter, bei veganer Ernährung usw.). Abgesehen von diesen spezifischen Situationen ist unser Körper immer häufiger einer Umwelt ausgesetzt, die ihn schwächt. Dazu zählen etwa Industrieprodukte, Bewegungsmangel, Stress, globale Erwärmung, Toxine und Umweltverschmutzung. Die meisten dieser Faktoren sind für die Gesundheit des Körpers von entscheidender Bedeutung. Beginnen wir mit dem Thema Stress. Laut einer Studie leiden 89 % der Mitteleuropäer unter Stress. **Anhaltender Stress führt jedoch dazu, dass Magnesium über den Urin und den Schweiß ausgeschieden wird.** In diesem Fall ist eine höhere Magnesiumzufuhr erforderlich, die allein über die Ernährung schwer zu erreichen ist.

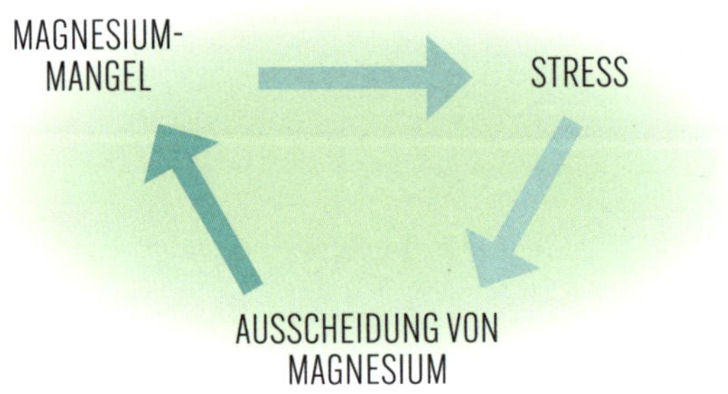

Stress beschleunigt die Ausscheidung von Magnesium, und ein Magnesiummangel erhöht den Stress: ein Teufelskreis.

Wenden wir uns dem **Vitamin D** zu. Heutzutage ist es kaum möglich, den Bedarf über die Nahrung zu decken. Zwar hilft die Sonne bei der Synthese von Vitamin D, und mäßige Sonneneinstrahlung hebt auch die Stimmung. Aber es gibt viele Hindernisse:

- **Umweltverschmutzung,** die einen erheblichen Teil der nützlichen Strahlung blockiert
- **Hautfarbe und Alter,** die zu den wichtigen Faktoren zählen

- Um eine ausreichende Synthese zu gewährleisten, müssen etwa 25 % der Körperoberfläche der Sonne ausgesetzt sein, und zwar **über einen längeren Zeitraum bei hohem Sonnenstand.** Das ist für die meisten berufstätigen Menschen zu bestimmten Jahreszeiten nahezu unmöglich. Selbst in Kenia und anderen Ländern mit viel Sonnenschein ist ein Mangel an Vitamin D zu beobachten.

Dabei ist Vitamin D lebenswichtig. Darum wurde in einigen europäischen Ländern die Höchstdosis für Vitamin D in frei verkäuflichen Nahrungsergänzungsmitteln erhöht. Das zeigt, wie wichtig Vitamin D ist.

DOSIERUNG UND ÜBERDOSIERUNG

Die meisten Mangelerscheinungen lassen sich durch einen biologischen Test wie z. B. einen Bluttest feststellen. Die Ergebnisse werden systematisch mit einem vorgegebenen »normalen Rahmen« verglichen. Dieser Rahmen ist jedoch groß. Zahlreiche wissenschaftliche Studien und Empfehlungen verschiedener Fachgesellschaften tendieren dazu, ihn enger zu fassen. So liegt der normale Bereich für den Vitamin-D-Bluttest zwischen 30 und 150 Nanogramm pro Milliliter (ng/ml), einigen Studien zufolge sollte der Mindestwert bei 45-60 ng/ml liegen.

Im Klartext heißt das, dass man »im Rahmen« liegen kann und sich dennoch nicht in Topform befindet. Das ist der Unterschied zwischen »nicht krank« und einer optimalen Gesundheit. Genau da können Nahrungsergänzungsmittel ansetzen. Ich nehme beispielsweise Zink, obwohl mein Befund keinen Mangel ergeben hat. Mein Ziel ist die Gesundheitsoptimierung. Ich will nicht passiv warten, bis ich Haarausfall oder eine Stirnglatze bekomme. Ich werde aktiv, um das Unvermeidliche hinauszuzögern, und gehe damit über den Nährstoffbedarf hinaus.

Um das Risiko einer Überdosierung zu verringern, sind die frei verkäuflichen Höchstmengen gesetzlich geregelt. Einige wenige Nährstoffe sollten keinesfalls ohne Voruntersuchung eingenommen werden. Ich empfehle, vor der Einnahme von Nahrungsergänzungen generell mit dem Arzt zu sprechen.

Wichtig ist noch, dass die **Einnahme bestimmter Medikamente** ebenfalls zu einem **erhöhten Bedarf an Mikronährstoffen** führt. Verordnete Medikamente müssen unbedingt nach Vorschrift eingenommen werden. Es ist aber ratsam, diesen veränderten Nährstoffbedarf mit dem Arzt zu besprechen und – mit dessen Zustimmung – durch Ergänzungspräparate gegenzusteuern.

MEDIKAMENT	BETROFFENE MIKRONÄHRSTOFFE
Aspirin	Vitamine B9 und C, Eisen, Kalium, Natrium
Paracetamol	Glutathion
Nichtsteroidale Entzündungshemmer (AINS)	Vitamine B9 und C, Eisen
Steroidale Entzündungshemmer (AIS)	Vitamine B9, D und K, Selen, Zink
Hormonpräparate (Verhütung, Menopause, etc.)	Vitamine B2, B6, B9, B12, C und E, Zink, Magnesium, Selen
Antibiotika	Vitamine B1, B2, B3, B6, B8, B12 und K, Magnesium, Kalzium, Probiotika für die Darmflora
Antazida (Säureblocker)	Vitamine B9, B12, C und D, Kalzium, Eisen, Zink, Magnesium, Phosphor
Antidepressiva	Vitamine B2 und B9, Coenzym Q10, Melatonin
Anxiolytika	Melatonin
Diabetesmittel	Vitamine B6, B9 und B12, Zink, Magnesium, Coenzym Q10
Cholesterinsenker	Vitamin B12, Coenzym Q10

Beispiele für Medikamente, die zu einem erhöhten Bedarf bestimmter Mikronährstoffe führen können.

Diese Fakten zeigen, wie empfindlich der menschliche Ernährungsstatus ist und wie vielen Störungen er unterliegt. Sie zeigen auch, dass Nahrungsergänzungen – zusätzlich zu einer gesunden Ernährung – helfen können, das Gleichgewicht wiederherzustellen.

Die physiologischen Wirkungen natürlicher Gesundheitsprodukte

Lebensmittel oder Kapsel: unterschiedliche Konzentrationen

Angenommen, du hast in zwei Wochen ein sehr wichtiges Vorstellungsgespräch. Du bist unruhig wegen dieses Termins, vielleicht auch gestresst. Du schläfst schlecht. Du wachst nachts auf und grübelst so lange, dass du nicht mehr einschlafen kannst. Das ist keine Krankheit, sondern eine ganz normale Reaktion (obwohl es bei anhaltenden oder wiederkehrenden Beschwerden nicht schaden kann, mit dem Arzt abzuklären, ob nicht doch eine Krankheit vorliegt). Auch eine ausgewogene und abwechslungsreiche Ernährung ändert nichts an diesem Stress oder dieser Aufregung. Baldriankapseln dagegen können in solchen Phasen hilfreich sein, weil sie alle aktiven Inhaltsstoffe der Pflanze enthalten und zur Förderung des Schlafs sowie zum Stressabbau beitragen können.

Ein anderes Beispiel: Zimt als Nahrungsergänzungsmittel unterstützt die Gesundheit der Atemwege, trägt zur Aufrechterhaltung eines normalen Blutzuckerspiegels bei und fördert die Verdauung. Allerdings ist er konzentriert in Kapselform wirksamer als bei der Aufnahme über die Nahrung.

Safran besitzt antioxidative Eigenschaften, die in gewissem Maß auch zum Tragen kommen, wenn man ihn als Gewürz verwendet. Wenn es jedoch um seine positive Wirkung auf die Stimmung, das emotionale Gleichgewicht und das geistige Wohlbefinden geht, ist es sinnvoller, ihn in konzentrierter Form als Nahrungsergänzungsmittel einzunehmen. Solche Produkte enthalten aufgrund ihrer speziellen Zubereitung einen Extrakt mit einer standardisierten, hohen Konzentration an Wirkstoffen. Diese Konzentration ist mit dem Gewürz in der Küche nicht zu erreichen.

Noch einmal zur Verdeutlichung: Ein Nahrungsergänzungsmittel ist kein Nahrungsmittel. Eine wirksame Zimt- oder Safrankapsel enthält nicht das Küchengewürz, sondern einen Extrakt. Selbst eine optimale Mahlzeit kann bestimmte Stoffe nicht in so hoher Konzentration enthalten. Ein wirksames Nahrungsergänzungsmittel hingegen enthält **ausgewählte Wirkstoffe in konzentrierter Form.** Manche Menschen halten Nahrungsergänzungsmittel für überflüssig, wenn man sich abwechslungsreich und ausgewogen ernährt. Sie sind über die Produkte schlecht informiert. Ergänzungspräparate sind keine Rohkost, sondern natürliche Gesundheitsprodukte, die ernährungsbedingte und/ oder physiologische Bedürfnisse erfüllen. Insofern können sie eine gesunde Lebensweise unterstützen und optimieren. Das ist übrigens nicht meine Erfindung. Diese physiologische Rolle ist in der gesetzlichen Definition von Nahrungsergänzungsmitteln auf europäischer und nationaler Ebene enthalten.

Aber was ist mit physiologischer Wirkung gemeint?

Nehmen wir als Beispiel die Menopause oder auch die gutartige Prostatavergrößerung. Beides sind keine Krankheiten. Dennoch verursachen sie physiologische Beschwerden. Betroffene wissen, wie unangenehm diese im Alltag sein können. Die Ernährung hat nach wie vor Priorität, aber bei physiologischen Beschwerden kann sie nur wenig ausrichten. Hier kommen Nahrungsergänzungsmittel ins Spiel.

Die physiologische Rolle von Nahrungsergänzungsmitteln besteht also darin, den Menschen gesund zu halten und sein Wohlbefinden zu optimieren. Es soll die Homöostase, d. h. das Gleichgewicht des Körpers, stabil halten oder sogar Risikofaktoren für Krankheiten verringern. Im Gegensatz zu einem Medikament, das die Homöostase **wiederherstellen** soll, zielt ein Nahrungsergänzungsmittel darauf ab, sie **aufrechtzuerhalten.** Der Unterschied ist fließend, genauso wie der Unterschied zwischen der Wirkung von Nahrungsergänzung- und von Arzneimitteln.

Ein und dasselbe Molekül kann, oft abhängig von der eingenommenen Dosis und der Intention der verschreibenden Person, mal eine physiologische, mal eine pharmakologische Wirkung haben. Das beweist, dass die Grenze zwischen Lebensmitteln, Nahrungsergänzungsmitteln und Arzneimitteln unscharf ist und dass die Vorschriften dieser Tatsache nicht gerecht werden.

Was wissenschaftliche Studien dazu sagen

Die Vorteile von Nahrungsergänzungsmitteln sind wissenschaftlich belegt. Zahlreiche Studien belegen den Nutzen von Wirkstoffen zur Erhaltung der Gesundheit und zur Vorbeugung gegen Defizite durch unausgewogene Ernährung.

Erwiesene Gesundheitsvorteile ...

Ein Nahrungsergänzungsmittel darf in der EU keinen Nutzen beanspruchen, der nicht nachgewiesen ist.

Der Gesundheitsnutzen eiens Nahrungsergänzungsmittels wird dem Verbraucher durch eine »gesundheitsbezogene Aussage« mitgeteilt. Diese Angabe, die auf Produktverpackungen und/oder auf Websites zu lesen ist, unterliegt einer europäischen Verordnung. Angaben über die Wirkung eines Nahrungsergänzungsmittels dürfen nur gemacht werden, wenn es Bestandteile enthält:

- deren Wirksamkeit von der EU wissenschaftlich bewertet wurde
- deren Wirkung in offiziellen Referenzdokumenten gelistet wurde
- für die offiziell anerkannte klinische Nachweise vorliegen.

Darüber hinaus haben zahlreiche wissenschaftliche und epidemiologische Studien (Typ SUVIMAX) den Nutzen der Nahrungsergänzung belegt. Es ist jedoch nicht einfach, die Genehmigung für eine gesundheitsbezogene Angabe zu erlangen, wie wir im nächsten Kapitel sehen werden.

... aber unangemessene Anforderungen

Andere Wirkstoffe, die noch keine gesundheitsbezogenen Angaben von der EU erhalten haben, zeigen jedoch eine relevante Wirksamkeit, die häufig durch Studien und die Tradition gestützt wird. Nicht alle diese Studien haben den gleichen Umfang (im Hinblick z. B. auf Methodik, Anzahl der Teilnehmer). Dennoch sind sie mehrheitlich relevant und werden in den meisten Ländern außerhalb der EU berücksichtigt. Die Schwierigkeit innerhalb der EU besteht vor allem in einer Anforderung, die unangemessen erscheint: Studien für Nahrungsergänzungsmittel sollen sich stark an die für Arzneimittel geforderten Studien anlehnen, obwohl sie keine Arzneimittel sind. Diese anspruchsvollen, wenn nicht überzogenen Vorschriften sind für die Gesundheitsvorsorge nicht förderlich!

Es gibt durchaus überzeugende Daten, auch wenn sie nicht immer den hohen Standards entsprechen, die von Brüssel gefordert werden. Sollte man sie deshalb einfach ignorieren und von »Fake-Medikamenten« sprechen?

Es ist an der Zeit, die Hintergründe der zusammenbrechenden Gesundheitsversorgung zu betrachten, die in den Medien kaum zur Sprache kommt. Gemeint ist die Grauzone, die Unklarheit aufrechterhält und Irrglauben rund um Nahrungsergänzungen nährt. Dabei werden diese Mittel schon seit Generationen genutzt, um die eigene Gesundheit zu erhalten und eine vernünftige Lebensweise zu ergänzen. Es wäre wichtig, diese Rolle anzuerkennen, statt sie durch die Gesetzgebung zu behindern.

Natürliche Gesundheit und Vorsorge auf dem Rückgang?

Was wäre, wenn man uns morgen natürliche Lösungen, die uns helfen, in Form zu bleiben, vorenthalten würde, nur weil sie nicht in eine Schublade passen? Was wäre, wenn wir nicht mehr selbst entscheiden dürften, wie wir unsere Gesundheit stärken wollen? Diesen Weg scheint das Gesundheitssystem zu gehen, und zwar seit dem Aufkommen der Nahrungsergänzungsmittel.

Unser Gesundheitssystem konzentriert seine Anstrengungen hauptsächlich auf die Bekämpfung von Krankheiten und in geringerem Maße auf die Prävention. Dabei ist beides wichtig.

Nahrungsergänzungsmittel sind ein wichtiger Bestandteil der Gesundheitsvorsorge. Es gibt jedoch **eine Reihe von Hindernissen, insbesondere politischer Art, die den Zugang zu wertvollen Informationen behindern und es den Verbrauchern so erschweren, etwas für ihre Gesundheitsvorsorge zu tun.** Nahrungsergänzungsmittel sind seit den 1980er-Jahren auf dem Markt. Seitdem ist ihre Position unklar – sowohl in Bezug auf die Vorschriften als auch auf den Informationsstand der Öffentlichkeit und der Medien. In den 1990er-Jahren wurden erste Vorschriften erlassen, doch die gesetzliche Regelung bezüglich dieser Produkte blieb unklar. Später wurde die Bezeichnung »Nahrungsergänzungsmittel« festgelegt, allerdings werden sie als Lebensmittel betrachtet. Das gilt noch heute und wird der Besonderheit dieser Produkte nicht gerecht.

Eine politische Bremse bei der Kommunikation über den Nutzen

Die Rolle Europas

Wenn Hersteller von Nahrungsergänzungsmitteln die gesundheitlichen Vorteile ihrer Produkte beschreiben möchten, müssen sie sich an eine europäische Verordnung halten, die streng und teilweise bis aufs Wort genau vorgibt, welche Angaben und Formulierungen erlaubt sind. Das sind die sogenannten **gesundheitsbezogenen Aussagen.** Sie geben Auskunft darüber, welchem Zweck das Produkt dient, z. B. »Magnesium trägt zur Verringerung von Müdigkeit bei«.

Aussagen wie die folgenden wären aber nicht erlaubt:

- Pflaumen helfen gegen Verstopfung (es liegen nur wenige Studien vor, und diese werden als unzureichend angesehen).
- Chrom trägt dazu bei, das Verlangen nach Süßem zu verringern. Lediglich seine Wirkung auf den Blutzuckerspiegel kann benannt werden, nicht jedoch die Folgen von Schwankungen (obwohl bekannt ist, dass diese Schwankungen Heißhunger auf Süßes auslösen können). In anderen Ländern, etwa Kanada oder den USA, darf die Wirkung von Chrom auf das Verlangen nach Süßem angegeben werden.

Dies kann zur Folge haben, dass Formulierungen vorgeschrieben werden, die für die Verbraucher unverständlich sind. Beispiele gefällig?

- »Betain trägt zu einem normalen Homocysteinstoffwechsel bei.« Verbraucherfreundlicher wäre eine Formulierung wie »Betain trägt zur Regulierung des Homocysteinspiegels bei. Ein hoher Homocysteinspiegel erhöht das Risiko von Herz-Kreislauf-Erkrankungen, Osteoporose, Demenz und Depressionen.«
- »Magnesium unterstützt normale psychologische Funktionen.« Was versteht man unter »psychologischen Funktionen«? Und was bedeutet »normal«? Geht es hier um Stress? Um die Stimmung?

Leider ist es sehr schwierig, die Genehmigung für gesundheitsbezogene Aussagen zu erhalten. Das Verfahren ist äußerst kostspielig, kompliziert und langwierig. Die Folge: **Wenn für einen natürlichen Wirkstoff keine gesundheitsbezogenen**

Aussagen zugelassen sind, kann der Hersteller nicht erklären, wofür der Wirkstoff verwendet wird. Außerdem birgt dies die Gefahr des Missbrauchs und kann dazu führen, dass den Verbrauchern nützliche Lösungen vorenthalten werden.

» **Von den über 4500 eingereichten Anträgen auf Genehmigung einer gesundheitsbezogenen Aussage wurden bislang nur 269 angenommen.** «

Angesichts der geringen Zahl der erteilten Genehmigungen erscheint es **dringend geboten, den Bewertungsprozess für Nahrungsergänzungsmittel zu hinterfragen.**

1. Wie bereits erwähnt, **orientieren sich die Anforderungen in der Europäischen Union eng an den Anforderungen für Arzneimittel,** obwohl Nahrungsergänzungsmittel keine Arzneimittel sind. Dieser Status erfordert insbesondere die Durchführung klinischer Studien, deren Kosten zwischen 500 000 und einer Million Euro liegen. Andere Länder außerhalb der Europäischen Union, wie Japan, die Schweiz, Kanada, die USA und viele andere, stellen keine solch unerreichbaren Anforderungen. Zuschüsse für die Durchführung solcher Studien gibt es nicht. Das Ergebnis ist ein Innovationsrückstand und ein Wettbewerbsnachteil gegenüber ausländischen Unternehmen. Auch das überlieferte Wissen über Pflanzen und ihre Wirkstoffe könnte mit der Zeit verloren gehen, sofern nicht Pharmaunternehmen sich entscheiden, Studien über Pflanzen – die letztlich allen Menschen gehören – zu finanzieren.
2. **Das Genehmigungsverfahren fordert den Nachweis einer positiven klinischen Wirkung bei gesunden Menschen.** Wie soll die Aussage genehmigt werden, Curcumin wirke entzündungshemmend (was es ist), wenn man sich zum Nachweis auf Probanden stützen muss … die keine Entzündungen aufweisen?

3. Selbst wenn es der Nahrungsergänzungsmittelbranche gelingen sollte, Studien mit derart hohen Anforderungen zu finanzieren, **sind die Daten, die von den EU-Behörden für die Zulassung einer gesundheitsbezogenen Angabe erwartet werden, nicht genau definiert.** Es fehlen noch Leitlinien der EU-Behörden, um den Herstellern bei der Beantragung der Zulassung von gesundheitsbezogenen Angaben eine bessere Orientierung zu geben.

Dieser schwerfällige Prozess motiviert die Hersteller von Nahrungsergänzungsmitteln nicht dazu, sich auf einen kostspieligen und womöglich zum Scheitern verurteilten Weg zu begeben. Das ist schade, denn es gibt zahlreiche aussagekräftige klinische und wissenschaftliche Studien zu vielen Wirkstoffen. Von der Europäischen Union werden sie leider nicht berücksichtigt, wohingegen andere Länder, die in der Gesundheitsvorsorge weiter fortgeschritten sind, den Wert dieser Studien anerkennen.

Zweifellos ist es notwendig, die Verbraucher vor überzogenen Versprechen zu schützen. Die derzeitigen EU-Vorschriften über gesundheitsbezogene Angaben legen jedoch ein komplexes und ungenaues System fest, das **einer Zensur nahe kommt.** Das ist ein wirtschaftlicher und wissenschaftlicher Irrweg. Wurde der gesunde Menschenverstand auf dem Altar technokratischer Dogmen geopfert? Ein so eng gefasstes System ist kontraproduktiv, denn **es mindert die Qualität der Informationen, die dem Verbraucher zur Verfügung stehen.** Einige Produkte werden ganz ohne Angabe verkauft, beispielsweise Coenzym Q10. Es ist nützlich für die Herzfunktion und wird in Japan sogar von den Krankenkassen bezahlt. Wie kann der hiesige Verbraucher wissen, wozu es dient? Bei anderen Produkten sind zwar Angaben vorhanden, sie sind aber für die breite Öffentlichkeit oft unverständlich.

Diese künstliche Unschärfe kommt den Industriegiganten zugute, denn nur sie sind in der Lage, diese mühsamen und kostspieligen Verfahren zu finanzieren. Die kleinen, innovativen Unternehmen der Branche haben das Nachsehen. Und den Verbrauchern werden wertvolle Informationen für Ihr Wohlbefinden vorenthalten. Finde den Fehler.

IM FOKUS: CRANBERRY

Die Cranberry ist ein gutes Beispiel, um das Problem dieses Reglements zu veranschaulichen und zu zeigen, dass daran etwas nicht in Ordnung ist.

Die Cranberry ist eine Frucht, die für ihre Wirkung auf den Harntrakt bekannt ist. Sie wird von Naturheilkundlern vor allem für Frauen empfohlen, die häufiger Beschwerden beim Wasserlassen haben. Achtung, die Beere ist kein Medikament und heilt keine Blasenentzündungen, aber sie kann das Risiko von Harnwegsinfektionen senken. Dafür sorgen die in ihr enthaltenen Proanthocyanidine (PACs).

Innerhalb der Europäischen Union kann ein Unternehmen, das Cranberrys vermarktet, weder die Öffentlichkeit noch Angehörige von Gesundheitsberufen darüber informieren, welchen Nutzen die Frucht hat. **Solange dieser Nutzen nicht von der Europäischen Union bestätigt ist, sind die Hersteller zum Schweigen verurteilt,** trotz Dutzender klinischer Studien am Menschen, ihrer Erwähnung in medizinischen Büchern und einer jahrtausendealten Tradition als Heilpflanze, trotz Empfehlung von Ärzten und Apothekern, die sich auf positive Erfahrungen berufen können, und obwohl Länder außerhalb der Europäischen Union dem Hersteller gestatten, die gesundheitlichen Vorteile des Produkts zu beschreiben.

Da ich im Moment keine Cranberrys vermarkte, kann ich über die Problematik berichten, ohne eine Geldstrafe oder Schlimmeres zu riskieren! Würde ich aber morgen ein Nahrungsergänzungsmittel auf Cranberry-Basis auf den Markt bringen, könnte ich diese Information nicht mehr in diesem Buch oder in den sozialen Netzwerken veröffentlichen. Auch wenn mir vor allem daran gelegen ist, Menschen Lösungen für ihre Gesundheit zu zeigen, muss ich beim jetzigen Stand der Dinge auf den Verkauf von Cranberrys verzichten, um die Verbraucher über ihren Wert informieren zu können. Das finde ich absurd. Akteure wie ich sind zwischen ihrem Wunsch, die Verbraucher zu informieren, und der Angst vor Repressalien hin und her gerissen. Mein wichtigstes Anliegen ist aber der Kampf um den freien Zugang zu Wissen, denn nur Wissen hilft Verbrauchern, informierte Entscheidungen zu treffen. Das scheint sich mit der derzeitigen Sichtweise der Behörden nicht zu vertragen.

Laut den europäischen Behörden muss die klinische Wirkung durch In-vivo-Daten an sehr vielen Menschen und vor allem an einer gesunden Bevölkerung bewiesen werden! Schon darin liegt ein Widerspruch. Ist eine Bevölkerung gesund, wenn Erreger vorhanden sind, aber noch keine Krankheit ausgebrochen ist?

Um den Nutzen von Cranberrys bekannt zu machen, versuchten einige Hersteller im Jahr 2015, es nicht mehr als Nahrungsergänzungsmittel zu vermarkten, sondern als »Medizinprodukt«, für das andere Regeln gelten. Um den Status eines Medizinprodukts zu erhalten, muss nachgewiesen werden, dass die Cranberry eine mechanische oder physikalische Wirkung hat. Die Hersteller hoben daher die mechanische Wirkung der Cranberry hervor. Das möchte ich bildlich erklären. Wie bei dem Spiel »Reise nach Jerusalem« besetzen die Wirkstoffe der Cranberry alle verfügbaren Stühle. Und da für das Bakterium E. Coli kein Platz mehr frei ist, muss es aus dem Spiel ausscheiden (in diesem Fall über den Urin).

Dies wurde jedoch von der Kommission abgelehnt, die 2017 in einer Verordnung festhielt, dass die mechanische Wirkung von Cranberry »höchst unwahrscheinlich« sei [...], da die Wirkung »wahrscheinlich durch pharmakologische Mittel erzielt wird«. Wird damit nicht eingeräumt, dass das Produkt einen Nutzen hat? Als pflanzliches Arzneimittel kann es nicht vermarktet werden, denn es dient nicht zur Behandlung einer akuten Blasenentzündung. Zudem wären die Zulassungskosten zu hoch. Die Mehrheit der Hersteller von Nahrungsergänzungsmitteln kann die Anforderungen, die für pflanzliche Arzneimittel gestellt werden, nicht erfüllen. Hinter all dem stecken letztlich wirtschaftliche Interessen, die nichts mit der Gesundheit der Verbraucher zu tun haben.

In anderen Ländern ist es legal, die positive Wirkung der Cranberry auf den Harntrakt zu beschreiben. Einige Beispiele:

Kanada: Wird traditionell eingesetzt, um häufigen Blasenentzündungen bei Frauen vorzubeugen.

USA: Kann dazu beitragen, das Risiko von Harnwegsinfektionen zu verringern.

Australien: Trägt zur Erhaltung und Unterstützung der Gesundheit der Harnwege bei, indem es die Anhaftung von Bakterien verringert.

Brasilien: Trägt zur Gesundheit der Harnwege bei.

Mehr Beispiele gefällig? Hier folgt ein kleiner Überblick über andere, ebenso abstruse und kaum bekannte Fälle.

- Für **Probiotika** wurden von 2012 bis 2023 keine Angaben von der EU zugelassen, nicht einmal die Verwendung des Begriffs »probiotisch« (der sinngemäß »gute Bakterien« bedeutet), der im Grunde keine gesundheitsbezogene Aussage darstellt. Ein weiterer Beweis für eine fragwürdige Auslegung der Vorschriften.
- **Berberin** ist ein Stoff, der aus den Wurzeln und Blättern der Begrannten Berberitze (*Berberis aristata*) gewonnen wird. Er wirkt sich positiv auf den Kohlenhydratstoffwechsel (Blutzuckerspiegel) aus und kann ein guter Verbündeter bei der Bekämpfung von Insulinresistenz sein. Man könnte ihn daher zu einem verschreibungs- oder apothekenpflichtigen Stoff erklären (unter der Voraussetzung, dass Ärzte und Apotheker entsprechend geschult sind, was derzeit nicht der Fall ist). Stattdessen soll die für Nahrungsergänzungsprodukte zugelassene Wirkstoffkonzentration 2026 verringert werden, sodass deren Wirksamkeit abnimmt. Das ist Wasser auf die Mühlen derjenigen, die in den Medien verbreiten, dass Nahrungsergänzungsmittel nur Schnickschnack sind.
- **Resveratrol** ist ebenfalls ein natürlicher Pflanzenstoff (u. a. aus Trauben), der wirksam bei Insulinresistenz ist, Nebenwirkungen sind bisher nicht dokumentiert. Bei länger anhaltender Insulinresistenz besteht die Gefahr von Prädiabetes und später von Diabetes. Insulinresistenz gilt nicht als Krankheit. Dennoch dürfen Hersteller von Nahrungsergänzungsmitteln sich darüber nicht äußern, weil es keine von der EU zugelassenen gesundheitsbezogenen Angaben gibt. Dabei könnte der Wirkstoff zahllosen Menschen helfen, einem lebenslangen Diabetes vorzubeugen. Hersteller müssten sich auf ein mehrjähriges Verfahren einlassen und zwischen 500 000 und einer Million Euro ausgeben, um die Zulassung einer gesundheitsbezogenen Aussage zu beantragen. Und sie müssten damit rechnen, dass die Erfolgschance mal gerade bei 20 % liegt. Wenn ein Philanthrop den Wunsch verspürt, dies zu tun, möge er sich gern an mich wenden.
- **Curcumin** ist einer der aktiven Wirkstoffe der Kurkuma, dessen entzündungshemmende Wirkung durch diverse Studien nachgewiesen wurde. Ein unglaublicher Aktivstoff, solange man gewisse Vorsichtsmaßnahmen bei der Anwendung beachtet! Wie beim Berberin wurde die für ein Nahrungsergänzungsmittel zulässige Dosierung reduziert, was die Wirksamkeit der Produkte verringert. Und es wird in den Medien zu lesen sein, dass die Wirksamkeit in dieser (geringeren) Dosierung nicht durch Studien untermauert ist. Noch einmal: Bei Bedenken über Nebenwirkungen sollte man diese Produkte als verschreibungs- oder apothekenpflichtig deklarieren.
- **Vitamin D** wird von der EU als endokriner Disruptor eingestuft. Die EU plant, die Verwendung von Vitaminen und Mineralien in Nahrungsergänzungsmitteln zu

verbieten. Bisher sind Produkte in Ampullenform nicht betroffen, und künstlich angereicherte Schokoladengetränkepulver sind wegen des geringen Wirkstoffgehalts ausgenommen. Wo steckt da die Logik? Selbst nationale Autoritäten für gesundheitliche Sicherheit von Lebensmitteln sind damit nicht einverstanden. Versuche, diese Entscheidung für ungültig erklären zu lassen, wurden aber abgewiesen.

- Zum Schluss die **Trockenpflaumen:** Die EU-Vorschriften verbieten gesundheitsbezogene Angaben zu dieser Frucht, da es keine soliden klinischen Studien gibt. Dass ihre Wirksamkeit bei Verstopfung dennoch benannt werden darf, ist einer toleranten Entscheidung zu verdanken. Hier entbindet traditionelle Anwendung von Studien. Dieselbe Toleranz wurde der Cranberry, die auf eine lange Tradition und klinische Studien zurückblicken kann, nicht zuteil.

Expertenmeinung

Mélissa Col, Doktorin der Pharmazie

»Als Apothekerin bestätige ich das Problem der gesundheitsbezogenen Angaben auf den Verpackungen von Nahrungsergänzungsmitteln. Heutzutage sehen die Packungen von Naturheilmitteln traurig und leblos aus. Die Vorschriften hindern uns daran, die Informationen angemessen zu vermitteln und die Patienten in die Verantwortung zu nehmen. Medizinische Laien sind verwirrt von Packungsaufschriften, die nichts aussagen oder unverständlich sind und außer Kontraindikationen meist keine Angaben enthalten.«

Was ich deutlich machen möchte: Absurde Vorschriften legen der Innovation und der freien Information einen Maulkorb an. Und die Vorschriften stehen nicht im Einklang mit diesen Produkten. Ich möchte hier nicht von Verschwörung oder Lobbyismus sprechen, habe aber den Eindruck, dass der Gesetzgeber große Schwierigkeiten hat, diese Art von Produkten zu verstehen. Diese Schwierigkeiten wirken sich auf die verschiedenen Medien aus, die genauso verwirrt sind wie die breite Öffentlichkeit.

Zwei positive Dinge gehen dennoch aus den EU-Verordnungen hervor:

1. **Sicherheit und Qualität** dieser Produkte haben sich erhöht, und das ist gut so.
2. **Durch die Bekämpfung falscher Versprechungen wurde der Markt aufgeräumt.** In diesem zweiten Punkt ging es leider viel weiter als in allen anderen Ländern außerhalb der EU.

Das richtige Gleichgewicht muss noch gefunden werden – im Interesse aller, und vor allem im Interesse der gesundheitsbewussten Verbraucher.

Das Beispiel Frankreich

Nicht nur die EU reguliert den Markt der Nahrungsergänzungsmittel. Auch die einzelnen Staaten können individuelle Beschränkungen erlassen. Außerdem haben sie gewisse Freiheiten in Bezug darauf, wie strikt sie die EU-Verordnungen umsetzen.

In Frankreich wurde beispielsweise am 10. Mai 2024 ein Gesetz erlassen, das die »Bekämpfung von gefährlichen sektiererischen Bestrebungen« verbessern soll und unter anderem Influencer in den Blick nahm. Man könnte sich fragen, welchen Sinn dieses Gesetz hat, weil es bereits Gesetze gibt, um die Bevölkerung wirksam gegen die illegale Ausübung der Medizin, der Biologie oder der Pharmazie zu schützen.

Ich greife noch einmal das Beispiel der Cranberry auf. Nehmen wir an, ein Content Creator (Arzt oder nicht) postet ein Video über die Vorteile dieser Frucht zur Vorbeugung von wiederkehrenden Harnwegsbeschwerden (also nicht zur Behandlung von Blasenentzündungen). Eine Person, die das Video sieht, versteht nicht, dass es zur Vorbeugung dient, und verwendet Cranberry zur Behandlung anstelle von Antibiotika. Ihr Zustand verschlechtert sich, und sie beschließt, die zuständigen Behörden einzuschalten und den Ersteller des Inhalts anzuzeigen.

Die Formulierung »gefährliche sektiererische Bestrebungen« ist so vage, dass der Content Creator wegen Täuschung angeklagt werden könnte. Sie lässt der Justiz also einen großen Interpretationsspielraum. Bei extremer Auslegung könnte selbst ein Arzt betroffen sein, wenn er einem Patienten eine naturheilkundliche Behandlung vorschlägt. Sind wir auf dem Weg zu einer Staatsmedizin?

Ich untermauere meine Ausführungen mit einer weiteren Beobachtung: Schon vor diesem Gesetz hatten einige Politiker, die sich für den Gesetzesentwurf über Influencer in Frankreich stark machten, Nahrungsergänzungsmittel (aber auch Kosmetika) als »sektiererische Bestrebungen« betrachtet. Wohin geht die Reise? Zu einer Gesellschaft der allgemeinen Zensur, in der jedes Wort, das sich vom offiziellen Diskurs unterscheidet, als »sektiererische Bestrebung« verdächtigt wird?

Wie steht es mit sozialen Netzwerken und dem Internet? Sie sind zwar keine »digitalen Staaten«, doch sie beteiligen sich in einigen Fällen ebenfalls an der Zensur.

Die Rolle der sozialen Netzwerke und der Internet-Giganten

Mit den neuen Kommunikationsmitteln stellen soziale Netzwerke und andere Internetgiganten Regeln auf, durch die auch sie zu Zensoren von Nahrungsergänzungsmitteln werden können. Manche geben sich große Mühe, die Vorschriften zu vermitteln – wahrscheinlich aus Angst vor der Anschuldigung, ungeprüfte Aussagen weiterzugeben.

Andererseits bieten soziale Netzwerke und Webgiganten momentan noch eine große Chance, sich zu Wort zu melden. Sie haben es mir ermöglicht, eine Community von 800 000 wohlwollenden Menschen zu versammeln, an die ich mein Wissen weitergeben und denen ich mit viel Freude helfen kann, ihre Gesundheit effektiv, natürlich und verantwortungsvoll in die Hand zu nehmen – bei absoluter Wertschätzung für die Angehörigen der Gesundheitsberufe.

Ich beobachte aber, dass es immer schwieriger wird, sich über diese Kommunikationskanäle (soziale Netzwerke und Blogs) zu äußern. Wir haben es nämlich mit Algorithmen zu tun, die nicht zwischen riskanten oder extremistischen Aussagen über natürliche Gesundheit und seriösen Inhalten unterscheiden können. Aus Vorsichtsgründen können sie die Verbreitung von Nachrichten einschränken.

Es grenzt ans Paradoxe: Einerseits präsentieren sich die sozialen Netzwerke als angeblich grenzenlose Plattformen, auf denen man sich ausdrücken kann. Andererseits sind sie auf dem Weg, die neuen Zensoren des Internets zu werden. Wird die Informationsfreiheit bedroht – unter dem Deckmantel des Kampfes gegen Desinformation?

Ein anderes Beispiel: Theoretisch verbieten soziale Netzwerke die Werbung für Nahrungsergänzungsmittel. Warum ist das so? Was ist daran so schlimm? Es scheint eine gewisse Toleranz zu geben, aber wie lange noch?

Auch Suchmaschinen neigen dazu, Blogartikel über die positiven Auswirkungen bestimmter natürlicher Produkte weniger hervorzuheben. Die Unternehmen, die solche Suchmaschinen bezahlen, scheinen weniger betroffen zu sein, unterliegen jedoch strengen, von den Vorschriften vorgegebenen Kommunikationsgrenzen.

Wenn eine Videoplattform sich auf Studien über Pflanzen stützt, um das Video eines Content Creators hervorzuheben, der die Vorteile der Pflanzen preist, wie wird sie dann mit Pflanzen verfahren, deren Wirksamkeit nur durch die Tradition bestätigt ist, aber nicht durch kostspielige Studien?

Verleugnung des traditionellen Wissens?

Die Pflanzenheilkunde ist so alt wie die Menschheit. Der Mensch hat sich schon immer für Pflanzen interessiert: Sie waren für ihn eine Nahrungsquelle, aber auch ein Mittel, um seine physiologischen Bedürfnisse zu befriedigen. Auf diese Weise haben wir im Lauf der Jahrhunderte ein enormes Wissen über die Wirkung von Pflanzen angesammelt, das vorwiegend auf Erfahrung und Überlieferung beruht.

In den letzten Jahren wurde dieses Wissen jedoch immer weiter ausgehöhlt:

- **In Frankreich ist es einem Apotheker nicht mehr möglich, ein staatliches Diplom für Kräuterkunde zu erwerben.** Dieses Diplom wurde 1941 abgeschafft. Das öffnet ungenügend qualifizierten Scharlatanen Tür und Tor, die mit den Pflanzen und mit der Gesundheit der Menschen eventuell fragwürdige Dinge anstellen. Ich plädiere dafür, die Pflanzenheilkunde ausschließlich in die Hände von Ärzten und Apothekern zu legen, was allerdings eine entsprechende Ausbildung voraussetzt. Meinen digitalen Communitys empfehle ich immer, vor der Einnahme von Nahrungsergänzungsmitteln einen Arzt oder Apotheker zu konsultieren, vor allem bei Einnahme von Medikamenten. Aber ich höre oft, dass Angehörige der Gesundheitsberufe Patienten nicht über Heilpflanzen informieren können. Es ist schade, dass Gesundheitsfachkräfte in diesem Bereich nicht gut geschult werden, denn das Interesse der Bürger an natürlichen Präventionsmaßnahmen nimmt zu.
- Aufgrund einer Verordnung über pflanzliche Arzneimittel von 2004, deren Liste auf europäischer Ebene festgelegt wurde, **dürfen die Vorteile bestimmter Pflanzen nicht mehr benannt werden.** So wurde das ätherische Öl der Pfefferminze (ein bewährtes Mittel gegen Kopfschmerzen) nicht in die Liste aufgenommen. Kein Hersteller in der EU kann also diese Wirkung benennen, auch nicht im Bereich der pflanzlichen Arzneimittel.
- **Studien über Heilpflanzen sind nicht rentabel und werden daher kaum durchgeführt.** Hersteller sind generell nicht abgeneigt, den Nutzen bestimmter Pflanzen durch wissenschaftliche Studien zu bestätigen, aber da die Anforderungen zu hoch sind und keine vernünftigen Finanzierungshilfen existieren, geben sie auf.

Es gibt weitere Beispiele, aber ich will es dabei belassen. Ich frage mich, ob wir dabei sind, das über Jahrhunderte zusammengetragene traditionelle Wissen über Heilpflanzen zu verleugnen oder abzuschaffen. Dennoch ist Prävention notwendig, zumal die Krise im kurativen Bereich fortbesteht.

Die Krise der Medizin

Die Medizin befindet sich in einer schwierigen Lage. Die Ärzte unterliegen zahlreichen Kontrollen, und ihre Vergütung wird weitgehend durch die Sozialversicherungen reguliert.

Selbst in Großstädten haben viele allgemeinmedizinische Praxen einen Aufnahmestopp für neue Patienten ausgerufen. Hinzu kommt, dass in naher Zukunft viele Ärzte in den Ruhestand gehen. Die Folgen: **Ärzte haben in der Sprechstunde weniger Zeit, um Prävention anzusprechen, aber auch, um sich zu naturheilkundlichen Themen weiterzubilden.**

In Frankreich wird 2027 voraussichtlich kein junger Arzt das Medizinstudium abschließen. Der Grund dafür ist eine Studienreform von 2023, mit der die Facharztausbildung für Allgemeinmedizin von drei auf vier Jahre verlängert wurde. Wenn die Ausbildungs- und Arbeitsbedingungen für unsere Mediziner immer schwieriger werden, müssen wir womöglich langfristig damit rechnen, per Videochat mit Ärzten zu sprechen, die ihren Sitz im Ausland haben. Oder kommen vielleicht sogar KI-Konsultationen auf uns zu?

Bedenklich ist auch, dass immer mehr Apotheken aufgrund von Pensionierungen, Liquiditätsproblemen oder Nachfolgeproblemen schließen.

All dies sind weitere Gründe, warum die Menschen ihre Gesundheit in manchen Belangen verstärkt selbst in die Hand nehmen sollten.

Wie Richtig und Falsch unterscheiden (Kontroversen, irreführende Versprechen)?

Angesichts all dieser Schwierigkeiten wird klar, warum sich Verbraucher im Dschungel der Nahrungsergänzungsmittel verloren fühlen: Wie können sie bestimmte Informationen überprüfen? Wo können sie sich informieren?

Kein Zweifel: Es gibt zahlreiche seriöse Hersteller, aber leider gibt es auch schwarze Schafe, die Produkte mit falscher Dosierung, schlecht absorbierbaren Nährstoffen oder sogar gestreckten Inhaltsstoffen anbieten. Krank machen diese Produkte meist nicht, können aber wirkungslos sein oder Verdauungsbeschwerden verursachen. Natürlich wollen Verbraucher kein Geld für wirkungslose Ware ausgeben. Wie kann man solche Klippen umschiffen und hochwertige Produkte erkennen?

Eine Antwort soll dieses Buch geben, das sich auf die wichtigsten Bedürfnisse der Verbraucher und ihre Fragen konzentriert. Ich verfolge einen möglichst objektiven Ansatz, der auf wissenschaftlichen Erkenntnissen, einsehbaren Studien, traditionellem Wissen, meinen Fachkenntnissen, Erfahrungsberichten sowie meiner Arbeit mit Fachleuten aus dem Gesundheitswesen (Ärzten, Apothekern, Ernährungsberatern) beruht. Obwohl zahlreiche wissenschaftliche Studien vorliegen, behaupten Kritiker weiterhin, die Vorteile von Nahrungsergänzungsmitteln beruhten nur auf einem Placeboeffekt – ohne dies jedoch zu beweisen.

Es ist an der Zeit, dass sich die Verbraucher dafür einsetzen, die Kontrolle über ihre Gesundheit zu behalten. Deine Gesundheit gehört dir, sie ist dein wertvollstes Gut. Es liegt in deiner Verantwortung und ist dein gutes Recht, sie mit allen Mitteln zu erhalten. Angesichts der Fehlentwicklungen, die es manchmal tatsächlich gibt, aber auch der Blockaden des Systems ist es **dringend erforderlich, dass du die Macht über deinen Körper zurückgewinnst und selbst Entscheidungen für dein Wohlbefinden fällen kannst.** Niemand außer dir wird das für dich tun!

Nahrungsergänzungsmittel sind ein wichtiger Bestandteil dieses Präventionsansatzes. Ich sage Ja zur Bekämpfung überzogener Versprechen. Ja zu einer besseren Ausbildung von Gesundheitsfachkräften. Ja zu den derzeitigen strengen Qualitätsstandards, die unsere Sicherheit gewährleisten. Andererseits dürfen Vorschriften nicht dazu führen, dass diese Produkte oder das wertvolle Wissen über diese natürlichen Wirkstoffe verschwinden. **Wir sollten uns für freien Informationsfluss einsetzen,** damit die Vorteile von Nahrungsergänzungsmitteln klar benannt werden dürfen. So können wir selbstbestimmt und unabhängig unser Wohlbefinden selbst in die Hand nehmen.

Nach dieser Vorrede möchte ich nun einiges erklären: Was sind die Grundlagen, wie lese ich die Packungsaufschrift, wie verwende ich die Nahrungsergänzungsmittel entsprechend meinen Bedürfnissen, wann nehme ich sie ein, um ihre Wirkung voll auszuschöpfen, wie wähle ich sie richtig aus, welche Synergien und negativen Wechselwirkungen gibt es? Doch wenden wir uns zuerst den drei wichtigsten Säulen der Gesundheit zu.

Die drei Säulen der Gesundheit

Das Kapital unserer Gesundheit beruht auf drei soliden Säulen, deren Gestaltung jeder Mensch selbst in der Hand hat: einer ausgewogenen Ernährung, erholsamem Schlaf und regelmäßiger körperlicher Bewegung. Es ist gar nicht so schwierig, gut für sich zu sorgen, wenn man die Grundregeln kennt.

Ernährung: Brennstoff fürs Leben

»Sage mir, was du isst, und ich sage dir, wer du bist.« Dieses alte Sprichwort erinnert daran, wie sehr die Wahl der Lebensmittel die Gesundheit, die Stimmung und sogar die Persönlichkeit prägt. Heute bestätigt die Wissenschaft dieses Sprichwort. Eine ausgewogene Ernährung leistet nämlich Folgendes:

- Sie trägt zu einer gesunden Immunfunktion bei, indem sie die natürlichen **Abwehrkräfte** optimiert.
- Sie pflegt das **Mikrobiom** – das Ökosystem im Darm, das Bakterien, Viren und Pilze beherbergt.
- Sie reguliert den **Blutzuckerspiegel** und beugt Stoffwechselerkrankungen vor.
- Sie nährt das **Gehirn** und erhält die kognitiven Funktionen (wie Gedächtnis und Konzentration).
- Sie verbessert den **Schlaf**, das **Energieniveau** und sogar die **Libido.**

Aber wie sieht diese ausgewogene Ernährung konkret aus? Sie zeichnet sich durch eine wohldosierte Mischung aus Makronährstoffen (Proteinen, Kohlenhydraten und Fetten) sowie Antioxidantien, Vitaminen, Probiotika und mehr aus. Wer seine Essgewohnheiten unter die Lupe nimmt, kann wahrscheinlich einiges lernen.

Proteine: auf Qualität und Vielfalt setzen

Eier, Geflügel, Fisch, Hülsenfrüchte... **Ideal ist eine Mischung aus tierischen und pflanzlichen Quellen.**

Proteine sind für den Aufbau und die Aufrechterhaltung der inneren Maschinerie (bestehend aus Muskeln, Knochen, Haut) unerlässlich. Experten empfehlen eine tägliche Mindestmenge von 0,8 g Protein pro Kilogramm Körpergewicht. Hier sind meine Empfehlungen für verschiedene Lebensweisen:

- Sitzende Tätigkeit, wenig Bewegung, keine besonderen Ziele: Mindestens 1 g/kg. Beispiel: Ich wiege 65 kg, also brauche ich 65 g Protein pro Tag.
- Sportler: Etwa 1,5 bis 2,2 g/kg. Die Zufuhr kann höher sein, sollte jedoch nicht mehr als 3 g/kg betragen.

Bei Über- oder Untergewicht sollte das Zielgewicht zugrunde gelegt werden. Menschen mit Essstörungen, schwangere oder stillende Frauen sollten sich ärztlich beraten lassen.

20G PROTEIN - WIE VIEL IST DAS?

- 3 Eier (mittelgroß)
- 100 g Fleisch
- 125 g Schinken
- 80 g Sardinen
- 80 g Thunfisch
- 75 g Garnelen
- 90 g Mandeln
- 140 g Tofu
- 250 g Frischkäse
- 250 g Linsen, Kichererbsen, rote Bohnen (gekocht)
- 103 g Tempeh
- 250 g brauner Reis

Lipide: Fette fördern die Gesundheit

Keine Angst vor (den richtigen) Fetten. Sie sind wichtig für die Gesundheit, vor allem für die Hormone, die Muskeln, die Haut, das Gehirn und auch für die Regulierung des Gewichts.

Es gibt drei große Familien von Fettsäuren: gesättigte, einfach ungesättigte und mehrfach ungesättigte Fettsäuren. Alle können verzehrt werden, es kommt nur auf die Ausgewogenheit an. Besonders **wertvoll sind ungesättigte Fettsäuren.** Ölsaaten (Walnüsse, Mandeln), kleine fette Fische und native Pflanzenöle sind gut für Herz, Gehirn und Zellen. Bei gesättigten Fettsäuren (Käse, Wurstwaren) ist Zurückhaltung sinnvoll, und industrielle Transfette (technisch veränderte Fette) sollten auf ein Minimum reduziert werden.

LEBENSWICHTIG: OMEGA-3-FETTSÄUREN

Es gibt drei Arten von Omega-3-Fettsäuren: **ALA** (Alpha-Linolensäure, pflanzlicher Herkunft), **EPA** (Eicosapentaensäure, mariner Herkunft) und **DHA** (Docosahexaensäure, mariner Herkunft). Neun von zehn Menschen in der westlichen Welt sind unterversorgt. Folgendes kann den Bedarf decken:

- 2–3 Portionen fetter Fisch (Hering, Sardine, Makrele, Sardelle) pro Woche.
- 1–2 Esslöffel hochwertiges Pflanzenöl (Raps, Leinsamen) + 1–2 Esslöffel Samen (Leinsamen, Chia) + 1 Handvoll Ölsaaten und Nüsse (Walnüsse, Mandeln) pro Tag.
- Bio-Eier, die reich an Omega-3-Fettsäuren sind.
- Veganer sollten, um einen Mangel an EPA und DHA zu vermeiden, auf Algenöl (Mikroalge *Schizochytrium sp.*) setzen.

Kohlenhydrate: bitte recht ausgewogen

Maßvoller Genuss ist das wichtigste Geheimnis, um Frustration und Heißhungerattacken auf Ungesundes vorzubeugen.

Kohlenhydrate sind eine große Familie: Es gibt schnelle Kohlenhydrate, komplexe Kohlenhydrate, Ballaststoffe und mehr. **Komplexe Kohlenhydrate sind besonders wertvoll.** Sie werden langsamer verdaut und liefern über einen längeren Zeitraum Energie, ohne Ihren Blutzuckerspiegel nach oben schnellen zu lassen. Sie sind beispielsweise in Vollkorngetreide, Hülsenfrüchten und Kartoffeln enthalten.

Leider essen die meisten Mitteleuropäer zu viel zugesetzten Zucker, der lange »schnell verfügbarer Zucker« genannt wurde, und nehmen nicht genug Ballaststoffe zu sich: nur 20 g anstelle der empfohlenen 30 g. Dabei sind Ballaststoffe wichtig für die Gesundheit und essenziell für das Darmmikrobiom, um eine gute Verdauung zu gewährleisten. Man unterscheidet zwischen löslichen und unlöslichen Ballaststoffen.

- **Lösliche Ballaststoffe** wirken cholesterinsenkend (für einen besseren Cholesterinhaushalt) und helfen, Blutzuckerspitzen nach einer Mahlzeit zu regulieren.
- **Unlösliche Ballaststoffe** erhöhen das Stuhlvolumen und verkürzen die Darmpassage, was die Darmentleerung erleichtert.

DIE TOP 8 DER PRÄBIOTISCHEN LEBENSMITTEL

Manche Ballaststoffe sind Präbiotika: Sie ernähren die guten Bakterien, die Probiotika. Sie sind enthalten in:

1. Chicorée
2. Artischocke
3. Knoblauch
4. Zwiebel
5. Lauch
6. Spargel
7. Banane
8. Gerste

Milchsauer Fermentiertes für einen zufriedenen Bauch

Alle milchsauer vergorenen (fermentierten) Lebensmittel sind ausgesprochen gut für die Gesundheit. Sie sind reich an Probiotika – den nützlichen Bakterien, die dem Darmmikrobiom so guttun.

Der Prozess wird auch Laktofermentation genannt. Das »Lakto« bezieht sich aber nicht auf Milch, sondern auf einen natürlichen Fermentierungsprozess, bei dem Milchsäurebakterien (Laktobazillen) unter Sauerstoffmangel Kohlenhydrate in Milchsäure umwandeln, um sie besser verwertbar und haltbar zu machen. Die Liste der milchsauer fermentierten Lebensmittel ist lang: Beispiele sind Sauerkraut, Kefir, Miso, Kimchi, Joghurt und Kombucha. Ich empfehle, alle zu probieren und in regelmäßigem Wechsel zu verzehren. Kefir ist das fermentierte Lebensmittel mit der größten Vielfalt an Stämmen (einer Vielzahl unterschiedlicher Bakterien und Hefen).

» Ich empfehle auch Probiotika in Kapselform, die eine größere Bandbreite an Bakterienstämmen enthalten. Mehr dazu auf S. 307. «

Mikronährstoffe und Antioxidantien

Nichts versorgt den Körper besser mit Vitaminen, Mineralien und Antioxidantien als ein Teller mit Nahrungsmitteln in allen Regenbogenfarben. Darauf sollten sich vorwiegend Obst und Gemüse befinden, möglichst von regionaler Herkunft und in Bio-Qualität. Gute Lieferanten für diese Nährstoffe sind auch Gewürze und Kräuter, die den Geschmack eines Gerichts aufwerten, ohne die Kalorienzahl in die Höhe zu treiben.

DIE UNVERZICHTBAREN:

- Vitamin C (z. B. Zitrusfrüchte, Kiwi, Paprika, Erdbeeren), um die Abwehrkräfte zu stärken und einen Schutzschild gegen Mikroben aufzubauen.
- Vitamin D (z. B. fetter Fisch, Eigelb, Pilze), um Kalzium zu binden. Und nicht zu vergessen: Sonne auf der Haut!
- Magnesium (z. B. Trockenfrüchte, Kakao, Getreide), um Muskeln und Geist zu entspannen.
- Eisen (z. B. rotes Fleisch, Hülsenfrüchte, Muscheln), um die Zellen mit Sauerstoff zu versorgen und nicht zu schwächeln.
- Zink (z. B. Innereien, Vollkorngetreide, Vacherin, Rindfleisch), um Haut, Haare, Immunität und vieles mehr gesund zu erhalten.
- Antioxidantien (z. B. rote Früchte, Zimt, rote Zwiebeln, grüner Tee) zum Schutz vor oxidativem Stress, der eine beschleunigte Alterung des Körpers bewirkt.

Expertenmeinung

Céline Bernard, Ernährungsberaterin, spezialisiert auf Beschwerden der Verdauung und des Hormonhaushalts

»Bei meinen Beratungsgesprächen liegt der Schwerpunkt auf dem Verdauungstrakt und seiner Funktionsweise. Es ist sehr wichtig, auf eine abwechslungsreiche Ernährung zu achten und Probleme bei der Nährstoffaufnahme zu beseitigen. Studien zu den Essgewohnheiten der Mitteleuropäer zeigen oft ein alarmierendes Essverhalten. Angesichts dessen wäre eine aktuellere Bestandsaufnahme wünschenswert, um Patienten besser zu einer genussvollen, abwechslungsreichen und ausgewogenen Ernährung hin begleiten und ihnen geeignete Nahrungsergänzungsmittel empfehlen zu können. Schade, dass die Untersuchung potenzieller Mangelerscheinungen in der Bevölkerung wohl keine hohe Priorität hat.«

Wasser nicht vergessen!

Wasser ist unerlässlich. Mindestens 1,5 Liter sollten es pro Tag sein, um Giftstoffe auszuscheiden und den Körper zu entwässern und in Schwung zu bringen. Er wird es dir danken – auch durch weniger Falten. Kräutertees, selbst aromatisiertes Wasser und frische Obst- und Gemüsesäfte sorgen für Abwechslung.

Gesundheit, langes Leben und bitte auch Genuss

Bei all diesen Ernährungsratschlägen sollte man Genuss, Freude und Gemeinsamkeit nicht vergessen und auf sich selbst hören. Die beste Mahlzeit ist immer eine, die man genießt! **Die 80/20-Formel ist eine gute Faustregel:** ausgewogene Mahlzeiten in den meisten Fällen (80 %) und ab und zu kleine Freuden (20 %). So geht bewusste Ernährung! Natürlich ist es ratsam, hoch verarbeitete Lebensmittel, Zusatzstoffe, versteckten Zucker und Fette auf ein Minimum zu beschränken. Abzuraten ist auch von Radikal- oder Ausschlussdiäten und anderen Wunderversprechen. Die besten Ergebnisse sind diejenigen, die von Dauer sind. Wer Veränderungen allmählich vornimmt, hält leichter durch.

» Die mediterrane Ernährung gilt nach wie vor als besonders gesund. «

Schlaf: Regeneration muss sein

Stress, Bewegungsmangel und Bildschirmarbeit stellen unsere Nächte auf eine harte Probe: Etwa jeder dritte Mitteleuropäer leidet an Schlafstörungen. Dabei ist guter Schlaf lebenswichtig, genauso wie das Atmen oder die Ernährung. Er ist ein Überdruckventil und eine Energietankstelle.

Im Schlaf arbeitet der Körper auf Hochtouren, um

- Gewebe zu reparieren und zu regenerieren (etwa Haut, Muskeln, Knochen)
- Gelerntes zu festigen und das Gedächtnis zu stärken
- Gewicht, Blutzuckerspiegel und Hormone zu regulieren
- Immunität und Stressresistenz zu stärken
- Giftstoffe auszuscheiden und das Gehirn zu »reinigen«.

Guten Schlaf muss man sich verdienen

Ohne eine gesunde Lebensweise und einige Grundregeln gibt es keine Erholung vom Alltag.

Wichtig ist erstens, **auf den eigenen Schlafrhythmus und die individuellen Bedürfnisse zu achten.** Empfohlen werden sieben bis neun Stunden Schlaf pro Nacht (abhängig von den Genen und vom Alter). Die innere Uhr dankt es, wenn man zu regelmäßigen Zeiten schlafen geht und aufsteht – auch am Wochenende.

Zweitens sollte die Schlafumgebung die Entspannung fördern: ein ruhiges, abgedunkeltes und **kühles Zimmer** erleichtert das Einschlafen. Sinnvoll ist, vor dem Schlafengehen zu lüften. Auch hochwertiges Bettzeug und eine gute Matratze sind hilfreich.

Empfehlenswert ist drittens ein **Einschlafritual.** Beruhigende Lektüre, sanfte Musik, bewusstes Atmen ... jeder hat sein eigenes magisches Rezept, das ihm loszulassen hilft. Am besten beginnst du ein bis zwei Stunden vor dem Schlafengehen mit der Entschleunigung. Das bedeutet auch, Radio, Fernseher und andere Geräte abzuschalten.

Das **Abendessen** sollte nicht zu üppig sein und mindestens zwei bis drei Stunden vor dem Schlafengehen stattfinden. Auf Kaffee und Tee solltest du ab 16 Uhr verzichten.

Bewegung während des Tages kommt dem Schlaf grundsätzlich zugute, intensiver Sport nach 19 Uhr kann allerdings das Einschlafen erschweren. Am besten sind Aktivitäten im Freien, bei denen der Körper viel natürliches Licht tankt. Der Lauf der Sonne ist der beste Regulator für den Schlaf-Wach-Zyklus.

WANN SCHLAFEN GEHEN, UM ERHOLT UND FIT AUFZUWACHEN?

Der Schlaf verläuft in Zyklen. Jeder Zyklus besteht aus verschiedenen Phasen: Einschlafen, Leichtschlaf, Tiefschlaf und REM-Schlaf. Viele Menschen kennen das: Manchmal wacht man zur »eigentlich normalen« Zeit auf und fühlt sich trotzdem wie gerädert - als ob der Schlaf viel zu kurz gewesen wäre. Warum ist das so?

Dieses Gefühl stellt sich oft ein, wenn der Wecker mitten in einem Schlafzyklus klingelt. Ich meine diesen Wecker, der einen schmerzhaft aus den tiefsten Träumen reißt, wenn man sich gerade so gut gefühlt hat.

Es gibt eine ganz einfache Möglichkeit, dem zu entgehen und herauszufinden, wann die beste Schlafenszeit ist, um fit aufzuwachen. Der Schlafrechner auf der Seite gegenüber kann dir dabei helfen. Es sind 15 Minuten Einschlafzeit einkalkuliert.

	SCHLAFBEDARF	
	7 STD 30	9 STD
AUFSTEHZEIT	SCHLAFENSZEIT	SCHLAFENSZEIT
	(5 Zyklen)	(6 Zyklen)
4 Uhr 30	20 Uhr 45	19 Uhr 15
4 Uhr 45	21 Uhr	19 Uhr 30
5 Uhr	21 Uhr 15	19 Uhr 45
5 Uhr 15	21 Uhr 30	20 Uhr
5 Uhr 30	21 Uhr 45	20 Uhr 15
5 Uhr 45	22 Uhr	20 Uhr 30
6 Uhr	22 Uhr 15	20 Uhr 45
6 Uhr 15	22 Uhr 30	21 Uhr
6 h 30	22 Uhr 45	21 Uhr 15
6 Uhr 45	23 Uhr	21 Uhr 30
7 Uhr	23 Uhr 15	21 Uhr 45
7 Uhr 15	23 Uhr 30	22 Uhr
7 Uhr 30	23 Uhr 45	22 Uhr 15
7 Uhr 45	Mitternacht	22 Uhr 30
8 Uhr	0 Uhr 15	22 Uhr 45
8 Uhr 15	0 Uhr 30	23 Uhr
8 Uhr 30	0 Uhr 45	23 Uhr 15
8 Uhr 45	1 Uhr	23 Uhr 30
9 Uhr	1 Uhr 15	23 Uhr 45

Wer diese Regeln bereits mehr oder weniger anwendet und trotzdem unter Schlaflosigkeit leidet, sollte nicht aufgeben. Ratsam ist ein Gespräch mit dem Arzt, aber es gibt auch natürliche Lösungen für Schlafstörungen, die ich auf S. 92 vorstelle.

Guter Schlaf ist die Voraussetzung für einen gelungenen Tag. Das Leben hat mehr Leichtigkeit, wenn man ausgeruht ist. Guter Schlaf spendet auch Energie für körperliche Bewegung, die dritte Säule der Gesundheit.

Bewegung: bitte nicht einrosten

Alarm auf dem Sofa: Es ist Zeit für den Aufstand gegen die Trägheit. 95 % der erwachsenen Mitteleuropäer sind einem erhöhten Gesundheitsrisiko ausgesetzt, das mit mangelnder körperlicher Aktivität und übermäßiger sitzender Lebensweise zusammenhängt. Eine alarmierende Feststellung, die uns alle von unseren Stühlen reißen sollte! Dabei ist Bewegungsmangel nicht mit sitzender Lebensweise zu verwechseln. Eine sitzende Lebensweise liegt vor, wenn man zu lange sitzt oder liegt. Man muss an beidem arbeiten.

Schon gewusst?

Sitzende Lebensweise und Bewegungsmangel werden oft verwechselt, sind aber nicht dasselbe. Wer regelmäßig Sport treibt, aber bei der Arbeit den ganzen Tag am Schreibtisch sitzt, leidet nicht an Bewegungsmangel, hat aber eine sitzende Lebensweise. Es ist wichtig, im Lauf des Tages regelmäßig aufzustehen.

Wir sitzen bei der Arbeit, im Auto oder Bus, vor dem Fernseher. Die schädlichen Auswirkungen der Bewegungsarmut sind unumstritten: Gewichtszunahme, Gelenkschmerzen, Rückenschmerzen, nachlassende Spannkraft, Schlafstörungen und Stimmungsschwankungen. Der ganze Organismus schreit um Hilfe. Schlimmer noch: Bewegungsmangel führt zu Herz-Kreislauf-Risiken, Diabetes, Krebs und vielen anderen schweren Erkrankungen.

Was tun? Warten wir, bis wir Wurzeln schlagen? Gewöhnen wir uns an die Beschwerden? Nein, wir bewegen uns, und zwar sofort! Denn **körperliche Aktivität ist deine lebenslange Gesundheitsversicherung.**

Bewegung tut dem Körper gut ...

Bei regelmäßiger Bewegung verändert sich der gesamte Körper:

- Die Muskeln werden gestrafft, die Silhouette wird schlanker.
- Die Knochen werden dichter, das Gleichgewicht verbessert sich.
- Das Herz wird gestärkt, der Blutdruck sinkt.
- Die Verdauung wird aktiviert, der Stuhlgang reguliert sich.
- Die Haut wird besser mit Sauerstoff versorgt und strahlt.

... und auch Psyche und Geist profitieren davon

Bei körperlicher Bewegung werden Endorphine (Glückshormone) ausgeschüttet, die Optimismus und Wohlbefinden fördern. Stress wird abgebaut, Ängste verringern sich, und das Selbstvertrauen steigt.

Auch die grauen Zellen haben etwas davon: Gedächtnis, Konzentration, Kreativität verbessern sich. So lassen sich die geistige Leistungsfähigkeit steigern und die Folgen der Gehirnalterung (Alzheimer, Parkinson) verlangsamen.

Überzeugt? Dann rein in den Jogginganzug und ab in ein neues Leben! Aber Achtung: Hier geht es nicht darum, sich mit einem XXL-Programm zu überfordern. **Es geht um Regelmäßigkeit und Spaß, nicht um Leistung.**

Am besten täglich bewegen

So viel Bewegung solltest du Gesundheitsexperten zufolge anstreben:

- **Herz-Kreislauf-Aktivität** (wie Radfahren, Laufen, schnelles Gehen, Treppensteigen): 5 Mal pro Woche je 30 Minuten.
- **Muskelaufbau** (z. B. durch Krafttraining, Schwimmen, Tennis, Aerobic): 1- bis 2-mal pro Woche.
- **Beweglichkeitstraining** (z. B. Gymnastik, Tanz, Yoga): 2-3 Mal pro Woche.
- **Langes Sitzen vermeiden:** Weniger als 8 Stunden pro Tag sitzen und mindestens jede Stunde einmal aufstehen.
- **7000 bis 8000 Schritte** pro Tag

Ja, das ist eine ganze Menge. Um diese Ziele zu erreichen und nicht zu ermüden, ist Abwechslung wichtig. An einem Tag spazieren gehen, am nächsten schwimmen und warum nicht am nächsten Tag joggen und anschließend eine Yogastunde machen? Mit Musik und/oder Freunden macht das Training mehr Spaß. Und wenn die Zeit wirklich knapp ist, gibt es auch am Arbeitsplatz oder zu Hause Tricks, um Bewegungspunkte zu sammeln.

- Die **Treppe statt des Aufzugs** benutzen – das A und O!
- Beim Telefonieren **aufstehen und herumgehen.**
- **Kniebeugen machen,** bis die Mikrowelle piepst.
- Bei der Arbeit **abwechselnd sitzen und stehen.**
- Wann immer möglich, **zu Fuß** gehen oder das **Fahrrad** benutzen.
- **Eine Station vor dem Ziel** aus dem Bus oder der U-Bahn aussteigen.
- Abends vor dem Fernseher die **Bauchmuskeln anspannen.**

Du hast es sicher schon bemerkt: Aktiv sein ist eine Geisteshaltung. Versuche also, deine Alltagsgewohnheiten zu verändern, und ergreife jede Gelegenheit, deine Muskeln zu trainieren.

Es ist nie zu spät, um mit dem Sport zu beginnen

Unabhängig vom Lebensalter hat der Körper Lust darauf, sich auszupowern. Wer lange nichts getan hat, sollte aber **behutsam** beginnen. Mit 10–15 Minuten pro Tag beginnen und die Dauer und Intensität allmählich im Lauf der Wochen steigern. Nach und nach baut der Vogel sein Nest. Wichtig ist außerdem, sich vorher aufzuwärmen und während des Sports ausreichend Flüssigkeit zu sich zu nehmen.

Einzige Gegenanzeige: **Ungewöhnliche Schmerzen** sind ein Grund, mit dem Sport auszusetzen und einen Arzt aufzusuchen. Höre auf deinen Körper, er weiß, was gut für ihn ist. Für alles andere gilt: loslegen! Probiere dich aus. Beim Sport steht der Spaß im Vordergrund.

Jetzt weißt du alles über die drei Grundpfeiler der Gesundheit: gut essen, gut schlafen und sich gut bewegen. Das ist die erfolgreiche Trilogie für ein längeres und vitaleres Leben. Dein Körper ist dein Haus fürs Leben. Fange jetzt damit an.

Und um noch besser für Gesundheit vorzusorgen, können Nahrungsergänzungsmittel hilfreich sein – vorausgesetzt, sie werden richtig ausgewählt. Dazu kommen wir jetzt.

Nahrungsergänzungsmittel richtig auswählen

Deine Gesundheit ist wertvoll – Grund genug, sie gut zu pflegen. Dabei helfen natürliche Nahrungsergänzungsmittel. Und schon wird es kompliziert: mit den Wirkstoffen, der Dosierung, der Qualität, den Einnahmezeitpunkten, den Wechselwirkungen, ganz zu schweigen von umstrittenen Zusatzstoffen. In diesem Kapitel erkläre ich, woran man ein hochwertiges Nahrungsergänzungsmittel erkennt. Denn jeder verdient das Beste!

Etiketten verstehen

Um die Wirkung eines Nahrungsergänzungsmittels voll auszuschöpfen, sollte man über ein fundiertes Wissen verfügen. Auf den folgenden Seiten möchte ich hierzu einige klärende Informationen geben. Das Geld für Nahrungsergänzungsmittel wäre schlecht investiert, wenn man etwas schluckt, das nicht richtig wirkt oder vom Körper nicht aufgenommen wird.

Zunächst einmal ist wichtig, sich ein Produkt genau anzusehen. **Achte nicht nur auf die Vorderseite der Verpackung,** die oft ansprechend aufgemacht ist, sondern lies alles. Du kannst entweder die Angaben auf Vorder- und Rückseite der Verpackung lesen (die allerdings oft winzig klein gedruckt sind), oder auf der Website des Produkts nachsehen. Denn das Gesetz verpflichtet die Hersteller, alle Informationen in der Produktbeschreibung anzugeben – darunter die genaue Zusammensetzung, die Menge der natürlichen Wirkstoffe, Gegenanzeigen und Allergene.

Wichtig: Der Vertriebsweg (wie Apotheke, Internet oder Bioladen) ist nicht ausschlaggebend für die Qualität des Produkts.

Es dauert eine Weile, alle Informationen genau zu analysieren, aber mit der Zeit wird die Detektivarbeit zur Routine und die Geheimnisse der natürlichen Gesundheitsprodukte lassen sich immer schneller ergründen.

WICHTIGE TIPPS ZUM LESEN DES ETIKETTS ODER DER PRODUKTBESCHREIBUNG IM INTERNET:

- Überprüfe, **welcher Inhaltsstoff auf der Zutatenliste als Erster aufgeführt ist.** Er macht den größten Anteil des Produkts aus.
- Achte darauf, dass in der Zusammensetzung **die Menge der Wirkstoffe pro Tagesdosis** angegeben ist, um die Produkte besser vergleichen zu können.
- Überprüfe die **Allergene** (oft kursiv, fett oder in Großbuchstaben hervorgehoben, manchmal auch in der Zutatenliste).
- Überprüfe die **Zusatzstoffe** in der Zutatenliste.
- Überprüfe, **wie lange die Packung ausreicht.** Manche Produkte reichen nicht einmal einen Monat, um den Packungspreis niedrig zu halten.
- Achte auf den **Firmennamen** auf der Verpackung. Diese Firma ist für das Inverkehrbringen des Produkts verantwortlich.
- Überprüfe, ob eine **Chargennummer** zur Rückverfolgbarkeit vorhanden ist.
- Achte auf das **Mindesthaltbarkeitsdatum**.

Weil manche der angegebenen Informationen etwas kryptisch scheinen, möchte ich auf einige wichtige Punkte des Etiketts oder der Produktbeschreibung im Internet näher eingehen.

Um die Erklärungen direkt anzuwenden, habe ich in dieses Kapitel einige kleine Übungen eingebaut. Die Aufgabe besteht darin, aus Nahrungsergänzungsmitteln dasjenige auszuwählen, das dir am wirksamsten erscheint. Dabei werden natürlich individuelle Besonderheiten berücksichtigt (wie Allergie gegen einen Inhaltsstoff oder Unverträglichkeit von bestimmten Ballaststoffen), denn es geht mir vor allem darum, ein gutes Verständnis der Produkte zu vermitteln. Diese Übungen sollen auch bei der Orientierung in diesem Buch helfen, denn um sie zu lösen, ist es notwendig, die richtigen Informationen (empfohlene Dosierung und beste Formen) aus den Steckbriefen in Teil 3 herauszusuchen.

Die Liste der Inhaltsstoffe

Aus der Liste der Inhaltsstoffe sind folgende Informationen zu entnehmen:

- Enthaltene **Nährstoffe** (Vitamine und Mineralien) und die verwendeten Formen (z. B. bei Zink: Zinkoxid, Zinkcitrat usw.)
- Enthaltene **Pflanzen** und verwendete Pflanzenteile. Hier gilt es darauf zu achten, ob es sich um Pflanzenextrakt oder -pulver handelt. (Auf den Unterschied gehe ich weiter unten genauer ein.)
- **Andere Wirkstoffe** (Probiotika, Aminosäuren usw.)
- Enthaltene **Zusatzstoffe.** Einige sollten vermieden oder eingeschränkt werden, beispielsweise Nanopartikel. Theoretisch sollen Nanopartikel in der Liste der Inhaltsstoffe mit dem Kürzel »[nano]« gekennzeichnet sein. In der Praxis ist das aber nicht immer der Fall.
- **Allergene** (beispielsweise Schalentiere, Soja, Erdnüsse, Milch)

Verwendete Formen

Ein Wirkstoff kann in verschiedenen chemischen Formen vorliegen. Einige Formen sind weniger aktiv als andere, manche werden vom Körper schlecht absorbiert, und andere können zu Verdauungsbeschwerden führen.

Klingt das kompliziert? Keine Panik! Im dritten Teil dieses Buches sind alle Formen aufgeführt, die zu bevorzugen sind. Du brauchst sie nur mit der Liste der Inhaltsstoffe zu vergleichen, auch wenn die Namen manchmal recht wissenschaftlich klingen.

» Wenn die Form des Nährstoffs in der Liste der Inhaltsstoffe nicht angegeben ist (Beispiel: »Zink«, ohne die Angabe, ob es sich um Oxid, Sulfat, Citrat oder andere Formen von Zink handelt), dann liegt es wahrscheinlich in einer wenig aktiven Form vor. Hier empfiehlt sich Wachsamkeit! «

QUIZ
Lass dich nicht hereinlegen!

1 Dies sind immunstärkende Nahrungsergänzungsmittel auf der Basis von Zink und Vitamin D (auf den Seiten 319 und 314 erfährst du, welche Formen am besten verwertet werden). Entscheidest du dich sich für Produkt A oder B?

PRODUKT A	PRODUKT B
Inhaltsstoffe Zink, Vitamin D, pflanzliche Kapsel	**Inhaltsstoffe** Zinkcitrat, Cholecalciferol, pflanzliche Kapsel

2 Dies sind zwei antioxidative Nahrungsergänzungsmittel auf Vitamin-E-Basis: Welches wählst du? Hilfreiche Informationen dazu auf S. 315.

PRODUKT A	PRODUKT B
Inhaltsstoffe Alpha-Tocopherol, desodoriertes Rapsöl, Glycerin natürlichen Ursprungs, Rosmarinextrakt	**Inhaltsstoffe** Dl-Alpha-Tocopherol, desodoriertes Rapsöl, Glycerin natürlichen Ursprungs, Rosmarinextrakt

3 Sehen wir uns das Beispiel von zwei Produkten an, die Vitamin B6 und Vitamin D enthalten. Welches wählst du, nachdem du ihre Formen auf den Seiten 282 und 314 überprüft hast?

PRODUKT A	PRODUKT B
Inhaltsstoffe Pyridoxinhydrochlorid (Vitamin B6), Vitamin D3, Erbsenfaser, HPMC-Kapsel	**Inhaltsstoffe** Pyridoxal 5-Phosphat (Vitamin B6), Vitamin D3, Erbsenfaser, HPMC-Kapsel

4 Die besten Formen von Magnesium findest du auf S. 300. Welches der beiden folgenden Produkte wählst du?

PRODUKT A	PRODUKT B
Inhaltsstoffe Magnesiumoxid, HPMC-Kapsel, Talkum	**Inhaltsstoffe** Magnesiumbisglycinat, HPMC-Kapsel, Talkum

5 Bleiben wir beim Magnesium. Dies sind Nahrungsergänzungsmittel, die Müdigkeit reduzieren und auf einer Kombination aus zwei Magnesiumsorten basieren. Wählst du A oder B?

PRODUKT A	PRODUKT B
Inhaltsstoffe Marines Magnesium, Magnesiumbisglycinat, Erbsenfaser, HPMC-Kapsel	**Inhaltsstoffe** Magnesiumglycerophosphat, Magnesiumbisglycinat, Erbsenfaser, HPMC-Kapsel

Schau auf S. 326 nach, ob du die zuverlässigsten und wirksamsten Produkte gewählt hast.

Die Wirkstoffmenge

Die Menge der Aktivstoffe (Nährstoffe, Pflanzen oder andere Zutaten) ist immer auf der Produktverpackung und auf dem Produktdatenblatt im Internet angegeben.

Die optimalen Dosierungen für jeden Wirkstoff sind den Tabellen in Teil 2 und den Steckbriefen in Teil 3 zu entnehmen.

Auf manchen Etiketten wird der Prozentsatz des NRV (Nährstoffbezugswerts) angegeben, dem die Dosierung entspricht. Dies ist ein wertvoller Hinweis auf die Wirksamkeit des Produkts, denn dieser Prozentsatz lügt nie. In Teil 3 stelle ich für alle Vitamine und Spurenelemente die allgemeine Dosierung mit dem dazugehörigen Prozentsatz vor.

TATSÄCHLICHE MENGE AN VITAMINEN UND MINERALIEN: AUFGEPASST!

Wir haben bereits gesehen, dass bestimmte Nährstoffe in verschiedenen Formen vertrieben werden. Nun gibt es aber einen Unterschied zwischen der Menge dieser Form und dem, was sie tatsächlich an Nährstoffen liefert. Nehmen wir ein Produkt, das 800 mg Magnesiummalat enthält: Die Magnesiumform hier ist das Magnesiummalat. Diese Form liefert normalerweise 90 mg Magnesium. Aber einige Marken, wie Hersteller A unten, werben auf der Vorderseite des Produkts mit »800 mg«. Das ist verwirrend. Hier werden zwar 800 mg Magnesiummalat zugeführt, aber diese Menge enthält nur 90 mg des Wirkstoffs! Andere Marken hingegen geben die tatsächliche Menge an Magnesium, die in ihrem Produkt enthalten ist, deutlich an, z. B. 250 mg bei Hersteller B.

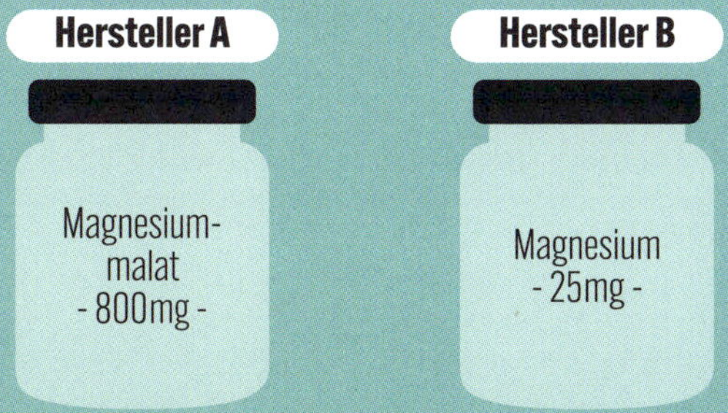

Wie kommt es zu diesem Unterschied? Das liegt daran, dass ein Mineral nicht allein daherkommt. Es »haftet« als Teil einer chemischen Verbindung an etwas »an«. Und dieses Etwas ist immer schwerer - vergleichbar mit einer weißen Perlenkette, (Magnesiummalat), die eine einzige rote Perle (das Element Magnesium) enthält.

QUIZ
Lass dich nicht aufs Glatteis führen

1 Dies sind Nahrungsergänzungsmittel auf Zinkbasis zur Bekämpfung von oxidativem Stress und zur Unterstützung eines normalen Kohlenhydratstoffwechsels (siehe S. 319 für die empfohlene Dosierung). Entscheidest du dich für Produkt A oder Produkt B?

PRODUKT A	PRODUKT B
Inhaltsstoffe	**Inhaltsstoffe**
Zinkpicolinat: 15 mg	Zinkpicolinat: 75 mg
davon Zink: 3 mg (30 % des NRV)	davon Zink: 15 mg (150 % des NRV)

2 Dies sind Nahrungsergänzungsmittel für das Nervensystem auf Magnesiumbasis. Um dir die Entscheidung zwischen A und B zu erleichtern, kannst du auf S. 300 nachschauen, wie hoch die empfohlene Magnesiumdosierung ist.

PRODUKT A	PRODUKT B
Inhaltsstoffe	**Inhaltsstoffe**
Magnesiumthreonat: 1500 mg	Elementares Magnesium (aus Magnesiumbisglycinat)
Elementares Magnesium: 105 mg (28 % des NRV)	250 mg (66,5 % des NRV)

3 Ein weiteres Beispiel sind Nahrungsergänzungsmittel für den Testosteronhaushalt auf Zinkbasis (siehe S. 319 für weitere Informationen zu diesem Inhaltsstoff). Wählst du Produkt A oder Produkt B?

PRODUKT A	PRODUKT B
Inhaltsstoffe	**Inhaltsstoffe**
Zink liposomal (Zinkoxid) 11 mg (110 % des NRV)	Zinkcitrat 10 mg (100 % des NRV)

Hast du kluge Entscheidungen gefällt? Die Lösungen findest du auf S. 326f.

Die Frage der Formen und Mengen sind damit geklärt. Aber Vorsicht, manchmal gibt es Fallen: Manche Formen sind **»gepuffert«** (d. h. mit schlechten Formen »verschnitten«) und darum qualitativ weniger hochwertig. Andere Formen sind **rein** und deshalb zu bevorzugen.

Beispiel Magnesiumbisglycinat

Ein gutes Beispiel ist Magnesiumbisglycinat. Es ist grundsätzlich eine sehr gute Form von Magnesium, aber viele Produkte, die Magnesiumbisglycinat enthalten, sind in Wirklichkeit Mischungen mit weniger guten Formen, ohne dass der Verbraucher darüber informiert wird. Oft ist die schlechte Magnesiumform sogar in großen Mengen enthalten!

Solche gepufferten Stoffe lassen sich aufspüren. Eine Form von Magnesiumbisglycinat, die mit einem Magnesiumgehalt von mehr als 10 oder sogar 12 % wirbt, ist zwangsläufig mit einer anderen Magnesiumform gestreckt, etwa Magnesiumoxid oder Magnesiumhydroxid. Diese gestreckte Form bietet nicht die Vorteile hochwertigen Magnesiums und kann zu Verdauungsbeschwerden führen.

Normalerweise ist es gesetzlich vorgeschrieben, in der Liste der Inhaltsstoffe anzugeben, dass das Magnesium gepuffert ist. Manche Hersteller umgehen diese Vorschrift, indem sie die weniger wertvolle Form von Magnesium als Trägerstoff für einen Zusatzstoff ausgeben, dessen Nennung nicht vorgeschrieben ist.

Dies sind Beispiele für »verschnittenes« Magnesiumbisglycinat:

Inhaltsstoffe (für 2 Kapseln/Tag)	
Magnesiumbisglycinat	1390 mg
Davon Magnesium	250 mg

Hier soll das Magnesiumbisglycinat 18 % Magnesium enthalten, was nicht möglich ist. Das Magnesium ist mit einer weniger wertvollen Form gestreckt.

Inhaltsstoffe (für 2 Kapseln/Tag)	
Magnesiumbisglycinat, davon	
Magnesium	300 mg
Vitamin B6	2,8 mg
Taurin	120 mg

Dieses Etikett gibt keine Informationen. Es liegt nahe, dann die Website des Produkts zu besuchen. Aber stellen wir uns vor, dass dort auch nichts zu finden ist. Aus meiner

Erfahrung weiß ich, dass es unmöglich ist, so viel Magnesium, das durch Magnesiumbisglycinat zugeführt wird, in drei Kapseln zu verpacken (vor allem, wenn die Kapsel auch noch Taurin enthält). Wer als Verbraucher eine Information vermisst, sollte sich an den Hersteller des Produkts wenden.

Inhaltsstoffe (pro Tag)

Magnesiumbisglycinat titriert mit 20 %, d. h. 300 mg (80 % des NRV), Vitamin B6 1,6 mg (100 %)

Hier wird behauptet, dass das Bisglycinat 20 % Magnesium liefert. Das bedeutet, dass es mit noch einer schlechteren Form gestreckt ist, und zwar in hoher Menge.

Magnesiumbisglycinat ... 2500 mg
Davon Magnesium 275 mg

Hier haben wir tatsächlich 11 % Magnesium: Das Bisglycinat scheint also nicht gepuffert zu sein. Das mag vielleicht kompliziert erscheinen, doch wer hochwertige und reine Mineralstoffe sucht, sollte sich mit diesem Thema beschäftigen. Zum Glück sind andere Formen eher selten gepuffert, nur beim Bisglycinat ist Wachsamkeit zu empfehlen. Schauen wir uns nun die anderen Informationen an, die auf den Produkten zu finden sind.

Kontraindikationen

Folgende Gegenanzeigen werden immer angegeben:

- Allgemeine Kontraindikationen wie »schwangere/stillende Frauen/kleine Kinder« (ausgenommen Produkte, die speziell für diese Gruppen entwickelt wurden).
- Spezifische Kontraindikationen, die mit den gesundheitsfördernden Inhaltsstoffen zusammenhängen. Wer Blutverdünner einnimmt, sollte beispielsweise kein Vitamin K einnehmen und auch auf Kurkuma verzichten. Wer Anxiolytika oder Antidepressiva einnimmt, sollte von Tryptophan Abstand nehmen. Kurkuma sollte auch bei Gallenerkrankungen nicht eingenommen werden.

Einige Kontraindikationen für natürliche Gesundheitsprodukte habe ich im dritten Teil dieses Buchs zusammengestellt. Wer unsicher ist, an einer Erkrankung leidet und/oder verschreibungspflichtige Medikamente einnimmt, sollte vor der Einnahme von Nahrungsergänzungsmitteln immer mit dem Arzt sprechen.

Pflanzen: von Fall zu Fall

Pflanzen spielen in der Naturheilkunde eine besondere Rolle. Am wichtigsten ist es, den Unterschied zwischen einem Pulver und einem Extrakt zu erkennen, denn bei einigen Pflanzen ist der Extrakt die bessere Wahl. Noch besser ist es, wenn der Extrakt standardisiert ist, wenn also die Konzentration der in der Pflanze enthaltenen Wirkstoffe bekannt ist. In der traditionellen Naturheilkunde und in wissenschaftlichen Studien wird häufig diese Form verwendet.

Pulver versus Extrakt

Ein Pflanzenpulver ist, wie der Name besagt, ein Pulver, zu dem eine Pflanze verarbeitet wurde. Wenn beispielsweise auf einem Gesundheitsprodukt angegeben ist, dass mit einer Dosis 200 mg Pflanzenpulver zugeführt werden, entspricht dies tatsächlich 200 mg der Pflanze. In manchen Fällen ist ein Pulver interessant, weil es alle natürlichen Bestandteile der Pflanze enthält.

Ein Pflanzenextrakt hingegen ist ein Auszug aus einer Pflanze, der mit verschiedenen Methoden gewonnen werden kann. Auch ein Aufguss (»Kräutertee«) ist eine solche Methode. Wenn also auf einem Gesundheitsprodukt angegeben ist, dass eine Dosis 200 mg Pflanzenextrakt enthält, bleibt unklar, wie viel Pflanzenmaterial dafür tatsächlich verarbeitet wurde. Um mehr zu erfahren, muss man tiefer graben. Für Grenadinesirup braucht man zum Beispiel eine große Menge Granatäpfel.

Schauen wir uns ein Beispiel an.

PRODUKT A

Inhaltsstoffe
Kamillenpulver................. 200 mg

PRODUKT B

Inhaltsstoffe
Kamillenextrakt................. 200 mg

Hier beträgt die Menge an Kamille bei Produkt A 200 mg, da es sich um ein Pflanzenpulver handelt. Bei Produkt B hingegen wissen wir nicht, wie viel Pflanzenmaterial tatsächlich verwendet wurde, um 200 mg Kamillenextrakt herzustellen. Vielleicht sind 200 mg Extrakt das **Äquivalent** zu 1000 mg Kamille? Das ist durchaus nicht ausgeschlossen, denn Extrakte sind oft stark konzentriert.

Beim folgenden Nahrungsergänzungsmittel auf der Basis von Passionsblume gibt der Hersteller das Extrakt-Pflanzen-Äquivalent in Form eines Verhältnisses an:

Inhaltsstoffe	
Passionsblumenextrakt	200 mg
Pflanzliches Äquivalent	1000 mg

Ebenso ist die Angabe des **Verhältnisses** möglich, wie unten:

Inhaltsstoffe	
Passionsblumenextrakt 5:1	200 mg

Das Verhältnis 5:1 bedeutet, dass man die Grammatur des Extrakts (200 mg) mit 5 multiplizieren muss, um das Gewicht des Pflanzenmaterials zu erhalten (1000 mg). Ja, das Rechnen ist lästig, aber über die Darstellungsweise auf der Verpackung entscheiden die Hersteller. Zum Glück gibt es einige, die gut verständliche Angaben machen.

Bei einigen natürlichen Inhaltsstoffen kommt es nicht auf die Menge der Pflanze an, sondern auf die Menge der aktiven Inhaltsstoffe. Hier ein Beispiel für ein Nahrungsergänzungsmittel auf Safranbasis:

Inhaltsstoffe	
Safranextrakt	30 mg
Davon Safranal	600 µg

Der Wirkstoff von Safran ist Safranal. Die 30 mg Safranextrakt liefern 600 µg Safranal. Diese Menge ist für uns von Interesse! In den Steckbriefen im dritten Teil dieses Buchs gebe ich immer an, was für uns relevant ist: die Menge der Pflanze oder die Menge des Wirkstoffs.

Diese Steckbriefe enthalten auch andere Angaben, die auf der Verpackung zu finden sein sollten:

- Der genaue botanische Name (vom beruhigenden Baldrian gibt es beispielsweise mehrere Unterarten)
- Der verwendete Pflanzenteil (Brennnesselblätter haben andere Eigenschaften als Brennnesselwurzeln).

QUIZ

Lerne genau hinzuschauen!

1 Hier ist ein Beispiel für ein schlafförderndes Nahrungsergänzungsmittel auf Passionsblumenbasis (die empfohlene Menge findest du auf S. 305). Also, A oder B?

PRODUKT A	PRODUKT B
Inhaltsstoffe pro Tag	**Inhaltsstoffe pro Tag**
Passionsblumenextrakt (200 mg), Reispulver	Passionsblumenpulver (1250 mg), Reispulver

2 Hier geht es um Nahrungsergänzungsmittel zur Linderung von Stress und zur Förderung der Entspannung, diesmal auf Baldrianbasis (empfohlene Menge auf S. 283). Für welches Produkt entscheidest du dich?

PRODUKT A	PRODUKT B
Inhaltsstoffe pro Tag	**Inhaltsstoffe pro Tag**
Baldrianpulver................1000 mg	Baldrianextrakt 5:1.................200 mg

3 Dies sind Nahrungsergänzungsmittel für die Herzfunktion und den Schlaf, die auf Weißdorn basieren. Prüfe die empfohlene Menge auf S. 317 - würdest du Produkt A oder Produkt B bevorzugen?

PRODUKT A	PRODUKT B
Inhaltsstoffe pro Tag	**Inhaltsstoffe pro Tag**
Weißdornextrakt................100 mg	Weißdornpulver................200 mg

4 Schließlich sind hier noch Nahrungsergänzungsmittel gegen Stress auf der Basis von Rhodiola (empfohlene Menge siehe S. 307). A oder B?

PRODUKT A	PRODUKT B
Inhaltsstoffe pro Tag	**Inhaltsstoffe pro Tag**
Rhodiola-Extrakt 740 mg mit 3,2 % Rosavin und 1,2 % Salidrosin, Kapsel mariner Herkunft	Rhodiola-Extrakt 370 mg (entspricht Pflanzenäquivalent 800 mg), Kapsel mariner Herkunft

Ob du richtig gewählt hast, kannst du auf S. 327 nachsehen.

Zusatzstoffe: Pro und Kontra

Viele Menschen denken, dass Zusatzstoffe grundsätzlich gefährlich oder schädlich sind. Das ist aber nicht der Fall. Zusatzstoffe können nützliche Funktionen haben, zum Glück sind nicht alle umstritten.

Manche Gesundheitsprodukte sind schwierig ohne Zusatzstoffe herzustellen. Schon die Kapsel ist ein Zusatzstoff, selbst wenn sie aus natürlichen Rohstoffen besteht. Zusatzstoffe werden beispielsweise verwendet, um

- Produkte voneinander zu **unterscheiden,** was bei der Einnahme mehrerer Nahrungsergänzungsmittel eine bessere Erkennung ermöglicht (Farbstoffe)
- das Produkt zu **schützen** (z. B. durch die Kapsel, den Filmüberzug um die Tablette, ein Konservierungsmittel bei einer Flüssigkeit, um eine Kontamination zu vermeiden)
- die **Sicherheit** des Produkts zu verbessern (bessere Stabilität, Verhinderung des Abbaus der Wirkstoffe im Laufe der Zeit, etwa bei Ölen, die ranzig werden)
- die Wirksamkeit oder die Absorption mancher Produkte zu erhöhen (durch Mikroverkapselung, Liposomen – Lipid-Bläschen, die den Wirkstoff umhüllen –, verlängerte Freisetzung, magensaftresistente Kapseln zum Schutz von Wirkstoffen, die empfindlich auf die Magensäure reagieren)
- die **Einnahme** des Produkts zu erleichtern (wie Filmüberzug einer Tablette, um das Schlucken zu erleichtern, Geschmacksverbesserung bei Sticks)
- das Produkt aus anderen **technologischen Gründen** zu verbessern: Antibackmittel verhindert, dass das Pulver während der Herstellung in den Maschinen kleben bleibt; Füllstoffe verhindern, dass zu viel Leerraum in der Kapsel bleibt, Kompressionsmittel ermöglichen die Formgebung zu Tabletten.

» Zusatzstoffe sind häufig notwendig: Das erklärt, warum sie in 90 % aller natürlichen Gesundheitsprodukte enthalten sind. «

Man unterscheidet zwischen zwei Arten von Zusatzstoffen:

- **natürlichen** – gewonnen beispielsweise aus Mikroorganismen, Algen, Pflanzen- oder Mineralextrakten
- **synthetischen.**

Es empfiehlt sich jedoch, bestimmte Zusatzstoffe in natürlichen Gesundheitsprodukten zu vermeiden. Die zugelassenen Zusatzstoffe sind normalerweise nicht gefährlich, aber manche werden derzeit von den Behörden einiger EU-Mitgliedsstaaten neu bewertet. Andere sind in der EU noch zugelassen, aber in anderen Ländern verboten. Wieder andere enthalten Nanopartikel oder stehen im Verdacht, welche zu enthalten, obwohl sie nicht deklariert sind. Nanopartikel können negative Auswirkungen auf die Gesundheit und die Umwelt haben. Wenn ein Produkt Nanopartikel enthält, müssen diese theoretisch in der Liste der Inhaltsstoffe mit »[nano]« gekennzeichnet werden. Die gesetzliche Definition von Nanopartikeln weicht jedoch von der wissenschaftlichen Definition ab.

Unter Berücksichtigung all dieser Überlegungen fasse ich in der folgenden Tabelle die zu vermeidenden Zusatzstoffe zusammen. Diese Liste ist nicht vollständig, da es sehr viele Zusatzstoffe gibt, aber die hier genannten werden häufig in natürlichen Gesundheitsprodukten verwendet. Also Augen auf!

NAME DES ZUSATZSTOFFS	E-NUMMER
Benzoesäure	E210
Stearinsäure	E570
Kalziumbenzoat	E213
Kaliumbenzoat	E212
Natriumbenzoat	E211
Beta-Cyclodextrin	E459
Natriumcarbonat, Natriumhydrogencarbonat, Natriumsesquicarbonat	E500 i, ii, iii
Carboxymethylcellulose (Croscarmellose-Natrium)	E466
Mikrokristalline Cellulose	E460
Azofarbstoffe	E102, E104, E110 …
Glyceryl-Dibehenat	E471

NAME DES ZUSATZSTOFFS	E-NUMMER
Siliziumdioxid	E551
Titandioxid	E171
Natriumstearylfumarat	E485
Propylgallat	E310
Isomalt	E953
Mannitol	E421
Eisenoxide und -hydroxide	E172i, ii, iii
Kalziumphosphat	E341 i, ii
Trikalziumphosphat	E341 iii
Magnesiumphosphate	E343 i, ii
Polysorbat 80	E433
Polyvinylpyrrolidon (PVP)	E1201
Magnesiumsalze von Fettsäuren	E470b
Natrium-, Kalium- und Kalziumsalze von Fettsäuren	E470 a
Kalzium-Aluminiumsilikat	E556
Aluminium-Natriumsilikat	E554
Aluminiumsilikat	E559
Kalziumsilikat	E552
Magnesiumsilikat und -trisilikat	E553 i, ii
Magnesiumstearat	E470b
Aluminium-/Kaliumsulfat	E520 / E522
Talkum (außer Bio-Produkte)	E553b
Eisentartrat	E534

Umstrittene Zusatzstoffe, die man besser meidet.

QUIZ
Packungsbeschriftungen genau lesen!

1 Hier sind Nahrungsergänzungsmittel gegen Müdigkeit auf Magnesiumbasis. Welches ist besser: Produkt A oder Produkt B?

PRODUKT A

Inhaltsstoffe
Magnesiumbisglycinat, Antiklumpmittel (Magnesiumsalze von Speisefettsäuren), pflanzliche Zellulosekapsel Pullulan

PRODUKT B

Inhaltsstoffe
Magnesiumbisglycinat, Antiklumpmittel (Akazienfaser), pflanzliche Zellulosekapsel Pullulan

2 Dies sind energiespendende Nahrungsergänzungsmittel auf Basis von Vitamin C. Wählst du A oder B?

PRODUKT A

Inhaltsstoffe
Vitamin C (Ascorbylpalmitat), Magnesiumstearat, mikrokristalline Zellulose, natürlicher Farbstoff auf Paprikabasis

PRODUKT B

Inhaltsstoffe
Vitamin C (Ascorbylpalmitat), Bananenmehl, natürlicher Farbstoff auf Paprikabasis

3 Dies sind Omega-3-Präparate, die gut für das Gehirn sein sollen. Entscheidest du dich für A oder B?

PRODUKT A

Inhaltsstoffe
Öl aus kleinen fetten Fischen, Kapsel mariner Herkunft

PRODUKT B

Inhaltsstoffe
Öl aus kleinen fetten Fischen, pflanzliche Kapsel (Eisenoxid)

Ob du gute Produkte ohne fragwürdige Zusatzstoffe gewählt hast, kannst du auf S. 327f. nachsehen.

Galenische Formen

Natürliche Gesundheitsprodukte werden in verschiedenen Formen angeboten, die als galenische Formen bezeichnet werden: Flüssigkeit, Pulver, Kapseln, Tabletten, Sticks und andere. Aber wusstest du, dass die Darreichungsform oft bestimmt, welche Zusatzstoffe notwendig sind? Kennst du die verschiedenen Arten von Kapseln? Gibt es eine Kapsel, die besser ist als eine andere? Um diese Fragen soll es nun gehen.

Flüssigkeit

Eine Flüssigkeit lässt sich leicht schlucken. Sie hat Vorteile bei ölhaltigen Nährstoffen oder bestimmten Pflanzen. Allerdings hat diese Form auch Nachteile. Bestimmte Wirkstoffe müssen stabilisiert, der Geschmack verbessert und eventuell Konservierungsstoffe verwendet werden. Außerdem können einige Öle ranzig werden.

Ich rate zum Beispiel von Kreatin ab, das in flüssiger Form verkauft wird, da es oft instabil ist. Besser ist es, Kreatin als Pulver einzunehmen, das man verdünnt und sofort schluckt, oder in anderen galenischen Formen.

Pulver

Wie Flüssigkeit ist auch Pulver leicht zu dosieren und zu schlucken. Diese Form ermöglicht außerdem eine höhere Dosierung der Wirkstoffe (Beispiel: Kollagen oder Glutamin in Kapseln sind genauso wirksam wie in Pulverform, aber 5 g Pulver ist für Kapseln meist eine zu große Menge. Pulverprodukte können jedoch Antiklumpmittel enthalten, die umstritten sind (siehe Tabelle der zu vermeidenden Zusatzstoffe).

Hinweis: Von Omega-3-Fettsäuren in Pulverform rate ich ab, denn sie sind oft molekular verändert.

Kapsel

Dies ist die beste Form für bestimmte Öle, wie z. B. Fischöl. Solche Öle sind relativ instabil und können in einer Flasche schnell verderben. Mit einer Weichkapsel lässt sich das Öl leichter schützen. Achte aber auf die Zusammensetzung der Kapsel, die immer in der Zutatenliste angegeben ist. Zu bevorzugen sind Kapseln, die mit Farbstoffen natürlichen Ursprungs gefärbt sind. Mit Eisenoxid gefärbte Kapseln sind beispielsweise nicht empfehlenswert.

Tablette

Diese recht verbreitete Form kann interessant sein, um Wirkstoffe zu einem bestimmten Zeitpunkt freizusetzen – nämlich wenn sich die Tablette auflöst. Einige Wirkstoffe lassen sich jedoch nicht komprimieren, es sei denn unter Verwendung umstrittener Zusatzstoffe (etwa fragwürdige Antiklumpmittel, Farbstoffe in Form von Nanopartikeln, bedenkliche Überzugsmittel). Glücklicherweise verwenden aber viele Hersteller natürlichere Zusatzstoffe auf der Basis von Hülsenfrüchten und anderen Ballaststoffen mit guter Darmverträglichkeit. Von Probiotika in Tablettenform rate ich ab: Durch den Kompressionsdruck kommt es zur Erhitzung. Darauf reagieren Probiotika sehr empfindlich.

Gelkapsel

Diese Form wird häufig von Herstellern gewählt, weil sie die Wirkstoffe vor Licht und Feuchtigkeit schützt. Wer Probleme beim Schlucken der Kapseln hat, kann sie öffnen und den Inhalt mit einer Flüssigkeit oder einem Nahrungsmittel (z. B. Kompott) verrühren.

AUF DIE ZUSAMMENSETZUNG ACHTEN

Es gibt Gelkapseln

- tierischer Herkunft auf Gelatinebasis (Rind, Schwein, Meerestiere)
- pflanzlicher Herkunft, insbesondere Pullulan und HPMC (HydroxyPropyl-MethylCellulose oder auch E464 bzw. Hydromellose). Im Gegensatz zu Pullulan können HPMC-Kapseln Spuren des fragwürdigen synthetischen Lösungsmittels PCH enthalten. Manche HPMC-Kapseln sind »sauberer« als andere.

Gummidrops

Diese Form wird immer beliebter, ich kann sie aber nicht empfehlen. Erstens enthalten diese Produkte in der Regel Zucker oder synthetische Süßstoffe. Zweitens bieten sie aufgrund ihrer geringen Größe nur wenig Platz für die richtigen Wirkstoffe (denn die richtigen Formen bestimmter Nährstoffe nehmen mehr Platz ein). Und drittens wird die Masse erhitzt, damit sie in Formen gegossen werden kann. Dadurch können empfindliche Wirkstoffe leiden.

» Von Gummidrops mit natürlichem Vitamin C rate ich ab. Das Vitamin ist instabil, und ein großer Teil geht beim Erhitzen der Gummimasse verloren. «

NUR IN KLEINEN MENGEN

Sind Gesundheitsprodukte in Süßigkeitenform eine gute Idee? Ich betrachte das stetig wachsende Angebot der »Wirkstoff-Gummibärchen« mit einer gewissen Skepsis. Ich habe schon öfter in Instagram-Stories gesehen, dass Menschen von melatoninhaltigen Gummibärchen nicht die empfohlene Menge konsumieren, sondern mehr - weil es eine spielerische Art der Darreichung ist und sie gut schmecken. Dadurch kommt es zu einer Überdosierung, und die ist auch bei natürlichen Gesundheitsprodukten nicht zu empfehlen. Meiner Meinung nach darf man solche Produkte nicht wie Bonbons konsumieren. Besonders bedenklich finde ich Vitamin- und Mineralstoffprodukte speziell für Kinder. Nur weil sie bunt und lustig aussehen, heißt das nicht, dass sie bei Überdosierung harmlos sind.

Nun mag es aber sein, dass jemand Schwierigkeiten hat, Kapseln zu schlucken, oder den Geschmack von Pulvern oder Flüssigkeiten abscheulich findet. In solchen Fällen kann es immer noch besser sein, Gesundheitsprodukte in Gummiform einzunehmen, als ganz darauf zu verzichten.

Mögliche Wechselwirkungen

Unverträglichkeiten

Es gibt Produkte, deren Wirkstoffkombination ungeschickt und kontraproduktiv ist. Die Formulierung von Nahrungsergänzungsmitteln ist ein Gebiet, das viel Fachwissen erfordert. Bedauerlicherweise enthalten aber manche Nahrungsergänzungsmittel Wirkstoffe, die sich **nicht miteinander vertragen.** In der Folge kann möglicherweise ein Wirkstoff, der in einer hervorragenden Form enthalten ist, nicht aufgenommen werden. Beispielsweise konkurrieren Zink und Eisen bei der Aufnahme im Darm miteinander. Mit anderen Worten: Das eine verhindert die Aufnahme des anderen.

Die folgende Tabelle veranschaulicht, welche Wirkstoffe sich gegenseitig behindern oder unwirksam machen. Wer solche unverträglichen Wirkstoffe einnimmt, sollte jeden einzeln einnehmen und dazwischen mindestens 3–4 Stunden vergehen lassen.

	Zink	Eisen	Kalzium	Magnesium	Kupfer	Vitamin B9	Vitamin C	Vitamin E	Grüner Tee	Probiotika	Enzyme
Zink		•	•		•						
Eisen	•		•	•	•			•	•		
Kalzium	•	•		•							
Magnesium		•	•								
Kupfer	•	•					•				
Vitamin B9											•
Vitamin C					•						
Vitamin E		•									
Grüner Tee		•									
Probiotika											•
Enzyme						•				•	

Weitere Informationen zu den wichtigsten negativen Wechselwirkungen gebe ich in den Steckbriefen der einzelnen natürlichen Wirkstoffe im dritten Teil dieses Buchs, allerdings ohne Anspruch auf Vollständigkeit.

QUIZ
Allmählich wird es schwieriger

Hier ein Beispiel mit Nahrungsergänzungsmitteln für Haut und Haare. Würdest du Produkt A oder Produkt B wählen?

PRODUKT A	PRODUKT B
Inhaltsstoffe Zink (Zinkbisglycinat), Eisen (Eisenpyrophosphat), Kupfer (Kupfergluconat), Antiklumpmittel: Reismehl, Kapsel pflanzlicher Herkunft	**Inhaltsstoffe** Zink (Zinkbisglycinat), Vitamin B6 (Riboflavin-5-Phosphat), Antiklumpmittel: Reismehl, Kapsel pflanzlicher Herkunft

Lösung auf S. 328.

Synergien

Andererseits lassen sich manche Wirkstoffe aber hervorragend kombinieren und bieten sogar einen starken **Synergieeffekt,** indem sie sich gegenseitig in ihrer Wirkung unterstützen oder indem der eine Stoff die Wirkung oder Verwertung des anderen verbessert. Dabei ist es nicht unbedingt notwendig, beide Stoffe gleichzeitig einzunehmen.

Beispiele für solche Synergien:

- **Magnesium und Vitamin D.** Vitamin D sorgt dafür, dass Magnesium länger in den Zellen bleibt. Magnesium aktiviert Vitamin D. Man muss die beiden nicht gleichzeitig einnehmen, aber zumindest am selben Tag.
- **Eisen und Probiotika.** Probiotika sorgen für ein besseres Gleichgewicht des Darmmikrobioms, das für die Verwertung von Eisen unerlässlich ist.
- **Eisen und die Vitamine B und C.** Sie verstärken sich gegenseitig positiv.
- **Glucosamin und Chondroitin.** Sie verstärken sich in Produkten, die der Geschmeidigkeit der Gelenke dienen.
- **Zink und Selen.** Sie potenzieren sich bei Produkten für die Haare und den Hormonhaushalt.
- **Baldrian und andere den Schlaf fördernde Pflanzen** – Passionsblume, Weißdorn oder Melisse.

Auch diese Synergien sind in den Steckbriefen im dritten Teil des Buchs aufgeführt – ebenfalls ohne Anspruch auf Vollständigkeit.

Das bisher erworbene Wissen sollte dir eine bessere Orientierung im Dschungel der Nahrungsergänzungsmittel ermöglichen. Darum folgt hier ein letztes Quiz, bei dem mehr Produkte zur Auswahl stehen, sodass du alle erworbenen Kenntnisse zusammen anwenden kannst. Auch hier ignoriere ich der Einfachheit halber Besonderheiten wie Ernährungsweise, Vorlieben, Unverträglichkeiten oder Allergien. Bist du bereit, deine detektivischen Fähigkeiten ein letztes Mal unter Beweis zu stellen? Keine Angst: Diese Listen sind zwar länger und komplexer als die vorherigen, aber dir stehen jetzt alle Informationen zur Verfügung, um eine fundierte Wahl zu treffen.

QUIZ
Abschluss-Quiz für gut Informierte

1 Hier sind fünf Nahrungsergänzungsmittel auf Brennnesselbasis für die Gelenke (mehr über die Brennnessel auf S. 285). Welche wählst du?

PRODUKT A

Inhaltsstoffe (für 2 Gelkapseln/Tag)

Extrakt aus weißer Taubnessel 10:1..200 mg

Zusammensetzung: Weiße Taubnessel (*Lamium album*), Reismehl, pflanzliche HPMC-Zellulosekapsel

PRODUKT B

Inhaltsstoffe (für 2 Gummidrops/Tag)

Brennnesselextrakt..........................100 mg

Zusammensetzung: Füllstoff: Maltitol-Geliermittel: Fruchtpektin, Brennnesselwurzelextrakt (*Urtica dioica L.*), Säuerungsmittel: Zitronensäure, natürliches Granatapfelaroma

PRODUKT C

Inhaltsstoffe (für 2 Gelkapseln/Tag)

Brennnesselpulver.......................2500 mg

Zusammensetzung: Brennnesselblätter (*Urtica dioica L.*), Gelatinekapsel (Rind), Antiklumpmittel: Gummi arabicum

PRODUKT D

Inhaltsstoffe (für 2 Gelkapseln/Tag)

Brennnesselextrakt..........................200 mg

Davon Pflanzenäquivalent..........4000 mg

Zusammensetzung: Brennnesselwurzel (*Urtica dioica L.*), pflanzliche HPMC-Zellulosekapsel, Antiklumpmittel: Siliziumdioxid

PRODUKT E

Inhaltsstoffe (für 2 Gelkapseln/Tag)

Brennnesselextrakt.......................200 mg

Davon Pflanzenäquivalent......4000 mg

Zusammensetzung: Brennnesselwurzel (*Urtica dioica L.*), pflanzliche Pullulan-Zellulosekapsel

2 Hier sind Anti-Stress-Nahrungsergänzungsmittel auf der Basis von Vitamin B6, Magnesium und Safran (siehe Seiten 282, 300 und 308). Welches ist das vielversprechendste?

PRODUKT A

Inhaltsstoffe (für 2 Tabletten/Tag)

Safranextrakt..30 mg

Magnesium..250 mg
(66 % des NRV)

Vitamin B6..1,4 mg
(100 % des NRV)

Zusammensetzung: Extrakt aus Safrannarben (*Crocus sativus L.*), Magnesiumsulfat, Füllstoff: Tricalciumphosphat, Pyridoxinhydrochlorid (Vitamin B6)

PRODUKT B

Inhaltsstoffe (für 3 Gelkapseln/Tag)

Safranextrakt..30 mg

davon Safranal..600 µg

davon Crocin..700 µg

Magnesiumbisglycinat................1200 mg

davon Magnesiumelement.........240 mg
(64 % des NRV)

Vitamin B6..1,4 mg
(100 % des NRV)

Zusammensetzung: Safrannarbenextrakt (*Crocus sativus L.*), Magnesiumbisglycinat, Trennmittel: Reisschalenmehl, Vitamin B6 (Pyridoxal-5-Phosphat), Pullulan-Kapsel

PRODUKT C

Inhaltsstoffe (für 4 Gelkapseln/Tag)

Safranextrakt..30 mg

davon Safranal..600 µg

davon Crocin..700 µg

Magnesiumbisglycinat............2500 mg

davon elementares Magnesium..250 mg
(66 % des NRV)

Vitamin B6..1,4 mg
(100 % des NRV)

Zusammensetzung: Safrannarbenextrakt (*Crocus sativus L.*), Magnesiumbisglycinat, Trennmittel: Akazienfaser, Vitamin B6 (Pyridoxal-5-Phosphat), Pullulan-Kapsel

PRODUKT D

Inhaltsstoffe (für 2 Gelkapseln/Tag)

Safranextrakt..30 mg

davon Safranal..600 µg

davon Crocin..700 µg

Magnesiummalat...........................250 mg
(d. h. 7,50 % des NRV)

Vitamin B6..5,6 mg
(400 % des NRV)

Zusammensetzung: Safrannarbenextrakt (*Crocus sativus L.*), Magnesiummalat, Trennmittel: Reisschalenmehl, Vitamin B6, Hydroxypropylmethylcellulosekapsel (Farbstoff: E160c)

PRODUKT E

Inhaltsstoffe (für 2 Gelkapseln/Tag)

Safranpulver..30 mg

Magnesium..250 mg (66 % der NRV)

Vitamin B6..1,4 mg (100 % der NRV)

Zusammensetzung: Pulver aus Safrannarben (*Crocus sativus L.*), Magnesiumpidolinat, Trennmittel: Reisschalenmehl, Pyridoxin HCL, Kapsel mariner Herkunft

3 Zu guter Letzt fünf Nahrungsergänzungsmittel für einen ausgeglichenen Darm und eine gute Verdauung auf der Basis von Mariendistel und Probiotika. Nähere Informationen auf Seiten 302 und 306.

PRODUKT A

Inhaltsstoffe (für 1 Gelkapsel/Tag)

Mariendistelextrakt........................500 mg

Davon Silymarin..............................300 mg

Probiotika 4 Milliarden KBE :

Lactobacillus plantarum.........2 Mrd. KBE

Lactobacillus acidophilus........1 Mrd. KBE

Bifidobacterium bifidum..........1 Mrd. KBE

Zusammensetzung: Mariendistelextrakt (Samen von *Silybum marianum*), Bio-Akaziengummi, Probiotika-Mix, magensaftresistente pflanzliche HPMC-Kapsel

PRODUKT B

Inhaltsstoffe (für 1 Gelkapsel/Tag)

Mariendistelextrakt........................500 mg

Davon Silybin...................................300 mg

Probiotika 4 Milliarden KBE :

Lactobacillus plantarum.........2 Mrd. KBE

Lactobacillus acidophilus........1 Mrd. KBE

Bifidobacterium bifidum..........1 Mrd. KBE

Zusammensetzung: Mariendistelextrakt (Samen von *Silybum marianum*), Bio-Akaziengummi, pflanzliche HPMC-Kapsel

PRODUKT C

Inhaltsstoffe (für 1 Tablette/Tag)

Mariendistelextrakt 4:1.................500 mg

Probiotika 4 Milliarden KBE :

Lactobacillus plantarum.........2 Mrd. KBE

Lactobacillus acidophilus........1 Mrd. KBE

Bifidobacterium bifidum.........1 Mrd. KBE

Zusammensetzung: Mariendistelextrakt (Samen von *Silybum marianum*), Trennmittel: Magnesiumstearat, mikroverkapselter Probiotika-Mix, mikrokristalline Zellulose

PRODUKT D

Inhaltsstoffe (für 1 Gelkapsel/Tag)

Mariendistelextrakt....................... 200 mg

Probiotika 3 Milliarden KBE :

Lactobacillus plantarum.........2 Mrd. KBE

Lactobacillus acidophilus........1 Mrd. KBE

Enzymmix (Cellulase, Lipase, Amylase, Protease, Laktase)............................100 mg

Zusammensetzung: Mariendistelextrakt (Samen von *Silybum marianum*), Bio-Akaziengummi, Mix aus Verdauungsenzymen, pflanzliche HPMC-Kapsel

Das war nicht so einfach, oder? Schau auf S. 328f. nach, wie du dieses Quiz gemeistert hast.

Seit über 15 Jahren habe ich als Biologe und Biochemiker mein Fachwissen auf diesem Gebiet aufgebaut. Es dauert eine Weile, bis man alle relevanten Aspekte kennt und das genaue **Analysieren der Inhaltsstoffe quasi zum Reflex wird.** Mit diesem Buch möchte ich mein Wissen weitergeben und allen Verbrauchern helfen, kritisch und gut informiert Entscheidungen zu fällen.

Es gibt noch viele andere Faktoren, die für die Qualität von Nahrungsergänzungsmitteln eine Rolle spielen (etwa Strecken hochwertiger Rohstoffe mit schlechteren, Lösemittel zur Herstellung von Extrakten, Verdünnung, Verkapselungsmethode, Verpackung, Verarbeitung von Pulvern). Sie alle zu erörtern würde zu weit führen. Mir geht es darum, **die wichtigsten Informationen zur Verfügung zu stellen,** die Verbrauchern in 90 % der Fälle helfen, die richtige Produktauswahl zu treffen. Es kann übrigens auch nicht schaden, sich über verschiedene Aspekte einer Marke wie den Werdegang des Gründers, die Werte der Marke, ihr ökologisches und gesellschaftliches Engagement und den Standort genauer zu informieren.

Über Nutrastream

Jahrelang habe ich vielen Menschen in meiner näheren Umgebung geholfen, natürliche Lösungen für mehr Wohlbefinden, weniger Beschwerden oder zur Prävention zu finden. Um mehr Menschen solche Wege aufzuzeigen, habe ich Nutrastream gegründet.

Inzwischen hat sich Nutrastream in den sozialen Netzwerken etabliert und verfügt über eine Community von mehreren Hunderttausend Menschen. Ich freue mich, mein Wissen darüber weiterzugeben, wie man die Vorteile von Nahrungsergänzungsmitteln qualifiziert beurteilt und diese Mittel anwendet.

Das Abenteuer dauert nun schon drei Jahre, ohne jegliche finanzielle Unterstützung, Partnerschaften oder Sponsoren. Ich betreibe das Medium allein und übe nebenher meinen Vollzeitberuf aus. Ich kann also unabhängig und unparteiisch mein Fachwissen als Biologe und Biochemiker teilen, das ausschließlich auf Erfahrung und wissenschaftlichen Ansätzen beruht. Das unterscheidet mich von einem Influencer: **Keine meiner Empfehlungen ist durch Hersteller oder indirekte Interessen beeinflusst, durch die es leicht zu Verzerrungen bei der Beurteilung durch mangelnde Objektivität kommen könnte.**

Seit Langem wünscht sich die Nutrastream- Community die Einführung einer Produktreihe, da sie Schwierigkeiten hat, geeignete Produkte zu finden. Ich habe daher den Entschluss gefasst, Produkte für die natürliche Gesundheit zu entwickeln, ohne meine Unabhängigkeit aufzugeben. Geleitet wurde die Produktentwicklung größtenteils von den Wünschen und Anforderungen meiner Abonnenten.

Parallel dazu habe ich dieses Buch geschrieben. Damit möchte ich nicht nur mein Wissen an möglichst viele Menschen weitergeben. Es geht mir auch um eine andere Facette von Nutrastream: das entschiedene Engagement für Informationen, die allen zugänglich sind.

Dieses Buch soll vor allem das Bewusstsein für die derzeitigen Hemmnisse der Gesundheitsprävention wecken, aber auch vor zukünftigen Gefahren warnen. Es ist mir ein Anliegen, die Aufmerksamkeit der nationalen und europäischen Behörden darauf zu lenken, dass jeder Einzelne dabei unterstützt werden sollte, seine Gesundheitsvorsorge mit wirksamen Nahrungsergänzungsmitteln in die Hand zu nehmen.

Der Inhalt dieses Buches bedeutet für mich, dass ich Zugeständnisse machen muss, die kommerziellen Interessen entgegenstehen. In diesem Buch liefere ich Informationen zu bestimmten Substanzen, ergreife Partei für oder gegen sie und entwickle Argumente, die ihrer Vermarktung widersprechen – was ich demzufolge auch nicht tue.

Bis heute gibt es keinen Hersteller, der Inhalte oder Livestreams zu Produkten anbietet, die er nicht vermarktet. Damit nimmt Nutrastream eine Vorreiterrolle bei der Entmystifizierung und Popularisierung von natürlichen Gesundheitsprodukten ein. In diesem Buch kommen über 150 Wirkstoffe zur Sprache, ich selbst vermarkte aber nur einige wenige. Auch das hat mit Unabhängigkeit zu tun.

Wichtiger als der kommerzielle Erfolg ist mir, dass jeder Mensch die Möglichkeit hat, seine Gesundheitsvorsorge selbst in die Hand zu nehmen. Dafür benötigen die Verbraucher Zugang zu soliden und objektiven Informationen, die auf Wissenschaft, Tradition und Erfahrungsberichten beruhen. Ich danke meiner Community und den zahlreichen Fachleuten (aus dem gesundheitlichen und anderen Bereichen), die mir folgen und mich in diesem Bemühen um Transparenz unterstützen.

Gemeinsam können wir mehr für die Prävention tun. Mitstreiter bei meiner Gesundheitsrevolution sind willkommen.

Expertenmeinungen

Dr. Lysa Slimani, Allgemeinmedizinerin

Ich verfolge Nutrastream seit über einem Jahr, weil ich verstehen wollte, warum meine Patienten mir so viele Fragen zu Nahrungsergänzungsmitteln stellten. Ich gehörte viele Jahre lang zu den Ärzten, die ihren Patienten sagten, dass sie alle notwendigen Nährstoffe (Vitamine, Mineralien etc.) auf ihrem Teller haben. Inzwischen ist mir klar, dass die Verwendung von natürlichen Gesundheitsprodukten es uns ermöglicht, Probleme anzugehen, auf die wir in der allopathischen Medizin keine Antwort haben. (»Die Untersuchungen haben keinen Befund ergeben, ich kann nichts für Sie tun, auf Wiedersehen.«)

Das Medizinstudium ist lang und anspruchsvoll, aber es vermittelt uns nicht die Kenntnisse, um Beschwerden zu behandeln, die in kein definiertes Krankheitsbild passen. Durch Nutrastream habe ich einiges gelernt und in meinen Sprechstunden angewendet. Außerdem habe ich mich bei einem Gynäkologen informiert, der neben den schulmedizinischen Mitteln auch auf natürliche Lösungen setzt. Die Rückmeldungen von meinen Patientinnen sind sehr positiv. Ich denke, dass natürliche Nahrungsergänzungsmittel kein Widerspruch zur Schulmedizin sind, sondern sie unterstützen können und darum anerkannter Teil der Ausbildung werden sollten.

Dr. Laurianne Chaboud, Allgemeinmedizinerin

Ich war schon immer von der Bedeutung der Primärprävention überzeugt. Seit ich Nutrastream kenne, konnte ich meine Patientenberatung verfeinern. Ich habe (unter anderem) einiges über die entscheidende Rolle des Darm-Mikrobioms und zusätzliche biologische Analysen erfahren. In der heutigen Ausbildung von Ärzten werden nicht-medikamentöse Lösungen weitgehend abgelehnt, darum sind wir über die Wirksamkeit von Nahrungsergänzungsmitteln ungenügend informiert. Ich persönlich habe Nutrastream in seinem Vorgehen unterstützt. Und ich konnte sogar mein eigenes Wohlbefinden mithilfe von Nahrungsergänzungsmitteln und einer besseren Ernährung steigern.

Dr. Taourchi, Allgemeinmediziner und Geriater

Ich teile die Werte von Nutrastream, denn Prävention ist meiner Meinung nach die »wahre« Medizin. Das eigene Gesundheitskapital zu erhalten, Beschwerden und Krankheiten vorzubeugen, ist der Schlüssel zu einem langen Leben bei guter körperlicher und geistiger Gesundheit. Die Bedeutung von Nahrungsergänzungsmitteln ist unbestritten, aber man muss sich gut auskennen, um sie unter Berücksichtigung der individuellen Wirkprofile verschreiben oder empfehlen zu können. Mathieu und seinem Fachwissen verdanke ich, dass ich heute die in Bezug auf die Bioverfügbarkeit besten Nahrungsergänzungsmittel besser verstehe. Es war mir wichtig, die Markteinführung dieser Produkte zu unterstützen, denn es ist ausgesprochen kompliziert, ein solches Projekt frei und unabhängig auf die Beine zu stellen.

Dr. Nathalie Martin-Dupont, HNO-Ärztin

Ich verfolge in meiner Praxis einen ganzheitlichen Ansatz, insbesondere durch die Einbeziehung von Nahrungsergänzungsmitteln, um Mangelerscheinungen zu beheben, die Abwehrkräfte auf natürliche Weise anzukurbeln oder das Darm-Mikrobiom zu verbessern. Ich bin davon überzeugt, dass man über die Ernährung und die Nahrungsergänzung viel bewirken kann, und versuche dies auch meinen Patienten zu vermitteln. Durch Nutrastream verstehe ich besser, welche Verbindungen wirksam und gut verträglich sind. Dieser Ansatz regt mich dazu an, mich in Zukunft zu diesem Thema weiterzubilden.

Dr. Maryline Pluchon, Gynäkologin und Geburtshelferin

Ich verfolge Nutrastream seit mehreren Jahren und unterstütze seine Vorgehensweise. Als Ärztin freue ich mich, meinen Patientinnen neben medikamentösen Lösungen auch Nahrungsergänzungsmittel und Phytotherapie anbieten zu können, um in allen Lebensphasen (Jugend, Schwangerschaft, Menopause) mehr Prävention zu betreiben. Früher habe ich schwangeren Frauen oft Eisen verordnet, das aber nicht ausreichte. Sie mussten vor oder nach der Entbindung Eiseninfusionen über sich ergehen lassen. Mithilfe von Nutrastream und seinen wissenschaftlichen Quellen habe ich herausgefunden, welche Formen von Eisen am besten verwertbar sind. So kann ich Frauen mit Eisenmangel heute viel besser helfen.

Dr. Antoine-Marie Serafino, Psychiater

Ich bin zufällig in einem sozialen Netzwerk auf Mathieu von Nutrastream gestoßen. Ich fand seine Arbeitsweise und Themenpräsentation interessant, zumal er eine Qualifikation als Biochemiker vorzuweisen hat. Wir konnten mit seiner Hilfe unser eigenes Wissen erweitern und in wissenschaftlichen Datenbanken graben. So können wir unseren Patienten eine unschätzbare Ergänzung der Behandlung anbieten. Das ist eine wirklich sinnvolle Zusammenarbeit.

Dr. Lamia Touati, Kinder- und Jugendarzt, Schularzt, Betreuung von chronischen Krankheiten

Ich habe durch Nutrastream viel gelernt, vor allem über pflanzliche Wirkstoffe. Ich beziehe Nahrungsergänzungsmittel in meine Behandlungen ein und erhalte von meinen Patienten ein hervorragendes Feedback. Wir nutzen diese natürlichen Gesundheitsprodukte auch innerhalb meiner Familie vorbeugend und zur Unterstützung des Wohlbefindens.

Dr. Victoria Tchaikovski, Sportmedizinerin

Mathieu von Nutrastream vermittelt der breiten Öffentlichkeit, wie wichtig Prävention ist. Das brauchen wir! Ich habe die Einführung seiner Nahrungsergänzungsmittel unterstützt, da ich in meiner Praxis natürliche Gesundheitsprodukte mit ausgezeichneten Ergebnissen verwende (ich empfehle meinen Patienten übrigens Nutrastream). Es ist erstaunlich, dass die Hersteller uns nicht einmal über den Verwendungszweck bestimmter Wirkstoffe informieren können, solange die Europäische Union sie nicht validiert (Cranberry, NAC). Andere Länder sind uns da weit voraus.

Dr. Anne Delelis, Gynäkologin und Geburtshelferin

Ich habe an allen von Nutrastream initiierten Projekten teilgenommen (Medien, Bücher, Produkte, die unter Wahrung der größtmöglichen Unabhängigkeit entwickelt wurden), erzähle meinen Patientinnen von seinen spielerischen Inhalten und schlage ihnen sogar vor, ihm in den sozialen Netzwerken zu folgen. Seine Videos bereichern meine Praxis, denn Nahrungsergänzungsmittel sind ein integraler Bestandteil der Gesundheit. Sie haben einen echten Nutzen und ich empfehle sie meinen Patientinnen mit sehr guten Ergebnissen: z. B. um Eisenmangel bei schwangeren Frauen besser in den Griff zu bekommen, zur Unterstützung der Energie, der Mundgesundheit usw. Ich nehme auch selbst Nahrungsergänzungsmittel, denn Ärzte sind anfällig für Erschöpfung, und sie helfen mir durchzuhalten. Mathieu rät mir sogar, bei meinen Bluttests auf zusätzliche Marker zu achten. Er betreibt kein Doc-Bashing, sondern verbindet Allopathie, Tradition und Prävention respektvoll miteinander, ohne sie gegeneinander auszuspielen. Ich erkenne mich in seinem militanten Diskurs wieder. Unser Gesundheitssystem ist in Bezug auf die Prävention im Rückstand: Wir brauchen diese Revolution!

Dr. Céline Dollangère, Ärztin für Ästhetische Medizin

Ich besuche regelmäßig Nutrastream, weil mir die didaktisch aufbereiteten Inhalte gut gefallen. Mit einem wissenschaftlichen Ansatz, der sich auf zuverlässige Ressourcen stützt, vermittelt Mathieu die notwendigen Informationen, um die Mikronährstoffe und ihre wichtigsten Herausforderungen zu verstehen. Ich empfehle meinen Patienten nach Feststellung des Bedarfs die Supplementierung (Kollagen, Hyaluronsäure, Eisen, Zink, Magnesium, Omega-3-Fettsäuren, Vitamin D). Während des Medizinstudiums wird dieser Aspekt kaum behandelt, obwohl er für die Prävention von entscheidender Bedeutung ist.

Dr. Gaelle Antoine, Notärztin, ausgebildet in präventiver Ernährung und Mikroernährung sowie in Hypnose

Ich schätze Nutrastream wegen der hochwertigen wissenschaftlichen Inhalte, die didaktisch, klar und unterhaltsam sind, sowie wegen der informativen Themenshows und des Engagements für die Gesundheitsvorsorge. Mathieu vermittelt mir Wissen über Nahrungsergänzungsmittel, sodass ich meine Patienten besser betreuen und auch mein eigene Gesundheit verbessern kann.

Ich unterstütze Mathieus Finanzierungskampagne, weil wir dieses ehrgeizige Projekt brauchen, um die Gesundheitsvorsorge wieder in den Mittelpunkt zu stellen. Unser Gesundheitssystem basiert zu oft auf Krankheiten und nicht auf einer ganzheitlichen Gesundheit. In medizinischen Studien wird der Nutzen von Nahrungsergänzungsmitteln nicht thematisiert! Es ist Zeit für einen Paradigmenwechsel. Fachkräfte im Gesundheitswesen müssen mehr darüber lernen, wie eine angepasste und individuelle Ernährung und Nahrungsergänzung das Wohlbefinden unterstützen oder Beschwerden verringern können.

Dr. Fatima Bouras, Gefäßmedizinerin

Das Medizinstudium ist nicht auf eine ganzheitliche Behandlung ausgerichtet. Der Einsatz von Nahrungsergänzungsmitteln ist meiner Meinung nach unumgänglich. Mathieu liefert qualitativ hochwertige Informationen und konstruktive Unterstützung, die Anlass geben, die gängige Praxis zu hinterfragen. Ich werde mich weiterhin in Mikronährstoffen fortbilden, um eine umfassende Betreuung zu gewährleisten.

Dr. Paul Gineste, Allgemeinmediziner mit Ausbildung in Akupunktur

Ich habe die Crowdfunding-Kampagne zur Einführung der Nutrastream-Produkte unterstützt. Mathieus Plattform hat mich durch ihre Unabhängigkeit und ihren wissenschaftlichen Inhalt angesprochen, insbesondere in Bezug auf Omega-3-Fettsäuren, Magnesium, Cystein und Methionin. Diese Kenntnisse konnte ich in früheren Schulungen nicht erwerben, und jetzt wende ich sie in meiner täglichen Praxis an. Ich hoffe, dass sich die Ausbildung der Ärzte in diesem Bereich verbessert.

Teil 2: Natürliche Gesundheitsprodukte, die das Wohlbefinden steigern

Du möchtest also deine Gesundheit selbst in die Hand nehmen. Neben den drei unumgänglichen Säulen Schlaf, körperliche Aktivität und ausgewogene Ernährung kann die Einnahme von Nahrungsergänzungsmitteln deine Gesundheit wirkungsvoll unterstützen. Aber wo soll man anfangen? Hier erfährst du, was du unabhängig von deinem Profil und deinen persönlichen Bedürfnissen einnehmen kannst.

Womit anfangen?

Du musst nicht alle Nahrungsergänzungsmittel der Welt einnehmen! Mir ist bewusst, dass diese Produkte nicht gerade preiswert sind. Außerdem ist es nicht leicht, diejenigen Produkte, die wirklich unerlässlich für die Gesundheit sind, von denen mit Bonuscharakter zu unterscheiden.

Um dir die Entscheidung zu erleichtern, kannst du die Gesundheitsvorsorge wie eine Pyramide betrachten:

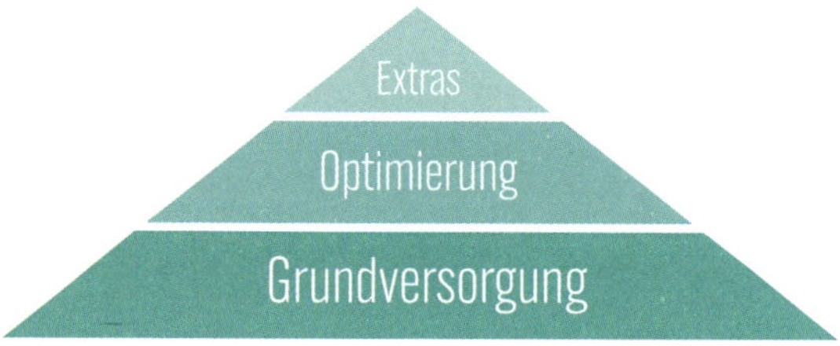

Das Wichtigste sollte sein, das Fundament der Pyramide zu sichern, und zwar durch die Grundversorgung mit Nährstoffen, die nur schwer allein über die Nahrung aufgenommen werden können, aber für die körperliche und geistige Gesundheit entscheidend sind. **Je stärker dieses Fundament ist, desto stabiler ist das gesamte Wohlbefinden!**

Wenn diese Grundversorgung einmal gesichert ist, kannst du zur Optimierung deiner Gesundheit übergehen und etwas für deine individuellen Bedürfnisse (Stress, Verdauung usw.) tun. Danach können noch Extras für besondere Anforderungen folgen (beispielsweise Jetlag, nicht krankheitsbedingtes Sodbrennen oder saisonbedingte Allergien).

Schon gewusst?

Zunächst gilt es, den Bedarf an unverzichtbaren Nährstoffen zu decken. Einer davon ist Magnesium, das für viele Körperfunktionen von Bedeutung ist. Ich empfehle auch ein pflanzliches Mittel zur Stressbewältigung, doch auch hierfür ist Magnesium von Bedeutung.

Das Fundament: Grundversorgung

Das unverzichtbare Duo

Wenn man nur zwei wichtige Nahrungsergänzungsmittel auswählen müsste (ein einziges genügt einfach nicht), dann wären das **Vitamin D und Magnesium.**

Warum? Ganz einfach, weil der Mangel an diesen beiden Mikronährstoffen besonders verbreitet ist. In Mitteleuropa leiden etwa 80 % der Bevölkerung an Vitamin-D-Mangel und 75 % an Magnesiummangel. **Beide leisten ganz entscheidende Beiträge zur Gesundheit,** indem sie beispielsweise zur Verringerung von Müdigkeit beitragen, die Knochen stärken, stimmungsaufhellend wirken und mehr. Interessant ist auch, dass sie sich gegenseitig in ihrer Wirkung unterstützen. Vitamin D sorgt dafür, dass Magnesium länger in deinen Zellen bleibt, und Magnesium sorgt dafür, dass Vitamin D aktiviert wird.

» Du musst Magnesium und Vitamin D nicht gleichzeitig einnehmen. Es genügt, wenn du beides am selben Tag einnimmst. «

Um qualitativ hochwertige Nahrungsergänzungsmittel auszuwählen, verweise ich auf die Steckbriefe von Vitamin D auf S. 314 und von Magnesium auf S. 300. Dort sind die besten Formen und die empfohlene Dosierung angegeben.

- Ich empfehle, **von September bis April Vitamin D** einzunehmen. Wenn die Dosierung mit dem Arzt oder Apotheker abgesprochen ist, kann man es (wie ich) auch ganzjährig einnehmen.
- Für **Magnesium** empfehle ich mehrmals im Jahr eine mindestens **dreimonatige Kur.** Liegt ein merklicher Magnesiummangel vor, kann man es natürlich auch das ganze Jahr über einnehmen.

Ich kann dieses wichtige Duo wärmstens empfehlen, wenn du dich aufgrund deiner finanziellen Möglichkeiten auf zwei Nahrungsergänzungsmittel beschränken möchtest. Andernfalls können drei weitere Produkte hinzugenommen werden.

Das starke Trio

Das folgende Trio vervollständigt die Basis der Top-Gesundheitsvorsorge: Es deckt die meisten Bedürfnisse ab und lässt sich an individuelle Besonderheiten anpassen.

Multivitamine und Mineralien

Vitamine und Mineralien decken die meisten Bedürfnisse ab:

	VITAMINE										MINERALIEN			
	A	B1	B3	B6	B8	B9	B12	C	D	E	Jod	Magnesium	Selen	Zink
Gegen Müdigkeit		•	•	•		•	•	•				•		
Haare		•	•	•	•	•					•		•	•
Haut	•		•		•		•	•			•		•	•
Nägel		•		•	•	•							•	•
Immunsystem	•			•		•		•	•				•	•
Stress*, Stimmung, Schlaf*			•	•	•	•	•	•	•			•	•	•
Gedächtnis, Konzentration					•		•		•		•	•		
Nervensystem			•	•	•		•	•			•	•		
Stoffwechsel			•	•	•			•			•			
Mundgesundheit								•	•			•		
Oxidativer Stress								•		•			•	•
Augen	•													•
Herzfunktion		•						•						
Hormonhaushalt				•					•		•		•	•
Fruchtbarkeit					•							•	•	
Knochen								•	•					•
Rote Blutzellen							•							
Schwangerschaft						•					•			

**Normale psychische Funktionen*

Selbst bei abwechslungsreicher und ausgewogener Ernährung ist es schwierig, die empfohlenen Mengen allein über die Nahrung aufzunehmen. Daher ist es sinnvoll, ein Multivitamin- und Mineralstoffpräparat einzunehmen, das **eine große Anzahl von Mikronährstoffen in einem einzigen Produkt vereint.**

Aber Vorsicht: Nimm nicht einfach irgendein Multivitamin- und Mineralstoffpräparat! Achte auf die folgenden Punkte, bevor du deine Wahl triffst.

- **Folgende Stoffe sollte das Präparat nicht enthalten:**
  - **Eisen.** Es sollte wirklich nur bei Eisenmangel eingenommen werden. Außerdem ist es besser, es nicht in Verbindung mit einem Multivitamin- und Mineralstoffpräparat einzunehmen, da es mit Zink und anderen Spurenelementen unverträglich ist.
  - **Kalzium.** Dieselben Gründe wie oben.
  - **Kupfer.** Es ist nicht mit Eisen und Zink kompatibel.
  - **Mangan.** Am besten nur bei einem Mangel einnehmen. Achtung, von einer längeren Einnahme wird abgeraten.

  Wenn das Produkt nur eine kleine Menge dieser Mineralien enthält (unter 20–25 % des Nährstoffbezugswerts), ist das noch akzeptabel.
- Ein gutes Multivitamin- und Mineralstoffpräparat sollte idealerweise die **Vitamine B, C und E sowie die Mineralien Selen, Zink und Jod** enthalten. Die Dosierung sollte weder zu hoch noch zu niedrig sein (siehe empfohlene Dosierungen in Teil 3). In bestimmten Fällen (Schwangerschaft, Kontraindikationen usw.) gilt es, immer Rücksprache mit dem Arzt zu halten.

Schon gewusst?

Die meisten Multivitamine und Mineralstoffe enthalten Beta-Carotin (ein Provitamin A) und sind daher für Raucher und ehemalige Raucher nicht empfehlenswert, da sie bei diesen Gruppen das Lungenkrebsrisiko erhöhen könnten. Das ist umso bedauerlicher, als Raucher einen erhöhten Bedarf an bestimmten Nährstoffen haben, darunter Vitamin C. Lies den Beipackzettel genau (diese Kontraindikation ist immer angegeben). Für Raucher und ehemalige Raucher eignen sich Multivitamin- und Mineralstoffpräparate, die Vitamin A enthalten.

- Achte auf die **Form der jeweiligen Nährstoffe.** Wie wir gesehen haben, werden bestimmte Formen schlecht aufgenommen, was manchmal zu Verdauungsbeschwerden führt (siehe empfohlene Formen in Teil 3).
- Wähle ein Multivitamin, das **mindestens zwei Cofaktoren** enthält. Das sind natürliche Substanzen, die zum einen eine antioxidative Wirkung haben und zum anderen die Verwertung von Vitaminen und Mineralstoffen verbessern.

Polyphenole · *Anthozyan* · *Coenzym Q10* · *Cholin* · *Lycopin* · *N-Acetylcystein (NAC)* · *Hesperidin* · *Bioflavonoide* · *Rutin* · *Quercetin* · *Zeaxanthin* · *Asthaxanthin* · *Katechine*

» Vermeiden Sie den Cofaktor Alpha-Liponsäure. Er wird derzeit von den europäischen Behörden neu bewertet … also Vorsicht! «

- **Wähle ein Produkt, das sich auf das Wesentliche konzentriert:** Vitamine und Mineralien. Wenn beispielsweise in der Zutatenliste Pflanzen für Energie und Immunität (Guarana, Ginseng, Echinacea) aufgeführt sind, geht das oft auf Kosten der Vitamine und Mineralien.
- Überprüfe die **Zutatenliste** auf unerwünschte Zusatzstoffe (siehe S. 63f).

In den meisten Fällen enthält das Multivitamin- und Mineralstoffpaket kein oder nur wenig Vitamin D und Magnesium, da diese Nährstoffe viel Platz einnehmen (vor allem Magnesium von hoher Qualität). Daher ist es ratsam, das »Power-Duo« zusätzlich zum Multivitaminpräparat einzunehmen. Wichtig ist, die Zusammensetzung des Multivitaminpräparats genau zu analysieren, um Überdosierungen zu vermeiden, auch wenn diese bei gut konzipierten Produkten normalerweise nicht vorkommen.

▶ Ich empfehle, mehrmals im Jahr eine **Kur von 3–4 Monaten** durchzuführen. Dazwischen können 1–3 Monate Pause liegen.

Omega-3

Achtung, gemeint sind Omega-3-Fettsäuren aus dem Meer: EPA und DHA. Wie schon erwähnt, haben etwa 90 % der mitteleuropäischen Bevölkerung einen Mangel an Omega-3-Fettsäuren. Das ist katastrophal, denn diese Fettsäuren sind wichtig für das Gehirn, die Sehkraft, die Herzgesundheit und vieles mehr.

Hier stehen zwei Möglichkeiten offen:

- **Wer pro Woche 2–3 Portionen hochwertigen fetten Fisch isst** (Hering, Sardellen, Sardinen, Makrelen), sollte ein bis zwei Kuren von 1–2 Monaten pro Jahr einplanen. Diese Kuren werden die Wirkung der mit der Nahrung aufgenommenen Omega-3-Fettsäuren über ihre ernährungsphysiologische Rolle hinaus verstärken und den Organismus wirkungsvoll unterstützen.
- **Wer nicht genügend oder gar keinen fetten Fisch isst,** sollte unbedingt täglich Omega-3-Fettsäuren über eine Nahrungsergänzung zuführen. Omega-3-Ei ist eine interessante Alternative, liefert aber nicht genügend Omega-3-Fettsäuren DHA und EPA. Fisch-Allergiker sollten wissen, dass es in den meisten Fällen durchaus möglich ist, die Omega-3-Fettsäuren DHA und EPA über eine Nahrungsergänzung zu sich zu nehmen. Allerdings ist vorher eine ärztliche Untersuchung **unerlässlich.** Für Veganer oder Menschen, die kein Fischöl zu sich nehmen möchten, bietet sich die Alge *Schizochytrium sp.* an.

Schon gewusst?

Pflanzliche Omega-3-Fettsäuren (ALA) aus Samen, Rapsöl und anderen Produkten sind zwar wichtig, aber der Körper hat große Schwierigkeiten, daraus die Omega-3-Fettsäuren DHA und EPA zu bilden. Darum müssen DHA und EPA über Meeresfrüchte und/oder Nahrungsergänzungsmittel aufgenommen werden.

▶ Ich empfehle **eine oder zwei 1- bis 2-monatige Kuren** pro Jahr für alle, die genügend fetten Fisch zu sich nehmen, und eine **tägliche Nahrungsergänzung** für Menschen, die davon nicht genug essen.

Probiotika

Dies sind gute Bakterien, die das Gleichgewicht der Darmflora unterstützen. Auch Menschen, die fermentierte Lebensmittel wie Kefir, Kombucha, Kimchi essen, sollten ergänzend Probiotika in Form von Kapseln oder Pulver zu sich nehmen.

Achtung: Ballaststoffe sind nicht dasselbe wie Probiotika. Einige Ballaststoffe sind Präbiotika – sie dienen den guten Darmbakterien und den über die Nahrung zugeführten Probiotika als Nahrung. Ich empfehle, Präbiotika (im Gegensatz zu Probiotika) ausschließlich über die Nahrung aufzunehmen.

▶ Empfehlenswert ist eine Kur von mindestens 2–3 Monaten im Jahr.

» Wenn du dich für ein probiotisches Nahrungsergänzungsmittel entscheidest, sollte es keine präbiotischen Ballaststoffe enthalten: Einige können Verdauungsbeschwerden verursachen. «

VORSCHLAG FÜR EINE JÄHRLICHE ROUTINE, UNABHÄNGIG VON BESONDEREN BEDÜRFNISSEN

- **Vitamin D** *von September bis April oder ganzjährig*
- **Magnesium** *als 3-monatige Kur mehrmals im Jahr oder bei Bedarf ganzjährig*
- **Multivitamine und Mineralien** *(Zink, Magnesium, Vitamin B12, Jod, Vitamin C usw.) als Kur über 3-4 Monate, dann 1-3 Monate pausieren*
- **Omega-3-Fettsäuren DHA und EPA:** *1-2 Kuren von 1-2 Monaten pro Jahr (bei ausreichendem Verzehr von fettem Fisch, andernfalls täglich supplementieren)*
- **Probiotika:** *2-3-monatige Kur pro Jahr*

Hier ist jeweils das **Minimum** angegeben. Je nach individuellem Bedarf können die Kuren verlängert werden.

» Die EU-Vorschriften (siehe S. 27) hindern mich daran, alle Vorteile dieser »Grundversorgung« darzustellen. Ich möchte aber betonen, dass sie unabhängig vom individuellen Bedarf eine solide Grundlage für ein besseres Wohlbefinden darstellt. «

Im Zweifelsfall oder bei Einnahme von Medikamenten oder besonderen Bedingungen wende dich bitte an deinen Hausarzt oder Apotheker.

VEGANER UND VEGETARIER

Eine vegane Ernährung kann zu Mangelerscheinungen oder niedrigen Werten bestimmter Nährstoffe führen (Eisen, Jod, Zink, Omega-3-Fettsäuren EPA und DHA, Vitamin B12). Aber keine Sorge, Mangelerscheinungen kommen auch in der nicht-veganen Bevölkerung vor, teilweise sogar häufiger. Ich empfehle vor der Einnahme von Nahrungsergänzungsmitteln grundsätzlich eine ärztliche Untersuchung zur Ermittlung eventueller Mängel.

Maßgeschneidert: Optimierung

Wer diese Grundversorgung einmal etabliert hat, sollte sich einige Monate gedulden, um die Auswirkungen auf den Körper zu beobachten. Erfahrungsgemäß lassen sich viele Beschwerden (wie Verdauungsprobleme oder Stress) bereits mithilfe dieser Präparate und einiger Veränderungen an den drei Säulen der Gesundheit (Ernährung, Schlaf, Bewegung) beheben.

Wenn deine Beschwerden nach diesen Monaten nicht behoben sind oder du deine Gesundheit schneller optimieren möchtest, kannst du andere natürliche Gesundheitswirkstoffe ausprobieren, die sich laut wissenschaftlichen Studien, Traditionen und Erfahrungsberichten bewährt haben. Dazu gehören Pflanzen (aber nicht nur).

Verschiedene anerkannte Wirkstoffe helfen, das Gesundheitskapital zu optimieren. Sie können zur Vorbeugung eingesetzt werden, aber auch bei Beschwerden – immer vorausgesetzt, dass keine ernsthafte Krankheit vorliegt.

Die Community: Getestet und für gut befunden

Die blauen Kästen auf den folgenden Seiten enthalten Kommentare, die seit der Gründung von Nutrastream auf meinen Social-Media-Kanälen von Abonnenten hinterlassen wurden. Sie haben natürliche Gesundheitsprodukte getestet und waren von deren Vorteilen überzeugt.

Sehen wir uns einige interessante Wirkstoffe an.

- **Stress:** Rhodiola, Theanin, Ashwagandha, heiliges Basilikum, Kamille
- **Schlafstörungen:** Baldrian, Melatonin, Passionsblume
- **Belastete Leber:** Mariendistel, Desmodium
- **Verdauungsbeschwerden:** Glutamin, Curcumin, Verdauungsenzyme
- **Schwaches Immunsystem:** Ginseng, Spirulina, Shiitake, Propolis
- **Schlaffe, fahle Haut:** Collagen, Hyaluronsäure, Weizenceramide
- **Menopause:** Soja-Isoflavone, Rotklee
- **Gutartige Vergrößerung der Prostata:** Sägepalme, Kürbiskernöl
- **Alterungserscheinungen:** Astragalus, Coenzym Q10, Resveratrol (Antioxidans)

Natürlich gibt es noch viele andere. Im weiteren Verlauf dieses Kapitels stelle ich diejenigen vor, die ich empfehle. Dabei gehe ich auch auf 23 besondere Problemfelder oder Bedürfnislagen ein, die jeweils unter einer eigenen Überschrift behandelt werden. In jedem Abschnitt stelle ich in einer Tabelle die natürlichen Wirkstoffe vor, die ich besonders empfehle. Eine weitere Tabelle enthält Stoffe, die nicht unbedingt meine erste Priorität sind, aber auch interessant sein können.

▶ Sofern nicht anders angegeben, empfehle ich eine Kur von mindestens 3 Monaten. **Informationen zur richtigen Auswahl und zu Gegenanzeigen** sind im dritten Teil dieses Buchs zu finden.

NAHRUNGSERGÄNZUNGSMITTEL FÜR KINDER?

Kinder können mit den gleichen Problemen zu kämpfen haben wie Erwachsene: Stress, Schlafmangel, Verdauungsproblemen, Winterviren usw. Für eine optimale Gesundheit sollten Ernährung, Bewegung und Schlaf an erster Stelle stehen. Zusätzlich können natürliche Gesundheitsprodukte verabreicht werden, allerdings in anderer Dosierung als für Erwachsene. Die Dosierungen in den folgenden Kapiteln beziehen sich nur auf Erwachsene. Wer Kindern Nahrungsergänzungsmittel geben möchte, sollte unbedingt vorher Rücksprache mit dem Arzt halten.

Nur bei Bedarf: Extras

Auch bei nur gelegentlichen Störungen des Wohlbefindens können natürliche Gesundheitsprodukte wertvolle Hilfe leisten. Zum Beispiel:

- **Jetlag, Zeitverschiebung:** Melatonin
- **Beschwerden beim Wasserlassen:** Cranberry, D-Mannose (Achtung, nicht zur Behandlung einer Blasenentzündung, sondern lediglich zur Vorbeugung gegen wiederholte Infektionen und zur Erleichterung beim Wasserlassen)
- **Durchfall:** Tonerde
- **Sodbrennen:** Algenkalk-Pulver (*Lithothamnium*)
- **Beschwerden durch *Helicobacter pylori*,** der Sodbrennen verursachen kann: das Probiotikum *Lactobacillus reuteri* (Achtung: nur begleitend anwenden, nicht zur Behandlung. Rücksprache mit dem Arzt erforderlich)
- **Insulinresistenz** (sofern keine Krankheit vorliegt): Einige Wirkstoffe helfen, den Blutzuckerspiegel zu normalisieren, wie Berberin, Zimt, Resveratrol.

Diese und weitere Themen werden auf den folgenden Seiten ausführlicher erörtert.

Schlaf: Erholung und Reparatur

Es ist 2 Uhr morgens, und du zählst immer noch Schäfchen? Willkommen im Club! Rund 33 % der Mitteleuropäer leiden ständig oder gelegentlich an Schlafproblemen.

Schlaf ist ein unabdingbares Lebensbedürfnis und wird viel zu oft vernachlässigt. **In diesen wertvollen Ruhestunden regenerieren sich Körper und Geist gründlich.** Unsere moderne Welt macht es uns jedoch immer schwieriger, die Zeit und die optimalen Bedingungen zu finden, um zur Ruhe zu kommen. Darum möchte ich in diesem Kapitel die besten natürlichen Lösungen für ruhige und erholsame Nächte vorstellen. Begeben wir uns auf die große Reise ins Land der Träume.

SCHLAFMANGEL: KÖRPERLICHE ANZEICHEN

- *starke Müdigkeit*
- *Konzentrationsmangel*
- *Reizbarkeit, Stimmungsschwankungen*
- *geschwächtes Immunsystem*
- *gesteigerter Appetit*
- *Stoffwechselstörungen*
- *Stress*

Wie funktioniert der Schlaf?

Warum ausreichend Schlaf so wichtig ist

Der Schlaf ist in mehrere Zyklen unterteilt, die für unsere Gesundheit jeweils eine ganz bestimmte Rolle spielen.

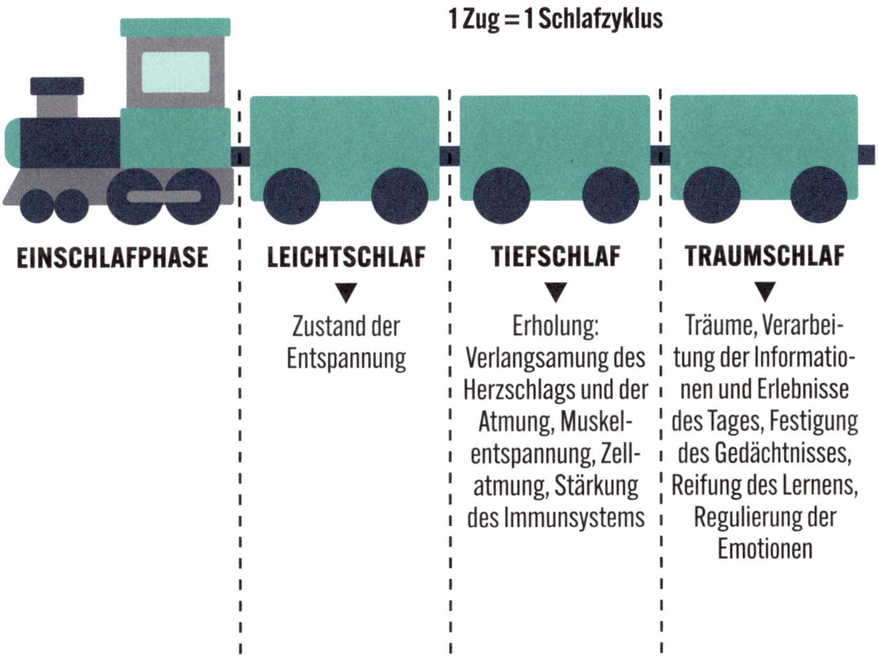

Während in der ersten Nachthälfte der leichte Schlaf vorherrscht, ist in der zweiten Nachthälfte der Tief- und Traumschlaf (REM-Schlaf) stärker ausgeprägt. Darum ist es wichtig, genügend zu schlafen. Schätzungen zufolge schläft etwa jeder dritte Mitteleuropäer weniger als 6 Stunden pro Nacht. Das ist mindestens eine Stunde weniger als die empfohlenen 7–8 Stunden.

Was bringt den Schlaf durcheinander?

Der Schlaf verläuft nicht zufällig. Er gehorcht einer sensiblen Dirigentin: **unserer biologischen Uhr.** Sie hat ihren Sitz im Gehirn und richtet sich nach einem 24-Stunden-Zyklus, dem sogenannten zirkadianen Rhythmus. Die innere Uhr bestimmt das Tempo des Schlaf-Wach-Wechsels und stützt sich vor allem auf drei Botenstoffe:

- **Melatonin,** das das Einschlafen und den Tiefschlaf fördert.
- **Cortisol,** das Stresshormon, dessen Spiegel beim Aufwachen am höchsten ist, sodass wir aufwachen, aufstehen und den Tag in Angriff nehmen können.
- **Serotonin,** das an der Stimmungsregulierung beteiligt ist.

Das Problem besteht darin, dass diese biologische Uhr **sehr empfindlich auf Umweltgegebenheiten reagiert,** beispielsweise auf Lärm oder das bläuliche Licht von Bildschirmgeräten. Und sie reagiert auf den Lebensrhythmus, der nicht unbedingt mit dem individuellen Chronotyp (Frühaufsteher oder Nachtmensch) übereinstimmt.

Grundsätzlich empfehle ich, sich bei Schlafstörungen an einen Arzt zu wenden, um abzuklären, dass sich dahinter keine ernsthafte Erkrankung verbirgt. In den allermeisten Fällen ist es aber möglich, auf natürliche Weise wieder zu dauerhaft gutem Schlaf zu finden. Auch anerkannte Institutionen wie das französische Nationale Institut für Gesundheit und medizinische Forschung (INSERM) empfehlen inzwischen eine nichtmedikamentöse Behandlung und verweisen dabei auf die Phytotherapie. Ebenso sind sich Ärzte und Apotheker einig, dass – sofern keine Krankheit vorliegt – eine gesunde Lebensweise und bestimmte natürliche Gesundheitswirkstoffe eine deutliche Verbesserung des Schlafs bewirken können.

Die Community: Getestet und für gut befunden

»Im Moment nehme ich Magnesiumbisglycinat ein. Was den Schlaf angeht, geht es mir wirklich super gut!«

» Ich habe den Weißdorn für mich entdeckt und kann seine positive Wirkung auf den Schlaf und den Stress nur bestätigen.«

»Ich habe mein Melatonin-Spray durch ein Produkt mit verzögerter Freisetzung ersetzt, und der Unterschied in Bezug auf meinen Schlaf ist unglaublich!«

Natürliche Lösungen für eine gute Schlafqualität

Abendroutine zum Herunterkommen

Ob du leicht einschläfst und während der Nacht gut schläfst, hat viel damit zu tun, wie du die letzten 2–3 Stunden vor dem Schlafengehen verbringst. Hier geht es um die »Schlafhygiene«, also um gute Gewohnheiten, die du dir aneignen solltest.

- **Keine schweren Mahlzeiten kurz vor dem Schlafengehen.** Besser ist ein leichtes Abendessen, mindestens 2 Stunden vor dem Schlafengehen, damit das Verdauungssystem Zeit hat, seine Arbeit zu verrichten. Schränke Stimulanzien wie Koffein, schwarzen Tee oder Alkohol 4–6 Stunden vor dem Schlafengehen ein.
- **Bildschirmpause!** Schalte mindestens eine Stunde vor dem Schlafengehen Fernseher, Computer, Tablet oder Smartphone aus. Sie alle strahlen blaues Licht aus, das die Ausschüttung von Melatonin hemmt und das Einschlafen verzögert. Versuche, dir stattdessen einen «Offline-Moment« zu gönnen, um sanft abzuschalten.
- **Bewusst entspannen.** Nutze diesen Übergangsmoment, um dich beim Lesen (am besten auf Papier), Meditieren oder sanften Dehnübungen zu entspannen. Du kannst auch ein beruhigendes Ritual einführen, das Körper und Geist ein klares Signal gibt: »Es ist Zeit zu entspannen, um bald leicht in den Schlaf zu gleiten.«

- **Gestalte dein Schlafzimmer so, dass es den Schlaf fördert.** Wie kann das aussehen? Ein kühler Raum (zwischen 16 und 18 °C), der dunkel und gut gegen Lärm isoliert ist. Wenn es hilft, schaffe dir Verdunkelungsvorhänge, eine Schlafmaske oder Ohrstöpsel an. Nutze das Bett zum Schlafen und für entspannende Aktivitäten (wie Kuscheln), damit dein Gehirn den Raum mit Ruhe verbindet.

Die Lebensweise anpassen

Abgesehen von den abendlichen Gewohnheiten wirkt sich die gesamte Lebensweise auf die Schlafqualität aus. Hier sind die drei wichtigsten Ansatzpunkte, um den Schlaf und den Organismus zu optimieren.

1. **Auf entzündungshemmende und stresslindernde Ernährung** achten

- Lebensmittel verzehren, die reich an **Tryptophan** sind, der Vorläufer-Aminosäure von Serotonin und Melatonin (Geflügel, Eier, Linsen, Tofu, Trockenfrüchte)
- **Omega-3-Fettsäuren** essen (fetten Fisch, Leinsamen, Walnüsse, Rapsöl)
- Verschiedene **Obst- und Gemüsesorten** wegen ihrer essenziellen Mikronährstoffe verzehren (Vitamin B6, Magnesium, Kalium)
- **Vollkornprodukte** fördern einen stabileren Schlaf (brauner Reis, Vollkornnudeln, Quinoa).

» Entgegen einer verbreiteten Meinung ist es durchaus in Ordnung, abends Kohlenhydrate zu sich zu nehmen. «

2. **Regelmäßige Bewegung**

30 Minuten moderate Bewegung pro Tag (wie Spazierengehen, Radfahren, Schwimmen) helfen schon, den Tagesrhythmus zu regulieren, Stress abzubauen und einen tiefen, erholsamen Schlaf zu fördern. Am Abend solltest du es langsam angehen. Intensives Training kurz vor dem Zubettgehen kann das Einschlafen verzögern.

3. Entspannungstechniken ausprobieren

Auch die psychisch-emotionale Dimension des Schlafs muss berücksichtigt werden. Stress, Ängste und Grübeln vermögen uns um den Schlaf zu bringen. Hier können Entspannungstechniken wie **Atemübungen, Sophrologie oder Achtsamkeitsmeditation** helfen.

Natürliche Gesundheitsprodukte gezielt einsetzen

Manchmal bleibt der erholsame Schlaf trotz aller Bemühungen aus. Dann können gezielt eingesetzte natürliche Gesundheitsprodukte eine Lösung sein. An erster Stelle steht hier die Phytotherapie mit ihren schlaffördernden Pflanzen und anderen wirksamen Substanzen. Es ist gar nicht so schwer, in Morpheus' Arme zu sinken.

MEINE TOP-EMPFEHLUNGEN

MITTEL	EFFEKTE	TAGESDOSIERUNG
Melatonin mit verzögerter Wirkstoffabgabe	• verkürzt die Einschlafzeit • lindert Beschwerden durch Jetlag und Zeitverschiebung	zum Einschlafen: mindestens 1 mg ▶ 1 Stunde vor dem Schlafengehen bei Jetlag: 0,5 mg ▶ in den ersten Tagen der Reise vor dem Schlafengehen
Magnesium	• lindert Müdigkeit und Erschöpfung • unterstützt die normalen psychischen Funktionen • unterstützt die normale Funktion des Nervensystems	250–300 mg ▶ abends; gesamte Menge zum Essen oder eine Hälfte zum Essen und die andere Hälfte vor dem Schlafengehen ▶ bei Stress mit oder ohne Schlafbedürfnis auf die Mahlzeiten aufteilen: morgens und abends oder morgens, mittags und abends
Baldrian	• verbessert den Schlaf • erleichtert das Einschlafen • besitzt beruhigende Wirkung	800–1500 mg Pulver oder Äquivalent als Extrakt ▶ eine Hälfte zum Abendessen, die andere Hälfte vor dem Schlafengehen

Weißdorn	• verringert die Nervosität bei Erwachsenen, insbesondere bei übertriebener Wahrnehmung des Herzschlags bei gesundem Herzen	500–1200 mg Pulver oder Äquivalent als Extrakt
Passionsblume	• fördert gesundes Durchschlafen	500–1500 mg Pulver oder Äquivalent als Extrakt ▶ die Hälfte zum Abendessen, die andere Hälfte vor dem Schlafengehen
Melisse	• fördert Schlaf und Entspannung • unterstützt die Verdauung	Extrakt mit mindestens 22 mg Rosmarinsäure
B-Vitamine	• helfen, Müdigkeit und Erschöpfung zu verringern (B2, B3, B5, B6, B9, B12) • unterstützen die normale Funktion des Nervensystems (B1, B2, B3, B6, B8, B12) • unterstützen die normalen psychischen Funktionen und den Schlaf (B1, B3, B6, B8, B9, B12)	mindestens 50 % des NRV (siehe S. 282)
Theanin	• fördert Entspannung, Erholung und einen guten Schlaf • wird traditionell bei geistiger und psychischer Erschöpfung eingesetzt	100–200 mg ▶ vorzugsweise 15 Minuten vor einer der Hauptmahlzeiten (Achtung: Einige Extrakte enthalten Koffeinderivate. Diese sind zu vermeiden, wenn der Schlaf verbessert werden soll.)

WEITERE HILFREICHE NAHRUNGSERGÄNZUNGSMITTEL

MITTEL	EFFEKTE	TAGESDOSIERUNG
Kalifornischer Mohn (*Eschscholzia*)	• trägt zu optimaler Entspannung bei • hilft bei zu frühem Aufwachen am Morgen • verbessert die Schlafqualität	300-600 mg Pulver oder Äquivalent als Extrakt
Echte Kamille (*Matricaria chamomilla*)	• fördert die Entspannung, erleichtert das Einschlafen	600-1400 mg Pulver oder Äquivalent als Extrakt ▶ abends einnehmen
Lavendel	• fördert die Entspannung, erleichtert das Einschlafen	20-100 mg ▶ 30-60 Minuten vor dem Schlafengehen
Tryptophan	• unterstützt die Synthese von Serotonin und Melatonin • fördert einen guten Schlaf	250-1000 mg ▶ vor dem Schlafengehen
Griffonia	• unterstützt die Synthese von Serotonin und Melatonin	Extrakt mit 50-100 mg 5-HTP ▶ zum Abendessen oder 2 Stunden vor dem Schlafengehen
Hopfen	• traditionelles Mittel, das vor allem das Einschlafen erleichtert	750 mg Pulver oder Äquivalent als Extrakt

Kontraindikationen in Teil 3

Expertenmeinung

Anh Nguyen, Doktorin der Pharmazie, Expertin für Mikronährstoffe, Aroma- und Gemmotherapie

»Ich empfehle pflanzliche Mittel wie Baldrian, um die Schlafqualität zu verbessern. Bei Einschlafproblemen empfehle ich in manchen Fällen vorübergehend Melatonin mit verzögerter Freisetzung, um den Schlaf neu zu synchronisieren. Ich achte auch darauf, Mangelerscheinungen zu beheben, insbesondere im Hinblick auf Magnesium und Vitamin D. Zusätzlich empfehle ich als Gemmotherapie die Knospen von Feigenbaum und Linde.«

Stress: Volksleiden unserer Zeit

Stress kann sich als kleines Kribbeln vor Aufregung zeigen, wie vor einem Rendezvous oder einer Urlaubsreise, und kann durchaus nützlich oder überlebenswichtig sein. In diesem Kapitel geht es aber um den permanenten, zu intensiven Stress, dieses Gefühl, vom Druck des modernen Lebens überrollt zu werden. Kein Wunder, dass so viele Menschen irgendwann darunter zusammenbrechen!

Neun von zehn Mitteleuropäern geben an, gestresst zu sein. Stress beschäftigt inzwischen auch das Gesundheitswesen. Doch obwohl Stress so tyrannisch erscheint, hat er auch seine Schwachstellen. Wer die richtigen natürlichen Hebel in Bewegung setzt, kann sein Wohlbefinden wieder in den Griff bekommen.

CHRONISCHER STRESS: KÖRPERLICHE ANZEICHEN

- Muskelverspannungen
- Kopfschmerzen und Migräne
- Verdauungsstörungen
- geschwächtes Immunsystem
- Schlafprobleme
- Reizbarkeit und Stimmungsschwankungen
- Übermächtige Sorgen
- Konzentrationsschwierigkeiten und Gedächtnislücken
- Verlust von Motivation und Kreativität

Die Stressmechanismen

Wofür ist Stress gut?

Stress ist eine natürliche Situation des Organismus auf Situationen, die als bedrohlich empfunden werden. Diese Reaktion verläuft immer in drei Phasen:

1. **Die Alarmphase:** Das Gehirn erkennt eine (tatsächliche oder eingebildete) Gefahr und aktiviert das autonome Nervensystem, um eine sofortige Reaktion auszulösen.
2. **Die Widerstandsphase:** Der Körper schaltet in den Modus »Kampf oder Flucht« und mobilisiert alle seine Ressourcen, um den Angriff zu bewältigen. Dadurch gerät die Hormonproduktion durcheinander, insbesondere das Stresshormon Cortisol wird ausgeschüttet. Das wiederum stört den Vitamin- und Mineralstoffwechsel.
3. **Die Erschöpfungsphase:** Wenn der Stress länger andauert, ist die Widerstandskraft irgendwann erschöpft. Dann wird der Stress chronisch und schädlich.

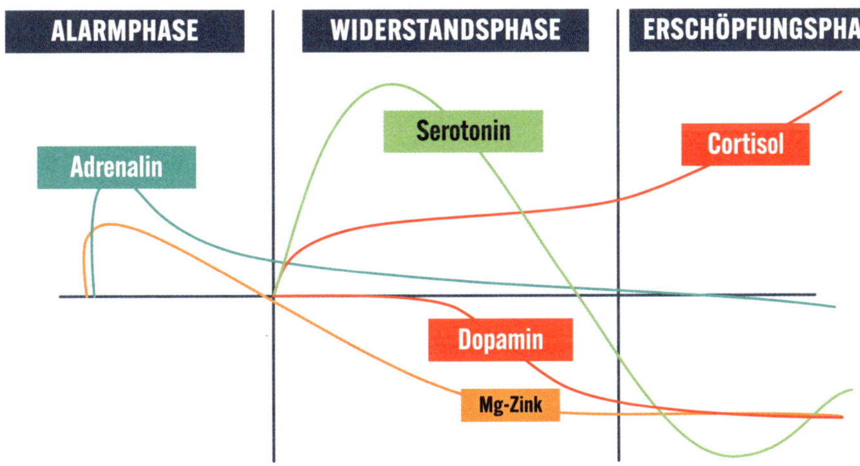

Je weiter diese Phasen voranschreiten, desto mehr Mikronährstoffe wie Magnesium oder Zink werden vom Körper in großen Mengen ausgeschieden.

Dieser Prozess ist eigentlich ein Erbe des Reptiliengehirns unserer fernen Urahnen, die noch in Höhlen lebten. Damals **war Stress ein wichtiger Überlebensmechanismus,** um auf ein Raubtier oder eine lebensgefährliche Situation blitzschnell reagieren zu können. Dieser ursprüngliche Funktionsmodus hat sich bis heute erhalten. Allerdings sind die Raubtiere unserer Zeit eher knappe Termine oder Verkehrsstaus. **Unser Stressreaktionssystem ist also nicht immer gut auf die heutigen Belastungen**

abgestimmt. Anstatt nach der akuten Phase wieder abzufallen – wie früher, wenn man dem Säbelzahntiger entkommen war –, neigt Stress heute dazu, sich chronisch festzusetzen, mit negativen Folgen für unsere Gesundheit.

Wie wirkt sich chronischer Stress auf die Gesundheit aus?

Der Dirigent der Stressreaktion ist natürlich das Gehirn, in Zusammenarbeit mit dem Darm (siehe S. 132). Genauer gesagt, ist es eine Struktur im emotionalen Gehirn: die Amygdala. Sie hat eine Wächterrolle inne, spürt Gefahrensignale in der Umgebung auf und aktiviert die Ausschüttung mehrerer Hormone:

- **Cortisol,** auch als »Stresshormon« bezeichnet. Es erhöht den Blutzuckerspiegel und mobilisiert die Fettreserven, um die Muskeln mit schnellem Treibstoff zu versorgen (sehr praktisch, um zu kämpfen oder wegzulaufen!). Wenn es allerdings im Übermaß ausgeschüttet wird, begünstigt es unter anderem Gewichtszunahme und Schlafprobleme.
- **Adrenalin und Noradrenalin,** die »Action-Hormone«. Sie beschleunigen den Herzrhythmus, erweitern die Bronchien und ziehen die Gefäße zusammen, um die Muskeln mit Sauerstoff zu versorgen. Aber wenn ihr Spiegel erhöht ist, schlägt das Herz etwas zu stark!

Umgekehrt beobachtet man bei chronisch Gestressten einen Rückgang der »Zen«-Hormone wie DHEA, Progesteron oder auch Melatonin (das Schlafhormon).

Stress hat auch direkte Auswirkungen auf das subtile Gleichgewicht der Neurotransmitter, den von unseren Neuronen freigesetzten Botenstoffen, die die Stimmung beeinflussen. Chronischer Stress geht auf Kosten von

- **Serotonin,** das Glückshormon. Ein Mangel wird mit Reizbarkeit, nervöser Anspannung und erhöhtem Suchtrisiko in Verbindung gebracht.
- **Dopamin.** Es reguliert die Motivation und die Fähigkeit, Freude zu empfinden.
- **GABA,** das die Gehirnaktivität verlangsamt, um Angst und Furcht zu kontrollieren. Ein zu niedriger Spiegel macht uns überempfindlich und erschwert es uns, unsere Gefühle zu regulieren.

» Ich rate von Nahrungsergänzungsmitteln auf GABA-Basis ab, da sie die Blut-Hirn-Schranke (d. h. den Weg ins Gehirn) nur schwer passieren können. Empfehlenswert sind dagegen Präparate, die zur GABA-Produktion im Körper beitragen (Astragalus, Theanin, Vitamin B, Zink, Inositol, Leucin usw.). «

Als wäre das nicht genug, wirkt sich anhaltender Stress auch noch **schädlich auf die Struktur des Gehirns** aus! MRT-Studien haben gezeigt, dass er auf Dauer zu einer Atrophie des Hippocampus (Sitz des Gedächtnisses) und des präfrontalen Cortex (Entscheidungszentrum) führt, mit negativen Folgen für die kognitive Leistung (Gedächtnis und Konzentration), die Stimmung, den Schlaf. Das volle Programm!

Chronischer Stress, der nicht behandelt wird, kann weitere Störungen nach sich ziehen. Einige dieser Störungen erfordern eine spezielle medizinische Betreuung. Deshalb ist es wichtig, mit dem Hausarzt darüber zu sprechen! Aber man kann auch auf natürliche Weise etwas tun, um die Wogen zu glätten und Körper und Geist wieder besser ins Gleichgewicht zu bringen – bevor es zu ernsten Problemen kommt.

Die Community:
Getestet und für gut befunden

» Ich nehme nur Magnesium und komme besser mit meinem Stress zurecht. Wichtig ist aber, dass man es richtig auswählt!«

» Ich nehme täglich die empfohlenen Nahrungsergänzungsmittel ein und fühle mich viel gelassener. «

» Ich nehme Rhodiola und Multivitamine und kann psychisch viel besser mit Stress umgehen.«

»Ich habe gelernt, die Etiketten zu lesen und zu entscheiden, was für mich am besten ist. Ich habe mich noch nie so gut gefühlt, viel weniger gestresst.«

Natürliche Lösungen gegen Stress

Gute Alltagsgewohnheiten

- **Anti-Stress-Ernährung.** Dazu gehören unbedingt gute Fettsäuren (fetter Fisch, Leinsamen), magnesiumreiche Lebensmittel (Hülsenfrüchte, Trockenfrüchte, Kakao), Vitamin B (Bierhefe, Vollkorngetreide). Abzuraten ist andererseits von aufputschenden Genussmitteln (Kaffee, Tee, Alkohol, zu viel Einfachzucker) und ultraverarbeiteten Lebensmitteln, die nicht nur den Blutzuckerspiegel aus dem Gleichgewicht bringen, sondern auch die Stimmung.
- **Regelmäßige Bewegung.** Aktivität löst durch die Freisetzung von Endorphinen körperliche und geistige Anspannung.
- **Dem Schlaf Raum und Zeit geben.** Im Schlaf baut der Körper die durch Stress entstandenen »Giftstoffe« ab und lädt seine Batterien wieder auf.
- **Bauchatmung und Meditation.** Einfache Techniken wie Atemübungen (5 Sekunden einatmen, 5 Sekunden ausatmen, mehrmals pro Tag) oder Achtsamkeitsmeditation (Konzentration auf den gegenwärtigen Moment) haben sich als wirksam erwiesen, um Stress zu regulieren. Ein Versuch lohnt sich.

Die mentale Software neu programmieren

Stress ist eine Art **Barometer für das Gleichgewicht in deinem Leben.** Er meldet sich, wenn es zu viel wird, und fordert dich auf, deine Prioritäten neu zu ordnen. Vielleicht könntest du öfter auf diese innere Warnstimme hören?

- **Stressfaktoren und die eigene Toleranzgrenze erkennen.** Ein Tagebuch kann dabei helfen, Auslöser und Warnsignale zu erkennen.
- **Nein sagen und Grenzen setzen.** Lerne, übertriebene Forderungen freundlich, aber unmissverständlich abzulehnen, und Aufgaben, die von geringerer Priorität sind, zu delegieren.
- **Einschränkende Gedanken mit der EDMR-Technik umprogrammieren.** In relativ wenigen Therapiesitzungen können negativen Gedankenmuster identifiziert und durch hilfreichere ersetzt werden.

- **Mehr Zeit für dich, um dein Innenleben zu stärken.** Kreative Beschäftigungen, Spaziergänge in der Natur, ehrenamtliche Arbeit oder meditative Praktiken sind wertvolle Verschnaufpausen in einem stressigen Alltag.

Wirksame Nahrungsergänzungsmittel bei Stress

Dies sind die Wirkstoffe, die ich gestressten Menschen empfehle, die den Weg der Gelassenheit beschreiten möchten – am besten mit ein paar kleinen Tanzschritten.

» **Die Europäische Union lässt nicht zu, dass ich mich über einen der besten Wirkstoffe gegen Stress äußere. Kleiner Tipp: Fett ist Leben!** «

MEINE TOP-EMPFEHLUNGEN

MITTEL	EFFEKTE	TAGESDOSIERUNG
Magnesium	• trägt zu normalen psychischen Funktionen bei • trägt zur normalen Funktion des Nervensystems bei	250–300 mg ▶ vorzugsweise aufgeteilt zu den Mahlzeiten (morgens und abends oder morgens, mittags und abends)
Rhodiola	• erhöht die Widerstandsfähigkeit des Körpers unter Stressbedingungen • trägt zu einer optimalen Funktion des Nervensystems bei • fördert die körperliche Leistungsfähigkeit und verringert die Müdigkeit in Stresssituationen	Extrakt mit 10–20 mg Rosavin und 3,5–7 mg Salidrosid ▶ 10–15 Minuten vor dem Frühstück und/oder dem Mittagessen, nicht nach 17 Uhr einnehmen

Ashwagandha	• stärkt den Organismus und fördert gleichzeitig Entspannung und Stressresistenz • trägt zur Regulierung des Cortisolspiegels bei	Extrakt mit mindestens 30–40 mg Whitanoliden ▶ 10 Minuten vor dem Frühstück und/oder dem Mittagessen, nicht nach 17 Uhr einnehmen
B-Vitamine	• unterstützen die normale Funktion des Nervensystems (B1, B2, B3, B6, B8, B12) • unterstützen die normalen psychischen Funktionen (B1, B3, B6, B8, B9, B12)	mindestens 50 % des NRV (siehe S. 282)
Vitamin C	• unterstützt die normalen psychischen Funktionen	80–200 mg
Theanin	• fördert Entspannung und Erholung • trägt zu einem guten emotionalen Gleichgewicht bei • trägt zu körperlichem Wohlbefinden bei • unterstützt die Produktion von GABA	100–200 mg ▶ vorzugsweise 15 Minuten vor einer der Hauptmahlzeiten (Achtung: Einige Extrakte enthalten Koffeinderivate. Sie sollten bei Koffeinempfindlichkeit gemieden werden.)
Baldrian	• hilft, in Stresssituationen ruhig zu bleiben	800–1500 mg Pulver oder Äquivalent als Extrakt ▶ die Hälfte zum Abendessen, die andere Hälfte vor dem Schlafengehen
Echte Kamille (*Matricaria chamomilla*)	• fördert das körperliche und geistige Wohlbefinden • hat eine beruhigende und entspannende Wirkung auf das Nervensystem	500–1000 mg Pulver oder Äquivalent als Extrakt

WEITERE HILFREICHE NAHRUNGSERGÄNZUNGSMITTEL

MITTEL	EFFEKTE	TAGESDOSIERUNG
Weißdorn	• verringert die Nervosität bei Erwachsenen, insbesondere bei übertriebener Wahrnehmung des Herzschlags bei gesundem Herzen	500–1200 mg Pulver oder Äquivalent als Extrakt
Melisse	• fördert die Entspannung • hilft, Unruhe und nervöse Spannungen abzubauen • wird traditionell zur Verringerung von Reizbarkeit verwendet	Extrakt mit mindestens 22 mg Rosmarinsäure
Heiliges Basilikum	• hilft, die Stressresistenz und die Vitalität aufrechtzuerhalten	Extrakt mit mindestens 80 mg Ursolsäure ▶ zu einer Mahlzeit
Griffonia	• unterstützt die Synthese von Serotonin und Melatonin	Extrakt mit 50–100 mg 5-HTP ▶ zum Abendessen oder 2 Stunden vor dem Schlafengehen
Ginseng	• trägt zur Widerstandsfähigkeit des Körpers gegen zeitweiligen Stress bei	Extrakt mit mindestens 15 mg Ginsenosiden ▶ zu einer Mahlzeit, aber nicht nach 17 Uhr einnehmen
Passionsblume	• unterstützt in Zeiten geistiger und nervlicher Anspannung und bei Angstzuständen	500–1500 mg Pulver oder Äquivalent als Extrakt ▶ die Hälfte zum Abendessen, die andere Hälfte vor dem Schlafengehen
Astragala	• erhöht die physiologische Widerstandskraft des Körpers bei schwierigen Umweltbedingungen • ist an der Produktion von GABA beteiligt	6000 mg Pulver oder Äquivalent als Extrakt

Eleutherococcus	• hilft, die Stressresistenz zu verbessern, indem er zu Gehirnleistung und Reaktionsfähigkeit beiträgt	2000-4000 mg Pulver oder Äquivalent als Extrakt
Hopfen	• beruhigt und lindert nervöse Anspannung	500 mg Pulver oder Äquivalent als Extrakt

Kontraindikationen in Teil 3

Expertenmeinung

Yoni Assouly, Allgemeinmediziner mit Schwerpunkt Prävention

»Ich habe mich in Mikronährstoffen und Phytotherapie weitergebildet, um eine ganzheitliche Betreuung zu gewährleisten. Angesichts der täglichen Herausforderungen haben sich gerade B-Vitamine als wertvoll für Nervensystem und Energiestoffwechsel erwiesen. Ashwagandha hilft, besser mit Stress umzugehen, Omega-3-Fettsäuren sind wichtig für das Gehirn (vor allem DHA). Andere Stoffe mit nachgewiesener Wirksamkeit sind beispielsweise L-Theanin und Magnesium. Wichtig ist außerdem, gut für das Darm-Mikrobiom zu sorgen und die wichtigsten Mangelerscheinungen zu beheben.«

Stimmung: emotional im Gleichgewicht bleiben

Jeder Mensch hat schon einmal schwierige Zeiten durchstehen müssen – aber auch intensive Freuden erlebt, die das Leben in strahlenden Farben erscheinen lassen. Das emotionale Gleichgewicht ist das berühmte innere Barometer, das im Rhythmus der Höhen und Tiefen unseres Lebens tanzt. Es zeigt an, dass alles rund läuft … oder dass es um die positive Stimmung gerade nicht so gut bestellt ist!

Dieses Kapitel ist absichtlich kurz gehalten, um Fehlinterpretationen oder Missverständnisse zu vermeiden. Natürliche Gesundheitsprodukte sind nämlich keine Antidepressiva. Wer sich psychisch oder geistig unwohl fühlt, sollte unbedingt einen Arzt aufsuchen. Ich möchte mich hier auf die natürlichen Lösungen zur Aufrechterhaltung des emotionalen Gleichgewichts konzentrieren, und davon gibt es viele! Es geht darum, in den »Zenitmodus« schalten und unsere Stimmung zu unserem besten Verbündeten zu machen.

Die Regulierung der Stimmung

Wodurch wird das emotionale Gleichgewicht bestimmt?

Die Stimmung ist in erster Linie ein Resultat der Gehirnchemie, genauer gesagt der faszinierenden kleinen Moleküle, die als Neurotransmitter bezeichnet werden. Diese Botenstoffe sind die Architekten der Emotionen. Sie bestimmen mit, ob wir morgens griesgrämig aufwachen oder Lust zum Tanzen haben.

Hier zeige ich, um welche Glückshormone es geht, und was man tun kann, um sie zu aktivieren und sich gut zu fühlen.

DOPAMIN
Hormon der Motivation und der Lebensfreude

- Sport treiben
- Alle Siege feiern, auch die kleinen
- Ausreichend schlafen
- Nach der biologischen Uhr leben

ENDORPHINE
Hormone des Wohlbefindens und der körperlichen Empfindungen

- Lachen, tanzen, singen
- Musik hören, die dir gefällt
- Kreative Freizeitgestaltung

SEROTONIN
Hormon des Glücks und der Stimmung

- An schöne Momente denken
- Dankbar sein
- Spazierengehen in der Natur

OXYTOCIN
Hormon der Zuneigung und Liebe

- Gutes tun
- Gemeinsame Mahlzeiten einnehmen
- Umarmen und umarmt werden

Ihr harmonisches Gleichgewicht ist entscheidend für das Wohlbefinden, aber viele Faktoren wie Stress, Schlafmangel, persönliche Probleme oder fehlende soziale Bindungen können ihr Gleichgewicht beeinträchtigen.

Ist das Gehirn der einzige Boss?

Keineswegs! Wir wissen heute, dass unser Gehirn ständig mit einem anderen Organ kommuniziert, das oft vernachlässigt wird, aber dennoch eine wichtige Rolle spielt: unserem Darm. Die Eingeweide sind nicht nur für die Verdauung da. In Wirklichkeit sind sie ein **zweites Gehirn,** das für die emotionale Gesundheit eine entscheidende Rolle spielt.

Wie ist das möglich? Alles läuft über die sogenannte Darm-Hirn-Achse. Sie ist eine Art biochemisches Telefon, über das **die beiden Organe miteinander kommunizieren und sich gegenseitig beeinflussen,** insbesondere über das Mikrobiom. Das ist ein Ökosystem aus Milliarden von Bakterien, das den Darm besiedelt und Superkräfte besitzt, über die Wissenschaftler täglich mehr in Erfahrung bringen.

» Das Mikrobiom spielt eine wichtige Rolle für die Produktion der wertvollen Neurotransmitter. «

Wenn das Mikrobiom unausgewogen ist oder eine zu geringe Artenvielfalt aufweist, spricht man von einer Dysbiose. Dann werden entzündungsfördernde Moleküle produziert, die die Darmbarriere überwinden, in den Blutkreislauf gelangen und die gesamte Gehirnchemie stören. Sie bilden den idealen Nährboden für Stress und andere Beschwerden. Welche Schlussfolgerung ziehen wir daraus? Wer seine Stimmung verbessern möchte, darf seinen Darm nicht vernachlässigen. Er ist eine der Säulen des emotionalen Gleichgewichts.

Die Community: Getestet und für gut befunden

»Safran und Rhodiola haben mich vor Ängsten und Stress bewahrt. Dank der Pflanzenstoffe sind sie einfach verschwunden.«

»Seit ich die empfohlenen Nahrungsergänzungsmittel einnehme, ist meine Stimmung top. Kaum zu glauben.«

»Die empfohlenen Pflanzen haben mir sehr geholfen, mein emotionales Gleichgewicht während einer schwierigen Phase aufrechtzuerhalten.«

» Ashwagandha hat mich gerettet!«

Natürliche Lösungen für psychisches Wohlbefinden

Mit der richtigen Ernährung die Stimmung heben

Wer als gesunder Mensch etwas für seine gute Stimmung tun will, kann seinen Körper mit Nährstoffen versorgen, die die Produktion wichtiger Neurotransmitter wie Dopamin und Serotonin anregen und gleichzeitig entzündlichen Prozessen entgegenwirken.

- Empfehlenswert sind Lebensmittel, die **reich an Tryptophan** sind. Diese Aminosäure ist die Vorstufe des Glückshormons Serotonin. Sie ist beispielsweise in Geflügel, Eiern, Milchprodukten und Trockenfrüchten enthalten. Der Trick ist, sie mit komplexen Kohlenhydraten etwa aus Vollkornreis oder Süßkartoffeln zu kombinieren, um ihren Weg ins Gehirn zu beschleunigen.
- Eine weitere Nahrungsmittelgruppe, die nicht vernachlässigt werden darf, sind **fette Fische** wie Lachs, Sardinen oder Makrelen. Ihr Geheimnis? Die berühmten Omega-3-Fettsäuren (darunter DHA), die für das Gehirn wertvoll sind.
- Bei den pflanzlichen Lebensmitteln punkten die **Magnesiumlieferanten: Vollkorngetreide, Hülsenfrüchte, Trockenfrüchte oder Kakao.** Dieses Antistress-Mineral hilft, die nervliche Erregbarkeit zu regulieren, und ist auch an der Herstellung der wichtigsten Neurotransmitter beteiligt.

Den Lebensrhythmus harmonisieren

Der Emotionshaushalt ist ein gut geölter Mechanismus, der keine Erschütterungen verträgt. Um ihn zu pflegen, gibt es nichts Besseres, als seinen natürlichen Rhythmus zu respektieren und ihm echte Entspannungspausen zu gönnen.

- Die erste goldene Regel: **regelmäßige Schlafens- und Aufstehzeiten,** auch am Wochenende. Wenn du jeden Tag zur selben Zeit ins Bett gehst und aufstehst, stabilisierst du deine biologische Uhr und optimierst die Ausschüttung des Schlafhormons Melatonin, das unter anderem den Schlaf-Wach-Rhythmus steuert.
- Ein weiteres Muss ist **sanfte, regelmäßige körperliche Betätigung,** die Anspannungen abbaut und die Produktion von Endorphinen anregt. Endorphine haben, ähnlich wie Morphine, eine gewisse schmerzlindernde Wirkung und sorgen für Wohlbefinden oder sogar Euphorie. 30 Minuten pro Tag können eine spürbare Besserung der Stimmungslage bewirken, vor allem, wenn du im Freien trainierst, um das Sonnenlicht auszunutzen.
- Empfehlenswert ist außerdem, die **Bildschirmzeit zu begrenzen,** vor allem am Abend. Das berüchtigte blaue Licht von Smartphones, Tablets und Computern macht wach und verzögert das Einschlafen. Außerdem können unerfreuliche Inhalte von Nachrichten oder Posts sich negativ auf die Psyche auswirken. Schalte also mindestens eine Stunde vor dem Schlafengehen alles aus und gönne dir ein Ritual, das wirklich beruhigt: Lesen, sanfte Musik oder Meditation.
- Wichtig ist auch, **Stress** im Zaum zu halten, denn er drückt auf die Stimmung (siehe S. 100).
- Und nicht zuletzt: Erlaube dir im Lauf des Tages **echte Abschaltpausen.** Statt eine Aufgabe nach der anderen zu erledigen, gönne dir Momente der Leere und Stille. Atme durch, strecke dich, bewundere den Himmel oder eine schöne Landschaft. Diese kleinen Auszeiten sind wichtig, um Druck abzubauen und die emotionalen Batterien wieder aufzuladen.

Gute natürliche Wirkstoffe wählen

Einige natürliche Wirkstoffe können helfen, das emotionale Gleichgewicht zu erhalten, indem sie sanft auf viele Parameter einwirken: Entspannung, Nervensystem, Darm, geistiges Wohlbefinden, positive Stimmung und psychologische Funktionen.

MEINE TOP-EMPFEHLUNGEN

MITTEL	EFFEKTE	TAGESDOSIERUNG
Safran	• fördert die Entspannung, das geistige und das körperliche Wohlbefinden • hilft, eine positive Stimmung aufrechtzuerhalten	Extrakt mit 600 µg Safranal und 700 µg Crocinen
Magnesium	• unterstützt die normale Funktion des Nervensystems • unterstützt die normalen psychischen Funktionen	250–300 mg ▶ vorzugsweise auf die Mahlzeiten verteilen: morgens und abends oder morgens, mittags und abends
Jod	• unterstützt die normale Funktion des Nervensystems	mindestens 75 µg
Rhodiola	• unterstützt die optimale Funktion des Nervensystems • hilft dem Körper, sich an Stress anzupassen und die Zellen in Zeiten physischen und emotionalen Stresses zu schützen	Extrakt mit 10–20 mg Rosavin und 3,5–7 mg Salidrosid ▶ 10–15 Minuten vor dem Frühstück und/oder dem Mittagessen, nicht nach 17 Uhr einnehmen
Vitamine B1, B3, B6, B12	• unterstützen die normale Funktion des Nervensystems • unterstützen die normalen psychischen Funktionen	50 % des NRV (siehe S. 282)
Ashwagandha	• trägt zur Entspannung bei • hilft, die geistigen und körperlichen Fähigkeiten aufrechtzuerhalten	Extrakt mit mindestens 30–40 mg Whitanoliden ▶ 10 Minuten vor dem Frühstück und/oder dem Mittagessen, nicht nach 17 Uhr einnehmen

Tryptophan	• Aminosäure, die an der Ausschüttung von Serotonin im Gehirn beteiligt ist	1000–1500 mg ▶ zwei Einnahmen vor den Hauptmahlzeiten
Theanin	• fördert Entspannung und Erholung • trägt zu einem guten emotionalen Gleichgewicht bei • trägt zum körperlichen Wohlbefinden bei • regt die Produktion von GABA an	100–200 mg ▶ vorzugsweise 15 Minuten vor einer der Hauptmahlzeiten (Achtung: Einige Extrakte enthalten Koffeinderivate. Bei Koffeinempfindlichkeit meiden.)
Griffonia	• trägt zur Stimmungsaufhellung bei • enthält 5-HTP, eine Vorstufe von Serotonin	Extrakt mit 50–100 mg 5-HTP ▶ zum Abendessen oder 2 Stunden vor dem Schlafengehen einnehmen

WEITERE HILFREICHE NAHRUNGSERGÄNZUNGSMITTEL

MITTEL	EFFEKTE	TAGESDOSIERUNG
Johanniskraut	• trägt zur Aufhellung der Stimmung bei	Dosierung mit dem Arzt oder Apotheker absprechen (aufgrund zahlreicher Wechselwirkungen mit Medikamenten)
SAM (S-Adenosyl-L-Methionin)	• verbessert die Synthese und Wirksamkeit von Neurotransmittern, die an der Stimmung beteiligt sind • greift in die Methylierungsprozesse ein, die am emotionalen Gleichgewicht beteiligt sind	200 mg

Kontraindikationen in Teil 3

Energie: den Schwung wiederfinden

Eigentlich wolltest du heute Bäume ausreißen, aber dann hat dich eine bleierne Müdigkeit erfasst. Am liebsten würdest du gleich wieder ins warme Bett kriechen und bis zum nächsten Frühling Winterschlaf halten.

Kennst du das? Keine Sorge, damit bist du nicht allein. Müdigkeit ist zu einer Plage unserer Zeit geworden. Fast jeder zweite Mitteleuropäer klagt über regelmäßige Müdigkeit oder Erschöpfung. Es ist sinnvoll, zuerst vom Arzt abklären zu lassen, ob dahinter eine ernsthafte Erkrankung steckt. Wenn das nicht der Fall ist, gibt es viele natürliche Lösungen, um dauerhaft Vitalität und Schwung zurückzugewinnen. Voraussetzung ist, dass du das Problem an der Wurzel packst und einen ganzheitlichen und individuellen Ansatz verfolgst.

ENERGIEMANGEL: KÖRPERLICHE ANZEICHEN

Körperliche Müdigkeit
- *Gefühl der Erschöpfung, fehlende Ausdauer*
- *verringerte Muskelkraft*
- *mittelmäßige Schlafqualität*

Geistige Müdigkeit
- *Konzentrationsschwierigkeiten*
- *Gedächtnislücken*
- *Ungeduld*

Emotionale Müdigkeit
- *Reizbarkeit*
- *Motivationsverlust*
- *Erschöpfungsgefühl*

Wie kommt es zum Energieverlust?

Ursachen der Erschöpfung

Entgegen der landläufigen Meinung hat Erschöpfung nicht nur mit fehlendem Nachtschlaf zu tun. Ihre Ursachen sind vielfältig und oft miteinander verwoben:

- **Schlafprobleme.** Sie verhindern, dass sich Körper und Geist über Nacht erholen können.
- **Ernährung.** Eine unausgewogene Ernährung mit zu viel weißem Zucker, ungesunden Fetten und einem Mangel an wichtigen Vitaminen und Mineralien (Eisen, Magnesium, Vitamin B) öffnet der Müdigkeit Tür und Tor. Schädlich ist es auch, Mahlzeiten auszulassen, über den ganzen Tag zu snacken oder übermäßig viele aufputschende Nahrungsmittel zu sich zu nehmen (Kaffee, Tee, Limonaden).
- **Stress** ist ein weiterer Feind der Vitalität. Er verursacht die Ausschüttung verschiedener Hormone (Cortisol, Adrenalin) und schwächt damit die Akkus.
- **Bewegungsmangel** und sitzende Tätigkeiten. Wer stundenlang vor einem Bildschirm sitzt, ohne sich zu bewegen oder Sauerstoff zu tanken, wird erleben, dass die Energie wie Schnee in der Sonne schmilzt. Unser Körper ist für Bewegung gemacht.
- **Hormonelle Ungleichgewichte,** insbesondere ausgehend von Schilddrüse oder Nebennieren. Wenn diese Drüsen im Leerlauf arbeiten (beispielsweise bei einer Schilddrüsenunterfunktion), gerät unsere gesamte innere Maschinerie ins Stocken und macht schlapp.
- **Mangel an wichtigen Nährstoffen** wie Eisen (Anämie), Vitamin D oder Omega-3-Fettsäuren.
- Ein **hohes Arbeitspensum** oder eine **starke geistige Belastung.**
- Und manchmal gibt es auch **tiefer liegende Ursachen.**

» Der Mangel an wichtigen Nährstoffen ist besonders heimtückisch. Er untergräbt die Vitalität auf leisen Sohlen, ohne dass man sich dessen immer bewusst wird. «

Müdigkeit ist ein Alarmsignal des Körpers. Er sagt uns damit: »Achtung, ich überhitze. Es ist Zeit, den Fuß vom Gas zu nehmen!« Auf dieses Signal zu hören ist wichtig, da sich die Situation sonst noch weiter verschlimmert. **Gelegentliche Müdigkeit ist völlig normal und sogar notwendig, damit sich unser Körper regenerieren kann, doch sie darf auf keinen Fall zum Dauerzustand werden.**

Warum sind wir immer erschöpfter?

Ein weiterer Mechanismus, der beim Verlust der Vitalität eine Rolle spielt, ist die Alterung der Zellen. Das ist zwar ein natürlicher Prozess, aber kein unabwendbares Schicksal. Mit zunehmendem Alter produziert der Organismus weniger Energie auf Zellebene. Der Grund dafür ist der allmähliche **Rückgang wertvoller Verbündeter: der Mitochondrien.** Diese kleinen Kraftwerke in den Zellen haben die Aufgabe, ATP (Adenosintriphosphat) herzustellen, den wichtigsten Treibstoff für alle lebenswichtigen Abläufe. Durch oxidativen Stress, chronische Entzündungen und Umwelteinflüsse werden die Mitochondrien jedoch mit den Jahren geschädigt und funktionieren schlechter. Das hat zur Folge, dass **ihre ATP-Produktion sinkt. In der Folge verlangsamt sich der gesamte Stoffwechsel und die Vitalität nimmt ab.** Das ist ein Teufelskreis, der den Alterungsprozess beschleunigt und die Erschöpfung verstärkt.

Es ist aber möglich, diesen Vorgängen entgegenzuwirken, indem man sich gut um die Mitochondrien kümmert und ihnen vor allem die richtigen Nährstoffe zuführt. Bestimmte natürliche Wirkstoffe können dabei helfen.

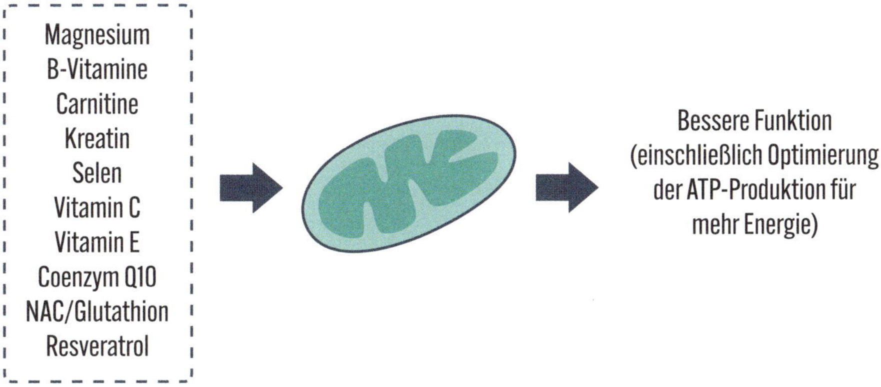

Die wichtigsten Nährstoffe für die Mitochondrien

Die Community: Getestet und für gut befunden

»Magnesium hat meine Erschöpfung stark reduziert, vor allem, seit ich gelernt habe, die richtigen Formen auszuwählen.«

»Seit ich die Artikel und Videos auf Nutrastream verfolge, konnte ich meinen Energiehaushalt steigern! Das ist für mich wie eine zweite Jugend.«

»Ich hatte erhebliche Erschöpfungszustände. Seit ich die richtigen Aktivstoffe (Magnesium, Vitamine, Ginseng) einnehme, spüre ich einen echten Unterschied.«

Natürliche Lösungen bei Erschöpfung

Mehr Energie durch vitalisierende Ernährung

Der erste Ansatz, um dauerhaft in Form zu kommen, ist eine ausgewogene Ernährung. Um es einfach auszudrücken:

- Empfehlenswert ist eine Ernährung mit *niedrigem GI* **(glykämischem Index),** ohne dass dabei der Genuss auf der Strecke bleibt.

Ratsam ist, komplexe, langsam verdauliche Kohlenhydrate (aus Vollkorngetreide oder Hülsenfrüchten) zu bevorzugen, um zu viele Blutzuckerspitzen mit darauf folgenden Blutzuckerabstürzen zu vermeiden. Diese Kohlenhydratquellen sollten immer mit Ballaststoffen, Proteinen und guten Fetten (Ölsaaten, Avocado) kombiniert werden, um den Blutzuckerspiegel zu stabilisieren.

- Vitamine und Mineralstoffe werden von **Obst und Gemüse in möglichst vielen verschiedenen Farben** geliefert. Sie sind reich an Antioxidantien, schützen die Zellen vor oxidativem Stress und stärken das Immunsystem. Dasselbe gilt für **Lebensmittel, die viel Magnesium** (Trockenfrüchte, Kakao, grünes Gemüse), **Eisen** (rotes Fleisch, Hülsenfrüchte, Spinat) oder **Vitamin D** (fetter Fisch, Eigelb, Pilze) enthalten. Sie alle sind gute Verbündete gegen Erschöpfung.
- Hilfreich sind außerdem Lebensmittel, die reich an **Coenzym Q10** sind, wie Sardinen, Brokkoli oder Innereien. Dieses vitaminähnliche Antioxidans, das natürlicherweise im Körper vorkommt, spielt eine Schlüsselrolle für die Energieproduktion in den Zellen.
- Im Gegensatz dazu sollten **schnelle Zucker, hochverarbeitete Produkte, Koffein und Alkohol weitgehend gemieden** werden, denn sie belasten die Nebennieren, beeinträchtigen den Blutzuckerspiegel und begünstigen Stimmungs- und Motivationsschwankungen.

Bewegung gibt Schwung

Ein weiterer Grundpfeiler für dauerhafte Vitalität ist körperliche Aktivität! Das mag erschöpften Menschen vielleicht nur schwer einleuchten, aber regelmäßige Bewegung ist ein guter natürlicher Energielieferant. Bewegung regt die Blut- und Lymphzirkulation an, versorgt die Zellen mit Sauerstoff und steigert die ATP-Produktion (siehe Seite 118). Bewegung fördert auch die Ausschüttung von Endorphinen – den Wohlfühlhormonen, die den Geist beruhigen und die Stimmung heben. Außerdem hat Bewegung positive Auswirkungen auf den Schlaf und hilft beim Abbau von Stress und nervöser Anspannung.

Du musst kein großer Sportler werden, um die wohltuende Wirkung von Bewegung zu spüren. Wichtig ist vor allem, dass dir deine Aktivität Spaß macht und du sie über einen längeren Zeitraum ausüben kannst, ohne dich zu überanstrengen. Ideal ist ein Wechsel zwischen Ausdauertraining (zügigem Gehen, Schwimmen, Radfahren), um das Herz-Kreislauf-System zu trainieren, und Muskelaufbau (Krafttraining, Kniebeugen, Liegestütze), um die fettfreie Körpermasse und die Knochendichte zu erhalten. Es wird empfohlen, sich mindestens fünfmal pro Woche 30 Minuten lang zu bewegen. Natürlich sollte die Intensität der aktuellen Fitness entsprechen. Nutze jede Gelegenheit, um etwas frische Luft zu schnappen und dich auszupowern.

Stress und Emotionen managen

Ganz wichtig ist es, Stopp zu sagen, wenn du spürst, dass deine Grenze erreicht ist. Im hektischen Alltag fällt es uns oft schwer, unser Tempo zu drosseln, weil wir fürchten, andere zu enttäuschen oder ins Hintertreffen zu geraten. Dabei ist es ein Zeichen von Mut und Klarheit, wenn man weiß, wie man sich entschleunigt. Trau dich ruhig, den Fuß vom Gas zu nehmen, um Körper und Geist nicht zu überfordern. Weitere Hilfen kann das Kapitel über Stress (siehe S. 100) geben.

Spezielle Nahrungsergänzungsmittel

Unter der riesigen Auswahl an Wirkstoffen, die Müdigkeit verringern oder neuen Schwung spenden sollen, ohne aufzuputschen, haben sich einige natürliche Produkte als besonders wirksam erwiesen.

MEINE TOP-EMPFEHLUNGEN

MITTEL	EFFEKTE	TAGESDOSIERUNG
Multivitamine und Mineralien	• tragen dazu bei, Erschöpfung zu verringern • sinnvoll bei Mangelerscheinungen	je nach Zusammensetzung des Produkts
Magnesium	• trägt dazu bei, Erschöpfung zu verringern	250-300 mg ▶ über den Tag verteilt
Eisen	• trägt dazu bei, Erschöpfung zu verringern	14 mg ▶ auf nüchternen Magen oder zwischen den Mahlzeiten (Eisen nur bei bestätigtem Mangel einnehmen)
Jod	• trägt zu einem normalen Energiestoffwechsel bei	150 µg
Ginseng	• trägt dazu bei, die Vitalität zu bessern und Erschöpfung entgegenzuwirken • unterstützt die körperliche Leistungsfähigkeit und Ausdauer	Extrakt mit mindestens 15 mg Ginsenosiden ▶ nicht nach 17 Uhr einnehmen

Coenzym Q10	• verbessert die körperliche Leistungsfähigkeit und die Regeneration • hat antioxidative Wirkung • verbessert die Funktion der Mitochondrien	100 mg ▶ zu einer Hauptmahlzeit
Ingwer	• trägt zur Förderung der Vitalität bei • hat stimulierende und belebende Eigenschaften, die dazu beitragen, Müdigkeit vorzubeugen	1400 mg Pulver oder Äquivalent als Extrakt
Acerola	• trägt zur Verringerung von Müdigkeit bei Erwachsenen bei (über Vitamin C) • trägt dazu bei, die Zellen vor oxidativem Stress zu schützen und einen normalen Energiestoffwechsel aufrechtzuerhalten (über Vitamin C)	Extrakt mit mindestens 40 mg Vitamin C

WEITERE HILFREICHE NAHRUNGSERGÄNZUNGSMITTEL

MITTEL	EFFEKTE	TAGESDOSIERUNG
D-Ribose	• fördert die Produktion von ATP	mindestens 5 g
Guarana	• fördert die Aufmerksamkeit und verringert die geistige Erschöpfung	Extrakt enthält Koffein (Einnahme je nach Empfindlichkeit gegen Koffein)
Carnitine	• trägt zur Verbesserung der Funktion der Mitochondrien bei • trägt zur Optimierung des Energiestoffwechsels bei	2 g

NADH	• wirkt auf die Zellenergie ein • trägt zur Bekämpfung von Müdigkeit bei	10 mg
Grüner Tee	• hat stimulierende und belebende Eigenschaften, die geistiger und körperlicher Erschöpfung entgegenwirken	Extrakt mit mindestens 200 mg Polyphenolen
Spirulina	• hilft, die Vitalität und den Tonus aufrechtzuerhalten • stärkt die Widerstandskraft des Körpers	3–5 g ▶ in 1 oder 2 Dosen zu Mahlzeiten
Gelée royale	• wird traditionell zur Erhaltung von Tonus und Vitalität verwendet	mindestens 1000 mg
Rhodiola	• trägt zum Schutz der Zellen vor oxidativem Stress bei • fördert die körperliche Leistungsfähigkeit und verringert die Müdigkeit bei Stress	Extrakt mit 10–20 mg Rosavin und 3,5–7 mg Salidrosid ▶ 10–15 Minuten vor dem Frühstück oder dem Mittagessen, nicht nach 17 Uhr einnehmen
Cordyceps	• trägt zur Stärkung von Spannkraft und Vitalität bei	CS-4-Stamm, der 700 mg Polysaccharide und 200 mg Beta-Glucan liefert

Kontraindikationen in Teil 3

Expertenmeinung

Dr. Hynde Karrouk, Arzt für Wiederbelebungsanästhesie, Mikronährstoffspezialist

»Als Arzt habe ich häufig mit den Auswirkungen von Erschöpfung und Stress zu tun. Magnesium spielt dabei in der Behandlung eine wichtige Rolle. Es ist an über 300 chemischen Reaktionen beteiligt, die für die Lebensfunktionen notwendig sind, wird aber häufig nicht in ausreichendem Maß über die Ernährung aufgenommen. Angesichts des Stresszustands, den einige unserer Patienten aufweisen, ist Magnesium eindeutig der Schlüssel, um zur Verringerung von Erschöpfung beizutragen. Laut der SUVIMAX-Studie sind 75 % der französischen Bevölkerung von unzureichender Magnesiumzufuhr betroffen, 20 % von einer tiefgreifenden Unterversorgung. Das gibt zu denken.«

Immunität: Abwehrkräfte stärken

Jedes Jahr im Herbst bescheren uns verschiedene Mikroben eine laufende Nase, Halskratzen oder katerähnliche Beschwerden (ohne dass wir gefeiert haben). Wenn das Immunsystem in Topform ist, können solche Erreger dem Körper weniger anhaben, oder er schüttelt Infektionen schneller ab.

Wie eine Maschine braucht das Immunsystem regelmäßige Pflege, um volle Leistung zu erbringen, vor allem in einer Zeit, in der unser Körper durch Stress, Umweltverschmutzung, Junkfood und Bewegungsmangel belastet ist. Etwa jeder zweite Mitteleuropäer gibt an, aufgrund schwacher Abwehrkräfte krank zu werden. Das sagt deutlich, dass unsere innere Armee Unterstützung braucht – aber nicht in der Form, dass wir uns beim ersten Anzeichen einer Erkrankung mit Echinacea vollstopfen. **Das Immunsystem muss langfristig aufgebaut werden,** indem man auf seine Lebensweise und seine Ernährung achtet. Dann lässt sich der Winter auch ohne übermäßigen Verbrauch an Taschentüchern überstehen.

SCHWACHES IMMUNSYSTEM: KÖRPERLICHE ANZEICHEN

- *mehr als drei Atemwegsinfektionen pro Winter*
- *häufig Lippenherpes oder Aphthen*
- *häufiger auftretende Allergien*
- *anhaltende Müdigkeit ohne ersichtlichen Grund*
- *kapriziöse Verdauung (Durchfall, Verstopfung ...)*
- *Gelenkbeschwerden ohne erkennbare Ursache*

Wie funktioniert das Immunsystem?

So bekämpft der Körper Infektionen und Krankheiten

Der menschliche Körper ist eine Festung. Seine erste Verteidigungslinie sind die Haut und die Schleimhäute, die Eindringlinge abwehren. Außerdem spielen die verschiedenen weißen Blutzellen eine wichtige Rolle für die Abwehr:

- **B-Lymphozyten** sind Scharfschützen, die den Feind erkennen und passende Antikörper produzieren können.
- **T-Lymphozyten** sind Kommandosoldaten, die infizierte Zellen zerstören.
- **Phagozyten** (Monozyten, Makrophagen) sind Fresszellen, die Krankheitserreger regelrecht verschlingen.
- **NK-Zellen** (Natürliche Killerzellen) schließlich greifen abnormale Zellen an.

Dann sind da noch die chemischen Botenstoffe (wie die Zytokine), die diese Aktionen koordinieren.

Schon gewusst?

In unserem Körper gibt es zehnmal mehr Bakterien als Zellen! Dieses innere Ökosystem ist unser Mikrobiom. Es tut viel für ein starkes Immunsystem, aber nur, wenn wir es gut behandeln.

Diese Kämpfer lassen sich in zwei Gruppen einteilen.

- Die **angeborene Immunität** bildet die erste Reihe von Kämpfern, die sofort, aber unspezifisch handeln.
- Die **erworbene oder adaptive Immunität** ist die schwere Kavallerie. Sie braucht länger, um sich aufzustellen, agiert aber äußerst zielgerichtet und kann bereits aufgetretene Krankheitserreger wiedererkennen.

Konkret heißt das: Sobald Krankheitserreger in den Körper eindringen, schickt die angeborene Immunität alles auf den Weg: Entzündung, Fieber und weiße Blutkörperchen sind ihre schlagenden Waffen. In der Zwischenzeit analysiert die adaptive Immunität den Feind, bildet maßgeschneiderte Antikörper und speichert die Informationen für den Fall, dass derselbe Erreger ein weiteres Mal zuschlägt. Brillant, oder?

Wodurch wird das Immunsystem geschwächt?

Abwehrkräfte sind keine Selbstverständlichkeit. Zwar starten wir alle mit einem mehr oder weniger soliden Gesundheitskapital, doch dieses wird sehr häufig durch unsere moderne Lebensweise strapaziert. Belastungen sind unter anderem :

- **Chronischer Stress.** Er bewirkt eine erhöhte Ausschüttung des Stresshormons Cortisol. Dieses bringt unser Immunsystem durcheinander und macht uns anfälliger.
- **Junkfood, Alkohol, Tabak und Co.** Diese Kombination ist Gift für unsere Abwehrkräfte. Ultrahoch verarbeitete Lebensmittel, die viel Zucker und ungesunde Fette enthalten, sind ebenso wie Alkohol und Nikotin ein wahrer Nährboden für chronische Entzündungen, die größten Feinde des Immunsystems.
- **Sitzende Lebensweise.** Stundenlanges Surfen im Internet lässt auf die Dauer die Lymphozyten schwächeln. Und Schlafmangel raubt den Verteidigungstruppen die Zeit zur Regeneration.

Zum Glück gibt es viele Möglichkeiten, das Immunsystem auf natürliche Weise zu stärken. Im Sinne der Gesundheitsvorsorge empfehle ich aber immer, zuerst mit dem Hausarzt zu sprechen, denn eine Immunschwäche kann auch andere Ursachen haben.

» Die Aussage, dass ein Wirkstoff das Immunsystem stärkt bzw. »boostet«, ist eigentlich falsch. Genauso wenig kann man sagen, dass Schlaf die Immunität verbessert oder Sport sie stimuliert! Natürliche Gesundheitsprodukte, Schlaf oder Sport tragen lediglich zur normalen Funktion der Immunität bei. Aber wir wollen hier keine Wortklauberei betreiben. Wichtig ist doch das Ziel: eine gut funktionierende Abwehr gegen Krankheitserreger. «

Die Community:
Getestet und für gut befunden

»Seit ich die richtigen Formen wähle, hat mir das Trio Vitamin C, D + Zink sowie Ginseng sehr geholfen, meine Immunität zu steigern!«

»Meine Töchter haben sich um ihr Darmmikrobiom gekümmert. Das Ergebnis: ein Winter ohne Infekte!«

»Meine Abwehrkräfte waren noch nie so hoch wie jetzt. Ich setze auf Heilpflanzen und Nahrungsergänzungsmittel.«

Natürliche Lösungen für ein starkes Immunsystem

Schützende Ernährung

Vor allem in der kalten Jahreszeit empfehlen sich die folgenden Lebensmittel:

- **Schwefelhaltige Lebensmittel** wie Knoblauch, Zwiebeln und Schalotten. Ihre Schwefelverbindungen zerstören Viren und Bakterien gnadenlos. Gern großzügig verzehren (außer vor wichtigen Terminen).
- **Vitamine und Mineralien.** Zitrusfrüchte, Kiwis und Paprika versorgen den Körper mit reichlich Vitamin C. Gemüse sollte grundsätzlich behutsam im Dampf gegart werden, damit die Mikronährstoffe so gut wie möglich erhalten bleiben. Zink und Vitamin D sind ebenfalls wichtig, beispielsweise aus Pilzen, Eigelb und Sardinen.
- **Algen und Pilze** enthalten Beta-Glucane. Sie tragen wie kein anderer Stoff zu einer guten Funktion der weißen Blutkörperchen bei. Gute Quellen sind Shiitake, Austernpilze oder Spirulina.
- **Gewürze** sind wahre Wirkstoffkonzentrate! Kurkuma, Ingwer, Zimt und andere stecken voller entzündungshemmender und antiinfektiöser Moleküle. Gern großzügig dosieren.
- **Milchsauer fermentierte Lebensmittel** pflegen das Darm-Mikrobiom, das eine wichtige Rolle für die Immunität spielt. Sauerkraut, Kefir, Kimchi und andere dürfen häufig auf den Teller kommen.

Die Lebensweise verbessern

Die Immunität zu stärken ist schön und gut. Noch besser ist es, Bedingungen zu schaffen, damit sie sich voll entfalten kann.

- **Ausreichend schlafen,** damit sich der Körper regenerieren kann. Ideal sind 7–9 Stunden pro Nacht. Es ist ratsam, vor 23 Uhr ins Bett zu gehen, um vom Höhepunkt der Melatoninausschüttung zu profitieren.
- **Bewegen, bewegen und nochmals bewegen!** 30 Minuten mäßige Aktivität pro Tag (Gehen, Radfahren, Schwimmen ...) sind das Minimum, um die Abwehrkräfte in Topform zu halten.
- **Stress abbauen.** Atemübungen, Meditation, Yoga – es gibt viele geeignete Techniken, um Stress zu lindern.
- **Soziale Kontakte pflegen.** Es ist erwiesen, dass der Kontakt mit Freunden, Lachen und die Ausübung eines Hobbys unsere Lymphozyten ankurbeln.
- **Lichttherapie im Winter.** Wenn der Körper täglich 30 Minuten lang 10 000 Lux ausgesetzt wird, hilft das, die innere Uhr zu regulieren, und beugt dem Winterblues vor, der sich nachteilig auf das Immunsystem auswirken kann. Menschen, die an einer Augenerkrankung leiden, ein manisch-depressives Syndrom haben oder psychotrope oder photosensibilisierende Medikamente einnehmen, sollten auf eine Lichttherapie jedoch verzichten.

Das Dream-Team für das Immunsystem

Wenn die Ernährung nicht ausreicht, können ausgewählte natürliche Gesundheitsprodukte Wunder wirken, um die geschwächten Abwehrkräfte wieder erfolgreich aufzupäppeln.

» Die EU-Vorschriften erlauben mir nicht, auf den Zusammenhang zwischen natürlichen Wirkstoffen und dem Immunsystem hinzuweisen. Aber eins darf ich immerhin sagen: Achtet auf euren Darm! «

MEINE TOP-EMPFEHLUNGEN

MITTEL	EFFEKTE	TAGESDOSIERUNG
Multivitamine und Mineralien (darunter Zink, Selen, Vitamin A, B6, B9, B12, C, D, usw.)	• tragen zur normalen Funktion des Immunsystems bei	je nach Zusammensetzung des Produkts
Eisen	• trägt zur normalen Funktion des Immunsystems bei	mindestens 7 mg ▶ auf nüchternen Magen oder zwischen den Mahlzeiten (nur bei bestätigtem Eisenmangel einnehmen)
Koreanischer Ginseng	• unterstützt die natürlichen Abwehrkräfte und trägt zur Funktion des Immunsystems bei	Extrakt mit mindestens 15 mg Ginsenosiden
Holunderbeere	• stärkt das Immunsystem • hilft, die Atemwege zu beruhigen	Extrakt mit mindestens 150 mg Polyphenolen oder 75 mg Anthocyaninen

Fermentierter Knoblauch	• stärkt die Abwehrkräfte	600-900 mg Extrakt mit 1,3% Allicin
Curcumin	• hilft, die Leistungsfähigkeit des Immunsystems aufrechtzuerhalten	mindestens 100 mg Curcumin ▶ zu einer Mahlzeit
Thymian	• unterstützt die natürlichen Abwehrkräfte des Körpers • vorteilhaft für eine gute Funktion der oberen Atemwege	3000-6000 mg Pulver oder Äquivalent als Extrakt ▶ aufgeteilt, zu den Mahlzeiten
Ravintsara	• hilft, die Atemwege zu befreien • beugt Erschöpfung vor	2 Tropfen in neutraler Flüssigkeit ▶ 2-3-mal täglich
Eukalyptus	• lindert Reizungen in Hals und Rachenraum • wirkt beruhigend auf den Hals	1500-2000 mg Pulver oder Äquivalent als Extrakt ▶ vor den Mahlzeiten
Grüner Tee	• »stimuliert« die T-Lymphozyten • verbessert die Abwehrkräfte des Körpers gegen ungünstige Umweltfaktoren	mindestens 500 mg Grüntee-extrakt mit 40% Polyphenolen

WEITERE HILFREICHE NAHRUNGSERGÄNZUNGSMITTEL

MITTEL	EFFEKTE	TAGESDOSIERUNG
Kupfer	• trägt zu einer normalen Funktion des Immunsystems bei	mindestens 0,5 mg (nur bei bestätigtem Mangel einnehmen)
Spirulina	• unterstützt die Immunabwehr	3-5 g

Echinacea	• stärkt die Abwehrkräfte des Körpers	750 mg Extrakt
Pfefferminze	• unterstützt das Immunsystem • beruhigt Reizungen in Mund und Hals	1 Tropfen ätherisches Öl verdünnt in pflanzlichem Öl in einer Kapsel ▶ 3-4-mal täglich
Zimt	• unterstützt die Gesundheit der Atemwege	2500-5000 mg Pulver oder Äquivalent als Extrakt ▶ vor einer Mahlzeit
Eibisch	• lindert Reizungen in Hals und Rachenraum • beruhigende Wirkung auf den Hals	mindestens 1000 mg Pulver oder Äquivalent als Extrakt ▶ vor den Mahlzeiten, einmal oder aufgeteilt
Kochbanane	• trägt zur Beruhigung der Atemwege bei, vor allem bei Allergie	1000-1500 mg Pulver oder Äquivalent als Extrakt ▶ vor den Mahlzeiten, einmal oder aufgeteilt
Shiitake	• trägt zu einer normalen Funktion des Immunsystems bei	Extrakt mit 400-800 mg AHCC oder Extrakt mit 180 mg Polysacchariden und 65 mg Betaglucanen

Kontraindikationen in Teil 3

Expertenmeinung

Dr. Gérard Garofalo, Arzt für Morphologie und Anti-Aging

»Generell beschäftigen sich Ärzte wenig mit Prävention, obwohl dies eigentlich Teil ihres Berufs sein sollte. Für die normale Funktion des Immunsystems können wir auf natürliche Gesundheitsprodukte und Nahrungsergänzungsmittel zurückgreifen. Vitamin D muss ausreichend vorhanden sein, aber auch Vitamin B9 und C, Zink, Propolis, Gelee royale, Ginseng, Astragala, Kurkuma, Echinacea und so viele andere! Nicht zu vergessen Vitamin E, das dazu beiträgt, die Zellen vor oxidativem Stress zu schützen. Ganz wichtig ist die Pflege des Darms!«

Verdauung: den Darm verwöhnen

Der Darm ist ein überaus komplexes Ökosystem, eine Art zweites Gehirn mit großem Einfluss auf die körperliche, geistige und emotionale Gesundheit. Dennoch neigen wir viel zu oft dazu, ihn zu vernachlässigen oder sogar zu misshandeln!

Essen auf die Schnelle, ständiges Naschen, übermäßiger Verzehr von ultraverarbeiteten Lebensmitteln: Immer mehr Menschen leiden regelmäßig unter Verdauungsbeschwerden, und die können sich erheblich auf die Lebensqualität auswirken. Es ist an der Zeit, Freundschaft mit dem Darm zu schließen. Darum werde ich hier alles verraten, was du schon immer über deinen Stuhlgang wissen wolltest, dich aber nie zu fragen getraut hast. Die tabulose Reise durch das Verdauungssystem ist fast so aufregend wie *Die Reise zum Mittelpunkt der Erde*.

VERDAUUNGSSTÖRUNGEN: KÖRPERLICHE ANZEICHEN

- *Blähungen*
- *Krämpfe*
- *Gastroösophagealer Reflux*
- *Verstopfung oder Durchfall*
- *Nahrungsmittelunverträglichkeiten und Überempfindlichkeiten*
- *anhaltende Müdigkeit ohne ersichtlichen Grund*
- *Schwierigkeiten bei der Aufnahme von Vitaminen und Mineralien*
- *Hyperpermeabilität des Darms*
- *Histaminintoleranz (Histaminüberschuss)*

Funktionsweise des Verdauungssystems

In welchen Schritten verläuft die Verdauung?

Die Verdauung ähnelt einer großen organisierten Reise. Die Nahrung gelangt durch den Mund in den Körper und 24–72 Stunden später durch den Anus wieder hinaus, wobei auf jeder Etappe zahlreiche Organe besucht und aktiviert werden.

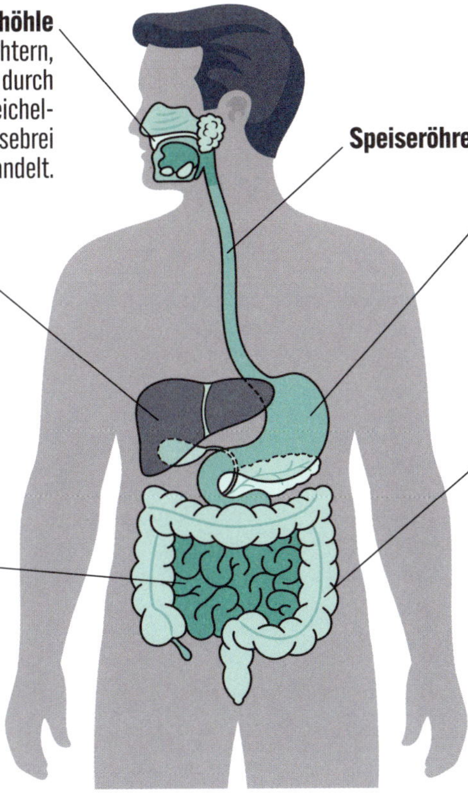

Der Verdauungstunnel: eine etwas andere Reise zum Mittelpunkt der Erde

Die Verdauung ist ein komplexer Mechanismus, bei dem Organe, Enzyme, Hormone, Bakterien und andere Faktoren zusammenwirken. Kein Wunder, dass ein Sandkorn die fein abgestimmten Abläufe stören kann.

Gastroösophageale Refluxkrankheit (Sodbrennen und Aufstoßen), Reizdarmsyndrom (Blähungen, Verstopfung oder Durchfall), Hyperpermeabilität des Darms (Leaky-Gut-Syndrom, Durchlässigkeit des Darms) gehören zu den Problemen, die Bauchschmerzen verursachen und die Lebensqualität erheblich beeinträchtigen können.

Was haben alle Verdauungsbeschwerden gemeinsam?

In den meisten Fällen ist das Darmmikrobiom aus dem Gleichgewicht geraten. Die Milliarden von Mikroorganismen (Bakterien, Hefen, Pilze), die unsere Eingeweide bewohnen, regulieren unsere Verdauungsabläufe. Aber dieses empfindliche Ökosystem kann unter dem Einfluss zahlreicher Faktoren schnell aus dem Gleichgewicht geraten, beispielsweise wegen unstrukturierter Ernährung, häufiger Einnahme von Antibiotika, chronischem Stress, Bewegungsmangel und mehr.

Die Folge: **Die Artenvielfalt der Darmflora nimmt ab, schlechte Bakterien gewinnen die Oberhand, die Durchlässigkeit der Darmwand steigt.** Wenn der Darm »undicht« ist, verliert er seine Fähigkeit, Nährstoffe wie Proteine, Mineralien oder Vitamine richtig aufzunehmen. Das kann schnell zu Mangelerscheinungen führen, und die wiederum haben unangenehme Konsequenzen: Müdigkeit, Anämie, Stress, Schlafprobleme, Schwierigkeiten mit dem Histaminhaushalt (Histamin ist ein Molekül, das der Körper auf natürliche Weise produziert, das im Übermaß aber physiologische Beschwerden verursacht).

Ein Ungleichgewicht des Mikrobioms öffnet also unangenehmen Verdauungsbeschwerden Tür und Tor. Das ist aber nicht alles. Wissenschaftler bezeichnen das Mikrobiom als »zweites Gehirn« oder »Darmhirn«, und das aus gutem Grund: In unserem Bauch befinden sich 200 Millionen Neuronen, so viele wie im Gehirn eines Hundes. Dieses echte Miniatur-Nervensystem kommuniziert über die sogenannte Darm-Hirn-Achse mit unserem Kopf. Heute weiß man, dass das Mikrobiom unsere Stimmung, unsere Immunität und unser Gewicht beeinflusst.

Also gilt es, **sich gut um das Mikrobiom zu kümmern und auf diesem Wege etwas für die Gesamtgesundheit zu tun.** Wie das geht? Dazu kommen wir jetzt.

Die Community:
Getestet und für gut befunden

»Danke für die vielen hilfreichen Informationen, ich habe endlich eine bessere Verdauung!«
»Ich habe nicht daran geglaubt, aber die Probiotika sind wirklich sehr wirksam!«
»Die Verdauungsenzyme haben mir gut getan, keine Blähungen, kein Aufstoßen mehr.«

Natürliche Lösungen für eine gute Verdauung

Auf die Ernährung kommt es an

Die Ernährung bestimmt zu 80 % die Qualität der Verdauung und des Mikrobioms. Abgesehen von einer abwechslungsreichen und ausgewogenen Ernährung möchte ich folgende Punkte betonen:

- Variiere deine Ballaststoffquellen. Wer nicht an Ballaststoffe gewöhnt ist, sollte zunächst auf **weiche, lösliche Ballaststoffe** setzen. Gekochtes Gemüse, sehr reife Früchte, Vollkorngetreide oder Hülsenfrüchte nähren die guten Bakterien, ohne den Darm zu reizen. Sinnvoll ist auch, abwechselnd rohe und gekochte Lebensmittel zu essen, um die Textur und den Nutzen zu variieren. Idealerweise solltest du 30 g lösliche und unlösliche Ballaststoffe pro Tag zu dir nehmen.
- Bei Reizdarmsyndrom oder einer chronisch-entzündlichen Darmerkrankung kann eine **Diät mit wenig FODMAPs** für einen kurzen Zeitraum von Vorteil sein. FODMAPS sind fermentierbare Zucker (Laktose, Fruktose), die schlecht absorbiert werden und Blähungen und Durchfall verursachen. Es kann helfen, sie eine Weile stark zu reduzieren, um sie dann mithilfe eines Ernährungsberaters schrittweise wieder einzuführen. Wichtig ist auch, mit dem Arzt über Nahrungsmittelunverträglichkeiten und -allergien zu sprechen.
- Beim Essensrhythmus kommt es auf Ausgewogenheit und Regelmäßigkeit an. Regelmäßige Mahlzeiten ohne Snacks zwischendurch geben dem Verdauungssystem Zeit. Kaue gut und iss langsam und ruhig. Der Verdauungstrakt liebt Ruhe!

Das Mikrobiom restaurieren

Ein gesundes Mikrobiom braucht zweierlei: regelmäßig neue Mitarbeiter und für alle die richtige Nahrung.

- **Präbiotika** sind bestimmte Ballaststoffe und komplexe Zucker, die von Natur aus in Lebensmitteln wie grünem Gemüse, Hülsenfrüchten oder Obst vorkommen. Sie dienen den guten Darmbakterien als Nahrung und regen ihr Wachstum und ihre Aktivität an. Sie dürfen gern ohne Einschränkung verzehrt werden.
- **Probiotika** sind lebende Mikroorganismen (meist Bakterien, manchmal Hefen), die gesundheitsfördernd wirken, wenn sie in ausreichender Menge aufgenommen werden. Sie sind in fermentierten Lebensmitteln wie Joghurt, Kefir, rohem Sauerkraut, Miso oder Kombucha enthalten, aber auch in einigen speziellen Nahrungsergänzungsmitteln. Sie enthalten neben darmfreundlichen Stämmen wie Laktobazillen oder Bifidobakterien auch Nährstoffe, die unsere Immunabwehr stärken und das Gleichgewicht im Darm fördern.

Sanfte und ganzheitliche Ansätze

Der Bauch mag keinen Stress. Darum ist es so wichtig, auf sanfte Techniken zu setzen, die Körper und Geist wieder ins Gleichgewicht bringen.

- **Herzkohärenz, eine Atemtechnik,** hilft, das autonome Nervensystem zu regulieren und Stress innerhalb von wenigen Minuten zu verringern.
- **Physiotherapie** kann auch bei funktionellen Störungen wie Reizdarm, Verstopfung oder Reflux Wunder wirken. Indem sie Spannungen im Zwerchfell und in den Verdauungsorganen löst, bringt sie die Darmmechanik wieder in Gang und lindert die Beschwerden rasch.
- **Akupunktur und EFT** (Emotional Freedom Technique) können helfen, die Energien im Körper ins Gleichgewicht zu bringen und Beschwerden im Bauchraum zu lindern.
- Bei ärztlich bestätigtem Reizdarmsyndrom kann auch **Hypnose** eine hervorragende ergänzende Lösung zu medikamentösen Behandlungen darstellen. Durch die Veränderung der Schmerzwahrnehmung und den Abbau von Ängsten kann sie die Symptome und die Lebensqualität erheblich verbessern. Diese Methode wurde durch zahlreiche klinische Studien bestätigt.

Den Darm mit natürlichen Wirkstoffen unterstützen

Natürliche Stoffe aus Heilpflanzen, Nährstoffe und Probiotika können gute Verbündete sein, um die Verdauung und das Gleichgewicht der Darmflora zu unterstützen. Bei Beschwerden empfehle ich aber immer zuerst eine ärztliche Untersuchung.

MEINE TOP-EMPFEHLUNGEN

MITTEL	EFFEKTE	TAGESDOSIERUNG
Für die Verdauung und die Darmflora		
Probiotika	• unterstützen das Gleichgewicht der Darmflora	je nach Produkt
Verdauungsenzyme	• fördern die Verdauung, erleichtern die Darmpassage	je nach Produkt
Melisse	• erleichtert die Verdauung • beugt oxidativem Stress vor • fördert die Entspannung	Extrakt mit mindestens 22 mg Rosmarinsäure
Vitamin B2	• trägt zur Erhaltung normaler Schleimhäute bei	mindestens 0,7 mg
Flohsamen	• unterstützen die Verdauung im Alltag und bei Verstopfung/Durchfall • nähren das Darmmikrobiom	2–10 g ▶ anfangs geringe Menge, langsam steigern, vor oder zwischen den Mahlzeiten
Bei Blähungen und Völlegefühl		
Aktivkohle	• fördert die Verdauung • lindert Blähungen	1200–1800 mg ▶ eine Hälfte vor einer Mahlzeit, die andere Hälfte danach
Kreuzkümmel	• erleichtert die Verdauung bei Blähungen	500–1500 mg Pulver oder Äquivalent als Extrakt

Bei Reflux		
Lithothamnium	• reguliert die Magensäure	350 mg pro Einnahme ▶ vor dem Frühstück und dem Abendessen oder vor dem Frühstück und dem Schlafengehen
Natron	• schützt die Speiseröhre bei Reflux • trägt zur Linderung bei saurem Reflux bei	½ TL, in Wasser aufgelöst ▶ vor den Hauptmahlzeiten oder vor dem Schlafengehen
Grüne Tonerde	• hilft, den Magen und die Speiseröhre bei aufsteigender Säure zu schützen	½–1 TL, in Wasser aufgelöst ▶ 30 Minuten vor den Hauptmahlzeiten und in zeitlichem Abstand zur Einnahme von Medikamenten oder Nahrungsergänzungsmitteln
Bei einem Mangel an Magensäure (Hypochlorhydrie)		
Betan HCL	• hilft, den Säuremangel auszugleichen	650 mg vor den Hauptmahlzeiten ▶ Menge langsam steigern
Ingwer	• fördert die Produktion von Magensäure	1000–1500 mg Pulver oder Äquivalent als Extrakt
Bei Verstopfung		
Pektine	• binden Wasser und verhindern, dass der Stuhl zu hart wird • aktivieren die Darmmotorik	je nach Produkt
Bockshornklee	• lindert Verstopfung • fördert die Verdauung	1000–2500 mg ▶ vorzugsweise nach den Mahlzeiten

Bei Durchfall (als Ergänzung zu oraler Rehydratation)		
Heilerde	• trägt zur Verlangsamung einer beschleunigten Darmpassage bei • absorbiert übermäßige Flüssigkeit im Darm	1-3 g pro Tag ▶ 2-3-mal täglich in zeitlichem Abstand zu den Mahlzeiten
Saccharomyces cerevisiae* oder *boulardii	• binden Flüssigkeit im Darm • verlangsamen die Darmpassage	je nach Produkt
Zur Unterstützung der Leber		
Mariendistel	• unterstützt die Funktion und Entgiftung der Leber • hilft, die Leberzellen zu schützen und zu regenerieren • fördert die Verdauung	• akut: Extrakt mit 300-400 mg Silymarin • als vorbeugende Kur: Extrakt mit 150-200 mg Silymarin ▶ 15-30 Minuten vor einer Mahlzeit
Cholin	• trägt zur Aufrechterhaltung einer normalen Leberfunktion bei	100-400 mg
Desmodium	• fördert die Leberfunktion • unterstützt die Entgiftung der Leber	Extrakt mit mindestens 45-90 mg Saponosiden ▶ 15-30 Minuten vor einer Mahlzeit
Artischocke	• unterstützt die Entgiftung der Leber • fördert die Verdauung	Extrakt mit mindestens 15 mg Cynarin ▶ 15-30 Minuten vor einer Mahlzeit
Multivitamine und Mineralien	• ausgleichend bei Mangelerscheinungen	je nach Produkt
Bei Histaminintoleranz		
DAO	• hilft, überschüssiges Histamin leichter abzubauen	0,3 mg oder 20 000-30 000 UDH ▶ vor den Hauptmahlzeiten

Bei Hyperpermeabilität des Darms		
Glutamin	• fördert eine gute Darmgesundheit • kann Hyperpermeabilität des Darms lindern	2-5 g ▶ vor oder zwischen den Mahlzeiten oder vor dem Schlafengehen
Curcumin	• entzündungshemmend (nicht bei Krankheiten) • hilft, die normale Funktion der Leber aufrechtzuerhalten, und fördert die Verdauung	Extrakt mit mindestens 90 mg Curcumin ▶ zu einer Hauptmahlzeit
Vitamin E	• hilft bei der Bekämpfung von oxidativem Stress	mindestens 6 mg

Expertenmeinung

Dr. Hynde Karrouk, Arzt für Wiederbelebungsanästhesie, Mikronährstoffspezialist

»Wie wir alle wissen, ist die Leber eines der mächtigsten Organe für die Entgiftung des Körpers: Mithilfe von Enzymen, spezialisierten Proteinen, ermöglicht sie die Beseitigung der wichtigsten Abfallstoffe des Körpers. Dabei handelt es sich um Abfälle der Zellaktivität, aber auch beispielsweise um Pestizide oder Medikamente. Ihre Aktivität kann jedoch durch ein Übermaß an Toxinen überfordert werden. Kritisch ist auch ein Mangel an enzymatischen Kofaktoren, also Molekülen, die für eine ordnungsgemäße Leberfunktion notwendig sind.

Darum ist es so wichtig, sich mit natürlichen Wirkstoffen zu beschäftigen, die die Funktion der Leberzellen verbessern können, zumal die Belastungen durch Umwelteinflüsse stetig zunehmen. Johanniskraut, Mariendistel und viele andere unterstützen die Leberfunktionen und helfen bei der Entgiftung. Wer deren Wirksamkeit leugnet, verschließt sich vielen therapeutischen Möglichkeiten, die Tätigkeit der Leber zu verbessern. Denn es ist durchaus möglich, die Leberentgiftung zu beeinflussen. Das sollte aber IMMER in Absprache mit dem Hausarzt geschehen, denn einige Pflanzen können sich - abhängig vom individuellen Gesundheitszustand - als gefährlich erweisen und sollten mit Vorsicht verwendet werden.«

WEITERE HILFREICHE NAHRUNGSERGÄNZUNGSMITTEL

MITTEL	EFFEKTE	TAGESDOSIERUNG
Schwarzkümmel	• unterstützt die Darmpassage und verringert Blähungen	1500-2000 mg Pulver oder Äquivalent als Extrakt
Schwarzer Rettich	• unterstützt Verdauung und Lebertätigkeit	400-1000 mg Pulver oder Äquivalent als Extrakt
Aloe vera	• trägt zur normalen Funktion des Verdauungssystems bei, vor allem durch ihre beruhigende, schützende und reparierende Wirkung auf die Schleimhäute des Magen-Darm-Trakts	200-500 mg Pulver oder Äquivalent als Extrakt mit ca. 23-58 mg Acemannan
Malve	• erleichtert die Darmpassage	7000 mg Pulver oder Äquivalent als Extrakt

Kontraindikationen in Teil 3

Expertenmeinung

Dr. Christian Ledoux, Ernährungsmediziner

»Um eine gute Verdauungsfunktion sicherzustellen, kann die Vorbeugung nur über eine gesunde physiologisch durchlässige Darmbarriere erfolgen. Die Durchlässigkeit wird hauptsächlich durch die Lebensweise beeinträchtigt (falsche Ernährung, Medikamente, zu wenig oder zu viel Sport, Stress). Bei einem hyperpermeablen Darm ist es notwendig, einen Ernährungsmediziner zu konsultieren, um mit einer geeigneten Behandlung die physiologische Durchlässigkeit des Darms wiederherzustellen. Nahrungsergänzungsmittel können helfen, eine gute Darmfunktion aufrechtzuerhalten. Ein Sportler oder jemand, der unter Stress steht, kann beispielsweise Curcumin wegen seiner entzündungshemmenden Wirkung und seiner verdauungsfördernden Wirkung anwenden oder auch Glutamin, das die Permeabilität der Darmbarriere verringert. Wichtig sind auch Mikronährstoffe, um Mangelerscheinungen zu beheben und das Darmmikrobiom zu pflegen.«

Haare: glänzend und gesund

Haare sind mehr als nur ein ästhetisches Merkmal. Sie sind ein Spiegel unserer Vitalität und ein aussagekräftiges Barometer für unser allgemeines Wohlbefinden! Leider plagen sich Millionen von Menschen mit Haarproblemen herum, von Haarausfall über stumpfes Haar bis zu Spliss.

Es ist bekannt, dass konventionelle Lösungen (Wundershampoos, chemische Lotionen) zwar mit vollmundigen Versprechungen beworben werden, aber bestehende Haarprobleme sogar noch verschlimmern können.

Es wäre naiv, auf Werbeaussagen, die schnelles Wachstum oder ewigen Glanz versprechen, hereinzufallen. Viel sinnvoller ist es, die Haargesundheit unter den Gesichtspunkten der natürlichen, ganzheitlichen Gesundheit zu betrachten, denn unser Haar unterliegt denselben physiologischen Gesetzen wie der Rest unseres Körpers.

Die Geheimnisse des Haarwuchses

Wie wachsen Haare?

Beginnen wir mit einem kleinen Kurs in Haarbiologie. Dieser ist nicht so schwierig, wie ein Haar in einem Heuhaufen zu finden. Die Haarwurzel, die unter der Kopfhaut liegt, nennt man Haarfollikel. Er ist eine kleine Keratinfabrik, in der sich spezialisierte Stammzellen befinden, die das Haar immer wieder regenerieren können.

An der Basis des Follikels befinden sich die Melanozyten. Dies sind Zellen, die Melaninpigmente (schwarz, braun oder rot) produzieren. Sie verleihen dem Haar seine Farbe und sorgen für seinen Glanz.

Jedes Haar folgt einem ganz bestimmten Lebenszyklus:

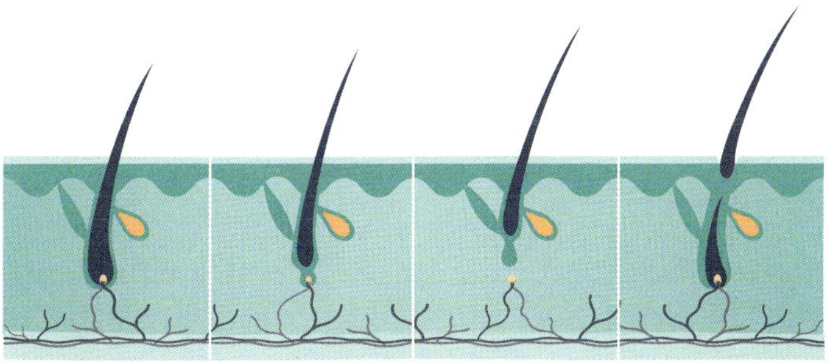

ANAGENE PHASE → **KATAGENE PHASE** → **TELOGENE PHASE**

ANAGENE PHASE	KATAGENE PHASE	TELOGENE PHASE
Aktives Wachstum des Haars (3 Jahre)	Aufsteigen der Haarwurzel an die Oberfläche der Kopfhaut und Ablösung vom Follikel (3 Wochen)	Ausfallen des Haares und Vorbereitung des Follikels auf einen neuen Zyklus. (3 Monate)

Das Haar braucht in jeder Wachstumsphase eine maßgeschneiderte Versorgung, wie Proteine für das Keratin, Antioxidantien, um den Glanz zu erhalten, und Spurenelemente, um die Melanozyten zu nähren. Jeder Nährstoff spielt eine bestimmte Rolle.

» Ätherisches Rosmarin-Cineol-Öl, verdünnt mit Schwarzkümmel- und Rizinusöl, gibt den Haaren bei lokaler Anwendung einen echten Kick! «

Dieser Haarzyklus sorgt für die natürliche Erneuerung des Haares, wobei im Durchschnitt 50 bis 100 Haare pro Tag ausfallen. Das ist kein Grund zur Sorge, aber wenn der Haarausfall immer schneller voranschreitet, ist es an der Zeit, nach Ursachen zu suchen.

Welche Faktoren schaden den Haaren?

Eine schlechte Haargesundheit geht meistens auf mehrere Ursachen zurück.

- Ganz oben auf der Liste stehen **hormonelle Störungen.** Bei einem Überschuss an DHT (Dihydrotestosteron), das aus der Umwandlung von Testosteron entsteht, wird das Haar dünner und fällt frühzeitig aus, wie bei der androgenetischen Alopezie. Bei Östrogenmangel gerät das Haarwachstum ins Stocken, vor allem nach der Menopause. Ein Ungleichgewicht der Schilddrüse kann die Ursache von stumpfem und brüchigem Haar sein.
- Ein weiterer Erzfeind der Haare sind **oxidativer Stress und Entzündungen.** Wenn der Körper einem Übermaß an freien Radikalen ausgesetzt ist (etwa durch Umweltverschmutzung, Rauchen oder UV-Strahlen), degenerieren die Zellen im Follikel schneller, und das Wachstum verlangsamt sich. Außerdem kann es zu Kopfhautreizungen kommen, die die Haarwurzeln buchstäblich ersticken!
- Besonders problematisch ist aber wohl der **Cocktail aus Nährstoffmängeln,** der bei vielen Menschen vorliegt. Minderwertige Proteine, ein Mangel an B-Vitaminen und Mineralien sowie ein Defizit an essenziellen Fettsäuren können die Vitalität des Haars an der Wurzel untergraben. Die Folge ist eine stumpfe, dünne und brüchige Haarfaser.
- Hinzu kommen **äußere Belastungen:** Luftverschmutzung, wiederholte chemische Behandlungen (Färben, Dauerwelle) und der übermäßige Einsatz von Heizgeräten (Föhn, Glätteisen). Sie sollen die Haare verschönern, schwächen aber in Wirklichkeit den Haarschaft, bis er manchmal sogar bricht.

- Schließlich spielt auch **Stress** eine große Rolle beim reaktiven Haarausfall (telogenes Effluvium). Durch die übermäßige Ausschüttung des Stresshormons Cortisol wird die anagene Phase verkürzt und das Haar in die telogene Phase gezwungen. Die Folge: Hunderte von abgestorbenen Haaren fallen auf einen Schlag aus, das Haar wird dünn und schütter.

Glücklicherweise lässt sich der Schaden durch eine gesunde Lebensweise und natürliche Gesundheitsprodukte weitgehen begrenzen.

Die Community: Getestet und für gut befunden

»Zink hat meinen Haaren sehr gut getan.«

»Meine Friseurin fragte mich, was ich mit meinem Haar gemacht hätte. Sie sagte, sie hätte es noch nie so schön und voll gesehen.«

»Ich nehme Zinkbisglycinat für meine Haare: tolle Ergebnisse!«

»Meine Haare sind top, meine Friseurin ist ganz erstaunt.«

Natürliche Ansätze für schöne Haare

Gute Ernährung, kräftige Haare

- Bei den **Proteinen** ist es wichtig, auf vollständige und bioverfügbare Quellen zu setzen. Eier liefern viele wertvolle Aminosäuren, Biotin und andere B-Vitamine. Fettreiche Fische enthalten hochwertige Proteine und entzündungshemmende Fettsäuren. Sehr gute Proteinlieferanten sind auch Hülsenfrüchte wie Linsen, Kichererbsen und Bohnen.

- Bei **Obst und Gemüse** sollte ein Schwerpunkt auf Sorten liegen, die reich an Antioxidantien sind. Spinat, Brokkoli und andere Kreuzblütler enthalten viele Mikronährstoffe und eignen sich hervorragend, um die Haarwurzel mit Sauerstoff zu versorgen und Haarausfall vorzubeugen. Beeren (Heidelbeeren, Himbeeren, Brombeeren) enthalten eine Fülle an schützenden Polyphenolen. Avocados sind besonders reich an essenziellen Fettsäuren und Vitamin E.
- **Biotin** ist für die Gesundheit der Haare unerlässlich. Eine ausgezeichnete Quelle ist Bierhefe, egal ob in Form von Flocken, Tabletten oder Kapseln. Mit seinem hohen Gehalt an Vitamin B8 (notwendig für die Keratinproduktion), Zink und Aminosäuren wirkt dieser einzellige Pilz Wunder und stärkt das Haar von innen heraus. Dasselbe gilt für Hülsenfrüchte, Nüsse (Mandeln, Paranüsse) und Vollkornprodukte, die von Natur aus reichlich Biotin enthalten.
- Schließlich sind auch **die guten Fette** ein wichtiger Faktor für gesundes Haarwachstum. Leinöl ist reich an Omega-3-Fettsäuren und kann roh verzehrt werden (in Salaten oder in selbst gemachter Mayonnaise). Leindotteröl besitzt stärkende Eigenschaften. Auch fetter Fisch aus Wildfang (Sardinen, Hering, Lachs) liefert vollständige Proteine und gesunde Fette. Selbstverständlich ist bei Fett maßvoller Genuss wichtig, damit die Kalorienbilanz nicht aus dem Lot gerät.

Schädliche Faktoren im Alltag vermeiden

Es ist zwar unmöglich, alle Faktoren zu beseitigen, die der Gesundheit und Schönheit der Haare schaden, aber durch gute Gewohnheiten lassen sich ihre Auswirkungen verringern.

- Empfehlenswert für den täglichen Gebrauch sind **schützende Pflegeprodukte** (Anti-Pollution-Shampoos, Anti-Partikel-Sprays), die Schmutz entfernen und eine unsichtbare Barriere auf dem Haar schaffen. Produkte mit Detox-Wirkstoffen (pflanzliche Kohle, Tonerde, Pflanzenpulver) reinigen die Kopfhaut, ohne sie anzugreifen.
- **Chemische Behandlungen und aggressive Stylingtechniken** sollten möglichst eingeschränkt werden. Es kann schon helfen, mehr Zeit zwischen den Friseurterminen einzuplanen oder zu sanften Behandlungstechniken zu greifen. Auch der Friseur sollte möglichst natürliche Produkte verwenden, um die Haarschäden zu begrenzen.
- **Hitze vermeiden, sie strapaziert die Haare.** Besser als die heißen Eisen des Haarglätters ist eine Hitzeschutzbehandlung mit pflanzlichen Ölen. Den Föhn am besten auf Kaltluft (oder lauwarme Luft) einstellen und reichlich Abstand zum Kopf

halten, um einen Hitzeschock zu vermeiden. Wer noch mehr tun will, kann zum Schluss die Spitzen mit einem »nährenden« Öl einreiben, um die Feuchtigkeit zu versiegeln.

- **Stress abbauen.** Auf S. 104 stelle ich einige natürliche Strategien vor, die beim Entspannen helfen.
- **Hormonelles Gleichgewicht.** Eine Untersuchung beim Arzt kann Aufschluss darüber geben, ob Unausgewogenheiten des Hormonhaushalts die Ursache von Haarproblemen sind und eventuell behandelt werden sollten.
- **Die Mikrozirkulation der Kopfhaut verbessern.** Eine ausgewogene Ernährung ist gut und schön, aber die Mikronährstoffe müssen auch wirklich ankommen. Darum kann es sinnvoll sein, die Mikrozirkulation der Kopfhaut zu verbessern.

Schon gewusst?

Nichts geht über die gute alte Kopfmassage, am besten vor der Haarwäsche bei trockenen Haaren - oder zur Entspannung am Abend. Die Fingerspitzen in kleinen kreisenden Bewegungen über die gesamte Kopfhaut wandern lassen, vom Nacken bis zur Stirn: sanft drücken und streichen, leicht klopfen. Ziel ist es, die Blut- und Lymphzirkulation durch sanfte, aber belebende Berührungen anzuregen. 3-5 Minuten reichen aus, um die Follikel mit diesem einfachen, angenehmen Ritual zu beleben. Und wer es noch schafft, dabei schön gleichmäßig tief in den Bauch zu atmen, bekommt eine echte Wellness-Behandlung - ganz und gar kostenlos.

Nahrungsergänzungsmittel für schöne Haare

Es ist nicht immer einfach, den Nährstoffbedarf der Haare allein durch die Ernährung zu decken. Wer seinen Haaren einen Schub geben möchte, kann erwägen, die Zufuhr an wichtigen Mikronährstoffen zu erhöhen.

MEINE TOP-EMPFEHLUNGEN

MITTEL	EFFEKTE	TAGESDOSIERUNG
Biotin (Vitamin B8)	• trägt zur Gesunderhaltung der Haare bei	50 µg
Selen	• trägt zur Gesunderhaltung der Haare bei	30–55 µg ▶ vor oder am Anfang einer Mahlzeit
Zink	• trägt zur Gesunderhaltung der Haare bei	10–15 mg ▶ 15 Minuten vor einer Mahlzeit, zwischen den Mahlzeiten oder vor dem Schlafengehen
Eisen	• trägt zur Gesunderhaltung der Haare bei	14 mg ▶ 15 Minuten vor einer Mahlzeit, zwischen den Mahlzeiten oder vor dem Schlafengehen (nur bei ärztlich bestätigtem Eisenmangel)
Acker-Schachtelhalm	• verbessert den Zustand der Haare • regt den Haarwuchs an und kräftigt die Haare	800–1500 mg Pulver oder Äquivalent als Extrakt
Bambus	• enthält Silizium, das die Haare verschönert	Extrakt mit mindestens 40 mg Silizium
Brennnessel	• liefert Mineralien und Spurenelemente, die das Haar stärken	600–1200 mg Pulver oder Äquivalent als Extrakt ▶ die Hälfte zum Abendessen, die andere Hälfte vor dem Schlafengehen
Cystein und Methionin (direkte Vorstufen von Keratin)	• fördern den natürlichen Glanz der Haare	mindestens 300 mg von einem der beiden oder von jedem 150 mg ▶ 15 Minuten vor einer Mahlzeit oder zwischen den Mahlzeiten

WEITERE HILFREICHE NAHRUNGSERGÄNZUNGSMITTEL

MITTEL	EFFEKTE	TAGESDOSIERUNG
Kupfer	• trägt zur Gesunderhaltung der Haare bei	1 mg ▶ 15 Minuten vor einer Mahlzeit, zwischen den Mahlzeiten oder vor dem Schlafengehen (nur bei ärztlich bestätigtem Kupfermangel)
Sägepalme	• kann die Bildung von DHT hemmen	1000–2000 mg Pulver oder Äquivalent als Extrakt mit mindestens 50 mg freien Fettsäuren ▶ zu einer Mahlzeit
Rauke	• regt die Follikelaktivität an und fördert den Haarwuchs	500 mg Pulver oder Äquivalent als Extrakt
Weiße Taubnessel	• reguliert die Talgproduktion	1 000 mg Pulver oder Äquivalent als Extrakt

Kontraindikationen in Teil 3

Expertenmeinung

Dr. Fatima Boclet, Allgemeinmedizinerin, spezialisiert auf Haargesundheit

»Haarausfall kann verschiedene Ursachen haben. Oft sind unterschiedliche Faktoren beteiligt. Es können genetische Ursachen vorliegen, man kann aber auch auf anderen Ebenen ansetzen. Ich glaube daher an eine ganzheitliche Behandlung. Hier kommen die Lebensweise (Stressbewältigung, Aminosäuren aus der Ernährung) sowie Nahrungsergänzungsmittel wie Vitamine und Mineralien (Zink, Biotin, Eisen und andere) und Pflanzen (Sägepalme, Brennnessel, Ackerschachtelhalm usw., je nach Einzelfall) ins Spiel. Auch manche Medikamente können interessant sein. Andere hingegen können wie ein Flicken eine leicht zu behebende Ursache verbergen.«

Haut: Schönheit kommt von innen

Wenn die Haut in Ordnung ist, ist alles in Ordnung. Wer schöne Haut hat, fühlt sich wohl und strahlt Selbstvertrauen aus. Außerdem sagt der Zustand der Haut viel über die allgemeine Gesundheit aus.

Die Haut ist ein vollwertiges Organ mit lebenswichtigen Funktionen für die Gesamtgesundheit. Sie ist Schutzbarriere gegen Angriffe von außen, natürlicher Thermostat, Vitamin-D-Fabrik – ein kleines Wunder der Evolution! Nur leider macht unsere moderne Lebensweise der Haut zu schaffen. In diesem Kapitel erkläre ich die physiologischen Bedürfnisse der Epidermis und stelle Wirkstoffe und Pflegeprodukte vor, die sie zum Strahlen bringen.

STRAPAZIERTE HAUT: KÖRPERLICHE ANZEICHEN

- *fleckiger Teint*
- *Unreinheiten, Akne*
- *Spannungsgefühl, Juckreiz*
- *diffuse Rötungen*
- *trockene, dehydrierte Haut*
- *vorzeitiges Auftreten von feinen Linien und Falten*

Funktionsweise der Haut

Wie ist die Haut aufgebaut?

Beginnen wir mit einer Auffrischung der Anatomie, aber ohne viele medizinische Fachausdrücke. Ich halte es einfach und visuell! Die Haut besteht aus mehreren Schichten, die bei der Verteidigung des Körpers Hand in Hand arbeiten:

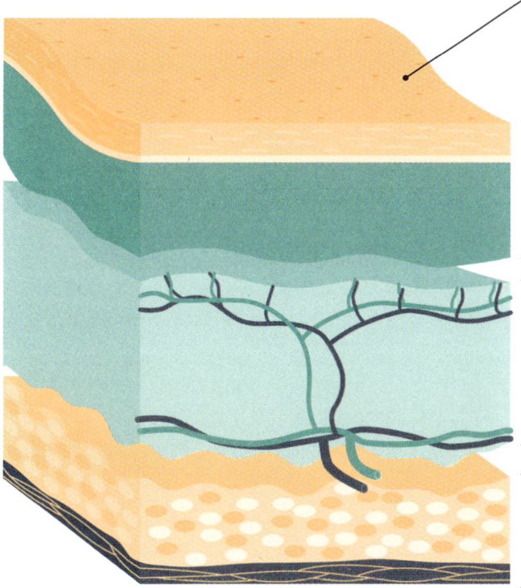

Hydrolipidfilm
Wehrt äußere Einflüsse durch Schweiß und Talg ab: als Schutzbarriere.

Epidermis
Sorgt durch Keratinozyten (die das Keratin herstellen) und Melanozyten (die das Hautpigment produzieren) für Wasserundurchlässigkeit und Elastizität. Ein intelligenter Abwehrschild.

Dermis
Sorgt durch Kollagen- und Elastinfasern für Geschmeidigkeit und Festigkeit.
Sichert durch ein Netzwerk von Blutgefäßen, Nervenenden und Drüsen die Hydratation und Ernährung der Zellen.

Hypodermis
Sorgt durch Fettläppchen für Wärmeisolierung und Energiereserven - wie die Vorräte in einer Festung für Zeiten der Belagerung.

Die faszinierendste Eigenschaft der Haut ist ihre Fähigkeit, sich ständig zu erneuern. Alle 4–6 Wochen sterben die Zellen der Epidermis ab und werden in einem geregelten Zyklus durch neue ersetzt. Doch trotz dieses fein getakteten Erneuerungsprozesses kann es vorkommen, dass die Haut aus dem Gleichgewicht gerät.

Welche Faktoren wirken sich negativ auf die Haut aus?

Entzündliche Prozesse wie Akne, Ekzeme, Psoriasis, Rosacea, Feuchtigkeitsmangel und Zeichen der Zeit können die Haut schwächen. Und es gibt noch viele weitere Faktoren, die eine Rolle spielen.

- Da wäre zunächst einmal **das genetische Erbe.** Manche Haut ist anfälliger als andere oder von Natur aus trocken, fettig oder empfindlich.
- Dann sind da **hormonelle Veränderungen,** die vor allem Frauen betreffen. In der Pubertät, im Lauf des Zyklus, bei einer Schwangerschaft oder in den Wechseljahren ist die Haut dem Auf und Ab der Hormone ausgesetzt. So führt der Östrogenabfall, der lange vor der Prämenopause einsetzen kann, zu verminderter Kollagenproduktion. Aber auch bei Männern wirkt sich mit zunehmendem Alter der Rückgang des Testosterons auf die Haut aus.
- Eine Überreaktion des Immunsystems der Haut kann durch ein **unausgewogenes Darmmikrobiom** und einen Überschuss an Talg gefördert werden. Das Ergebnis sind verstopfte Poren und Entzündungen, also Mitesser und Pickel.

Schon gewusst?

Das Darmmikrobiom ist zurzeit ein wichtiges Gesprächsthema, aber ein ähnliches Mikrobiom gibt es auch auf der Haut. Rund eine Milliarde Mikroorganismen (Bakterien, Hefepilze, Milben) leben in friedlicher Eintracht auf der Hautoberfläche und spielen eine wichtige Rolle bei der Immunabwehr und der Regulierung des pH-Werts. Ein unausgeglichenes Hautmikrobiom öffnet Reizungen und Unreinheiten Tür und Tor!

- **Flüssigkeitsmangel** führt dazu, dass die Haut an Elastizität und Glanz verliert. Was ist schuld? Ungünstiges Wetter wie Kälte und Wind, trockene Heizungs- oder Klimaanlagenluft, aber auch ein Mangel an essenziellen Fettsäuren und Vitaminen.
- Weitere Faktoren sind **Umweltverschmutzung und Stress,** vor allem oxidativer Stress. Diese täglichen Belastungen führen zu einer Überproduktion von schädlichen freien Radikalen, die Hautzellen angreifen und schädigen.
- Und schließlich spielen **ungünstige Lebensgewohnheiten** eine Rolle. Tabak, Alkohol, Schlafmangel und ungeschützte Sonnenbestrahlung schaden der Haut und lassen sie fahl aussehen.

» Freie Radikale, die oxidativen Stress verursachen, sind hochreaktive Moleküle, die die Zellen angreifen. Stell dir einen halbierten Apfel vor: Er wird an der Oberfläche sehr schnell braun. Das ist die Oxidation, die eine beschleunigte Alterung bewirkt. «

Stress, Müdigkeit, Mangelerscheinungen – jede Störung lässt sich auf der Haut wie aus einem offenen Buch ablesen. Wer schöne Haut haben möchte, muss sie also von innen pflegen.

Die Community: Getestet und für gut befunden

»Seit ich Zink nehme, habe ich keine Hautunreinheiten mehr.«

»Anfangs hatte ich Zweifel, ob Kollagen wirklich etwas bringt. Dann habe ich bemerkt, dass meine Haut straffer wurde. Danke.«

»Ich habe Weizen-Ceramide genommen, und es war super für meine Haut.«

»Nachdem ich eine gute Form von Zink gewählt hatte, konnte ich einen deutlichen Unterschied an meiner Haut feststellen.«

»Das Kollagen ist super. Der Unterschied ist meinem Teint anzusehen.«

Expertenmeinung

Dr. Frédéric Lange, plastischer Chirurg

»In unserem Medizinstudium wird sehr wenig über die Schönheit der Haut und die Ernährung, über Nahrungsergänzungsmittel oder auch die Bedeutung des Schlafs geforscht, was sehr schade ist. Als Arzt empfehle ich meinen Patientinnen Nahrungsergänzung mit Kollagen, da dieses Protein eine entscheidende Rolle für die Struktur und die Elastizität der Haut spielt. Mit zunehmendem Alter nimmt die Kollagenproduktion ab, was zu Falten und Verlust an Straffheit führen kann. Obwohl sich die Beweise noch in der Entwicklung befinden, deuten einige Studien darauf hin, dass Kollagenpräparate die Feuchtigkeit und die Struktur der Haut verbessern könnten, was zu einem jüngeren und gesünderen Aussehen beiträgt.«

Natürliche Lösungen für jugendlich-schöne Haut

Zwei Grundregeln für die Haut

1. Wasser

Wasser ist die natürliche Klimaanlage der Haut. Es hilft, den Feuchtigkeitsgehalt der Haut zu erhalten und angesammelte Giftstoffe abzuleiten. Außerdem fördert es die Mikrozirkulation und versorgt die Zellen tief im Inneren mit Sauerstoff. Das ist das Geheimnis eines frischen und erholten Aussehens am Morgen!

Mindestens 1,5 Liter pro Tag sollte man trinken, je nach körperlicher Aktivität, Gewicht, Wetter und Koffeinkonsum, am besten über den Tag verteilt. Auch grüner Tee ist geeignet, um die Haut mit Feuchtigkeit zu versorgen. Aber bitte nicht zu viel davon trinken, sonst wirkt er harntreibend. Grüner Tee hat außerdem antioxidative Eigenschaften. Zwei Tassen pro Tag unterstützen eine schöne Haut, bei Eisenmangel sollte es höchstens eine sein. Außerdem gehört zur Feuchtigkeitsversorgung auch eine hochwertige Creme.

2. Omega-3

Omega-3-Fettsäuren sind Bestandteil der Zellmembranen der Epidermis, insbesondere des interzellulären Zements. Sie sorgen für eine stärkere, elastischere Haut, die Feuchtigkeit gut hält. Kein Wunder, dass Völker wie die Japaner oder die Inuit, die viele Omega-3-Fettsäuren zu sich nehmen, eine beneidenswert glatte Haut haben. Wer über die Ernährung etwas Gutes für die Haut tun will, sollte auf kleine, fette Fische (Sardinen, Makrelen, Heringe) und pflanzliche Öle (Raps, Walnüsse, Leinsamen) setzen.

Gut für die Leber sorgen

Verdauungsstörungen können die Schönheit deiner Haut beeinflussen. Dass dabei auch die Leber eine Rolle spielt, wird oft vergessen. Wer gut für die Leber sorgen will, sollte ausreichend schlafen, auf körperliche Bewegung und auf die Ernährung achten. Besonders gut zur Leber sind Kreuzblütler (Brokkoli, Meerrettich, Kohl) und Heilpflanzen wie Mariendistel oder Desmodium.

Natürliche Wirkstoffe für eine gesunde, schöne Haut

Es gibt eine Vielzahl natürlicher Gesundheitsstoffe, die für die Struktur, die Schönheit, den Glanz und die Elastizität der Haut wichtig sind.

MEINE TOP-EMPFEHLUNGEN

MITTEL	EFFEKTE	TAGESDOSIERUNG
Zink	• trägt zur Gesunderhaltung der Haut bei • trägt zum Schutz der Zellen vor oxidativem Stress bei	10–15 mg ▶ 15 Minuten vor einer Mahlzeit, zwischen den Mahlzeiten oder vor dem Schlafengehen
Jod	• trägt zur Gesunderhaltung der Haut bei	mindestens 75 µg
Vitamin B	• trägt zur Gesunderhaltung der Haut bei (B2, B3, B8)	50 % des NRV (siehe S. 282)
Schwarzkümmelöl	• verschönert die Haut	1500 mg ▶ zu einer Hauptmahlzeit
Omega-3 (ALA/DHA/EPA)	• verbessert Straffheit und Festigkeit der Haut	mindestens 500 mg ▶ zu einer Hauptmahlzeit
Kollagen	• verleiht der Haut Elastizität und Geschmeidigkeit • fördert Struktur und Festigkeit der Haut, bekämpft Falten und Alterserscheinungen	2,5–5 g ▶ auf nüchternen Magen zwischen den Mahlzeiten oder vor dem Schlafengehen (wenn das Abendessen lange vor dem Schlafengehen liegt)
Brennnessel	• trägt zur Erhaltung einer gesunden und reinen Haut bei	1000 mg Pulver oder Äquivalent als Extrakt

Vitamin C	• trägt zur normalen Kollagenbildung bei, um die normale Funktion der Haut zu gewährleisten • trägt zum Schutz der Zellen vor oxidativem Stress bei	mindestens 40 mg
Weizenceramide Typ Lipowheat®	• verbessern den Feuchtigkeitsgehalt und die Ausstrahlung der Haut • tragen zur Erhaltung der Jugendlichkeit der Haut bei	350 mg ▶ unmittelbar vor oder zu einer Mahlzeit
Vitamin E	• hilft, die Zellen vor oxidativem Stress zu schützen	mindestens 6 mg ▶ etwa zehn Minuten vor einer Mahlzeit oder zu einer fettsäurehaltigen Mahlzeit
Selen	• hilft, die Zellen vor oxidativem Stress zu schützen	27,5 µg ▶ unmittelbar vor oder zu einer Mahlzeit
Curcumin	• trägt zur Erhaltung normaler Haut bei • wirkt entzündungshemmend und antioxidativ • verlangsamt die Entwicklung von Alterungserscheinungen	90 mg ▶ zu einer Hauptmahlzeit
Betacarotin (Provitamin A)	• bereitet die Haut auf die Sonne vor • verlängert die Bräune • verleiht einen gesunden Teint	4,8 mg

WEITERE HILFREICHE NAHRUNGSERGÄNZUNGSMITTEL

MITTEL	EFFEKTE	TAGESDOSIERUNG
Silizium	• hilft, die Schönheit der Haut zu erhalten	mindestens 75 mg
Hyaluronsäure	• unterstützt den Feuchtigkeitshaushalt der Haut • verleiht der Haut Spannkraft und Elastizität	120 mg ▶ unmittelbar vor oder zu einer Mahlzeit
Annatto	• bereitet die Haut auf die Sonne vor • verlängert die Bräune • verleiht einen gesunden Teint	Äquivalent zu 2000 mg Samen ▶ zu einer Mahlzeit
Zimt	• fördert eine schöne Hautstruktur	2500 mg Pulver oder Äquivalent als Extrakt
Nachtkerze (Öl)	• Hautgesundheit	Extrakt mit mindestens 90 mg GLA
Traubenkernextrakt	• hilft, oxidativen Stress zu bekämpfen	50 mg
Vitamin A	• trägt zur Gesunderhaltung der Haut bei	200 µg

Kontraindikationen in Teil 3

Expertenmeinung

Dr. Chahinez Filali, Allgemeinmediziner für Ästhetik

»Nach meinem Medizinstudium habe ich mich in Anti-Aging und Kosmetologie weitergebildet. Im Laufe meiner Tätigkeit wurde mir klar, dass die normale Hautpflege oft nicht ausreicht, um die gewünschten Ergebnisse zu erzielen. Ich bin zu dem Schluss gekommen, dass man über eine gut abgestimmte Hautpflege und eine ausgewogene und abwechslungsreiche Ernährung hinaus auch Nahrungsergänzungsmittel mit gutem Erfolg einsetzen kann. Meinen Patienten, die sich eine ganzheitliche Versorgung von innen und außen wünschen, empfehle ich beispielsweise Zink, Magnesium, hydrolysiertes Kollagen, Jod, Vitamin B und C oder Schwarzkümmelöl, je nach Hauttyp.«

Sport: gesund und leistungsfähig bleiben

Du hast beschlossen, (wieder) mit Sport anzufangen oder deine Leistung zu steigern? Herzlichen Glückwunsch, das ist die beste Entscheidung, die du für deine Gesundheit treffen konntest!

Es ist gar nicht so leicht, mit Sport zu beginnen. Das Fitnessstudio ist nicht jedermanns Sache, der Muskelkater kann fürchterlich sein, und die Ziele können einem leicht entgleiten. Ganz wichtig ist, nicht in die Fallen der »Sportindustrie« zu tappen, etwa fragwürdige Produkte zur Leistungssteigerung oder restriktive Diäten auszuprobieren. Besser ist es, die Fitness mit natürlichen Lösungen auf sanfte Weise anzukurbeln!

SITZENDE LEBENSWEISE / BEWEGUNGSMANGEL: KÖRPERLICHE ANZEICHEN

- *schnell kurzatmig, wenig Energie*
- *Beschwerden in Muskeln und Gelenken*
- *schlechte Körperhaltung*
- *unerwünschte Gewichtszunahme*
- *schwaches Immunsystem*
- *Verdauungs- und/oder Schlafprobleme*
- *geschwächte Herzfunktion*

Wie wirkt sich Sport auf den Körper aus?

Was geschieht im Organismus beim Sport?

Bei körperlicher Bewegung wird ein komplexer unsichtbarer Mechanismus in Gang gesetzt, der es uns möglich macht, über uns hinauszuwachsen.

- **Das Herz schlägt schneller** und pumpt mehr Blut, um die Muskeln mit Sauerstoff und Nährstoffen zu versorgen.
- **Die Lungenflügel dehnen sich aus** und die Bronchien entspannen sich, um möglichst viel Sauerstoff aufzunehmen.
- **Die Muskeln kontrahieren** und entspannen sich. Dabei greifen sie auf die Glykogenreserven zurück. Bei Letzterem handelt es sich um eine komplexe Form von Glucose, die Kohlenhydrate speichert.
- **Die Sehnen und Gelenke werden geschmeidiger** und vergrößern ihren Bewegungsumfang dank der Gelenkflüssigkeit (Synovia), die ihrem Schutz, ihrer Schmierung und ihrer Nährstoffversorgung dient.
- **Das Gehirn setzt Endorphine frei,** Wohlfühlhormone, die zum Weitermachen motivieren.

Der Haken ist, dass jede Sportart andere »Motoren« in Anspruch nimmt. Darum ist es wichtig, die körperlichen Aktivitäten zu variieren. Zunächst einmal unterscheidet man zwei große Arten von Belastung: aerobe Belastung, die unter Sauerstoffeinfluss stattfindet und das Herz-Kreislauf-System beansprucht (wie Laufen, Schwimmen), und anaerobe Belastung, die unter Sauerstoffmangel stattfindet und vor allem die Muskeln und die unmittelbaren Energiereserven mobilisiert (wie Krafttraining, Springen).

Anschließend kann man die Aktivitäten nach ihren vorherrschenden Eigenschaften klassifizieren:

- **Ausdauer:** Die Fähigkeit, eine Anstrengung über einen längeren Zeitraum aufrechtzuerhalten. Beansprucht vor allem das Herz und die Lunge (z. B. Laufen, Schwimmen, Radfahren, Skilanglauf).
- **Widerstand:** Die Fähigkeit, schwere Lasten zu heben oder einer Kraft zu widerstehen. Trainiert vor allem die Muskeln (Krafttraining, Gewichtheben, Kampfsport).

- **Explosivkraft:** Die Fähigkeit, in kurzer Zeit maximale Kraft zu entwickeln. Sie aktiviert die schnell zuckenden Muskelfasern (z. B. beim Sprinten, Springen, Werfen).
- **Beweglichkeit:** Die Fähigkeit zu großen Bewegungen und zu Muskeldehnen. Sie erhält die Gelenkbeweglichkeit (z. B. durch Gymnastik, Yoga, Pilates, Stretching).

Empfohlen werden: 5-mal pro Woche 30 Minuten Herz-Kreislauf-Training, 1- bis 2-mal pro Woche Muskelaufbau und 2- bis 3-mal pro Woche Beweglichkeitstraining, zusätzlich zum täglichen Spaziergang. Eine unglaubliche Wohltat für deinen Körper!

VORSICHT VOR ÜBERMÄSSIGEM TRAINING

Es kann leicht passieren, dass man es beim Training übertreibt. Um dies zu verhindern, höre auf die Signale deines Körpers wie

- *anhaltende Schmerzen über 48 Stunden hinaus, Schwellungen, Rötungen*
- *starke Müdigkeit, Schlafstörungen, Reizbarkeit, Appetitlosigkeit*
- *plötzlicher Gewichtsverlust, Anämie, ausbleibende Menstruation bei Frauen*
- *Schwindel, Herzklopfen, ungewöhnliche Kurzatmigkeit.*

Im Zweifelsfall ist ein Arztbesuch erforderlich, um die Lage eventuell durch ein EKG, Erstellen eines Blutbilds und Belastungstests zu klären. Es kann auch sinnvoll sein, einen Sportmediziner zu konsultieren, um das Trainingsprogramm anzupassen.

Welche Faktoren beeinflussen die sportliche Leistung?

Wodurch machen wir beim Sport Fortschritte (oder auch nicht)? Warum können manche Menschen Berge erklimmen, während andere bei der geringsten Anstrengung klein beigeben müssen? Daran sind vier Faktoren beteiligt.

- **Vorbereitung:** Dies ist die Grundlage jeder Leistung. Ein gut aufgewärmter Körper, ein entschlossener Geist, die richtige Ausrüstung.
- **Training:** Regelmäßiges Training verändert den Körper. Durch wiederholte Anstrengungen wird der Körper kräftiger und effizienter. Voraussetzung ist, die Anforderungen allmählich zu steigern.
- **Erbanlagen:** Manche Menschen werden mit einer günstigen Veranlagung geboren (etwa einem hohen VO_2max, einer hohen maximalen Sauerstoffmenge, die der Körper pro Zeiteinheit verbrauchen kann, oder einem hohen Anteil an Muskelfasern).

Solche Voraussetzungen erleichtern die Leistung. Trotzdem sind Motivation und Beharrlichkeit der Schlüssel zum Erfolg.

- **Lebensweise:** Ihre Bedeutung wird oft unterschätzt. Dabei sind gutes Essen, guter Schlaf und ein guter Umgang mit Stress mindestens genauso wichtig wie gutes Training! Die Erholung ist ein wesentlicher Bestandteil der Leistung.

Sport ist gut für die Gesundheit, aber nur, wenn man ihn sanft und vernünftig betreibt. Indem man den externen Faktoren genauso viel Bedeutung beimisst wie der klugen Ausgestaltung des Trainings, erhöht man seine Chancen auf Fortschritte.

Die Community: Getestet und für gut befunden

»Deine Tipps haben mir zu mehr Muskelmasse und einer Topform verholfen.«

»Ich habe nicht nur mehr Muskelmasse, sondern auch schönere Haut.«

»Ich habe Kreatin, Multivitamine und Mineralien ausprobiert, zusätzlich Vitamin C und Kollagen. Inzwischen fürchte ich mich nicht mehr vor dem Fitnessstudio, und mein Körper wird zusehends straffer.«

Mit natürlichen Lösungen zu besserer Leistung

Gezielte Ernährung für Sportler

Der erste Hebel zur Veränderung der Muskeln ist die Ernährung. Es geht darum, die speziellen Bedürfnisse zu kennen, wenn man viel Sport treibt.

- **Den Energiebedarf decken.** Je mehr man sich bewegt, desto mehr Kalorien werden verbraucht und müssen über die Ernährung zugeführt werden. Ein guter Richtwert ist eine durchschnittliche zusätzliche Kalorienzufuhr von 500 bis 1000 kcal pro Trainingsstunde, je nach Intensität.

- **Auf eine gute Versorgung mit Makronährstoffen achten:**
  - **Kohlenhydrate** sind die wichtigsten Energielieferanten und sollten 55–60 % der Zufuhr ausmachen, wobei höchstens 10 % davon aus Zuckerzusatz bestehen dürfen. Empfehlenswert sind Vollkornprodukte, Hülsenfrüchte, Obst und Gemüse.
  - **Proteine** sind für den Muskelaufbau unerlässlich. Die tägliche Menge sollte bei durchschnittlich 1,5–2 g pro kg Körpergewicht liegen, um den Anabolismus zu fördern (die Phase, in der dein Körper aus einfachen Molekülen komplexe herstellt). Vorteilhaft ist ein Mix aus tierischen Proteinen (Geflügel, Fisch, Eier, Milchprodukte) und pflanzlichen (Tofu, Tempeh, Spirulina).
  - **Hochwertige Fette** gehören auch dazu. Empfehlenswert sind Omega-3-Fettsäuren (fetter Fisch, Leinsamen, Nüsse). Ungünstig sind dagegen gesättigte Fettsäuren und Transfette (rotes Fleisch, Wurstwaren, Frittiertes). Die Tagesmenge sollte bei 1–1,5 g pro kg Körpergewicht liegen.
- **Die Mikronährstoffe nicht vergessen.** Neben Vitamin D, Zink, Eisen, Magnesium und anderen sind auch Elektrolyte notwendig, um hydriert zu bleiben, die Muskelfunktion aufrechtzuerhalten und das Säure-Basen-Gleichgewicht zu stabilisieren.
- **Wasser.** Mindestens 2 Liter pro Tag sollten es für Sportler sein, eventuell auch mehr, je nach Trainingsintensität und individuellen Bedürfnissen.

Schon gewusst?

Proteinpulver sind durchaus praktisch, und es gibt sehr hochwertige Produkte. Aber besser ist es, die benötigte Menge über die Nahrung aufzunehmen. Darüber hinaus wird durch das Kauen die Verdauung gefördert!

Die Ernährung auf den Moment der Anstrengung abstimmen

- **Vor dem Training** auf schnelle Kohlenhydrate (Obst, Säfte) und mageres Eiweiß setzen, um Energie zu tanken, ohne sich zu belasten.
- **Während des Trainings** ausreichend Flüssigkeit zu sich nehmen und stündlich 500 ml eines Energydrinks trinken, wenn du mehr als eine Stunde trainierst. Probiere ruhig auch Gels oder Riegel, wenn das Training länger dauert.
- **Nach dem Training** die Speicher mit einer vollständigen Mahlzeit wieder auffüllen.

Nahrungsergänzungsmittel für mehr sportliche Leistung

Eine ausgewogene Ernährung reicht nicht immer aus, um den Körper mit allen wichtigen Nährstoffen zu versorgen. Bei Stress, Müdigkeit, Mangelerscheinungen oder Verdauungsbeschwerden erhöht sich der Bedarf.

» BCAAs sind ein überbewertetes Nahrungsergänzungsmittel, das nur wenig Nutzen bringt. «

MEINE TOP-EMPFEHLUNGEN

MITTEL	EFFEKTE	TAGESDOSIERUNG
Multivitamine und Mineralien	• regulieren Mangelerscheinungen • tragen zur Verringerung von Erschöpfung bei • tragen zu einem normalen Energiestoffwechsel bei	je nach Produkt
Magnesium	• trägt zur Verringerung von Müdigkeit bei • unterstützt einen ausgeglichenen Elektrolythaushalt • unterstützt einen normalen Energiestoffwechsel • trägt zu einer normalen Proteinsynthese bei • trägt zur Aufrechterhaltung einer normalen Muskelfunktion bei	250–360 mg ▶ auf zwei oder drei Einnahmen pro Tag aufteilen

Vitamin D	• trägt zur Erhaltung normaler Knochendichte bei • trägt zur Aufrechterhaltung einer normalen Muskelfunktion bei	1000–3000 UI ▶ etwa 10 Minuten vor einer Mahlzeit oder zu einer fettsäurehaltigen Mahlzeit
Kreatin	• stärkt die Muskelkraft • ermöglicht eine bessere Erholung • trägt zur Verbesserung der körperlichen Leistungsfähigkeit und des Trainings bei	3 g (evtl. etwas mehr, aber nur nach Rücksprache mit dem Arzt oder Apotheker) ▶ nach dem Sport (an Trainingstagen), zu einer oder mehreren Mahlzeiten (an Ruhetagen)
Ashwagandha	• steigert die Belastbarkeit und hilft, Müdigkeit und Stress zu überwinden • kann Ausdauer und Kraft verbessern • hat eine positive Wirkung auf Testosteron und Cortisol	Extrakt mit mindestens 30–40 mg Whitanoliden ▶ direkt vor einer Mahlzeit, aber in der Regel nicht nach 17 Uhr
Coenzym Q10	• gleicht den bei Sportlern häufig auftretenden Mangel aus • trägt zur Bekämpfung von oxidativem Stress bei	30–100 mg ▶ zu einer Mahlzeit
Probiotika	• unterstützen das Gleichgewicht des Darmmikrobioms	je nach Produkt

» Mir ist nicht erlaubt, über ein tolles natürliches Nahrungsergänzungsmittel für Sportler zu sprechen. Aber ich kann sagen, dass es sich um Fettsäuren handelt! «

WEITERE HILFREICHE NAHRUNGSERGÄNZUNGSMITTEL

MITTEL	EFFEKTE	TAGESDOSIERUNG
Kollagen	• fördert die Geschmeidigkeit von Gelenken, Sehnen und Bändern	5–10 g ▶ auf nüchternen Magen, zwischen den Mahlzeiten oder vor dem Schlafengehen (wenn Abendessen und Schlafengehen in großem Abstand erfolgen)
Glutamin	• fördert die Darmgesundheit • kann zur Erholung nach körperlicher Anstrengung beitragen • kann bei einem hyperpermeablen Darm helfen	2–5 g ▶ vor oder zwischen den Mahlzeiten oder vor dem Schlafengehen
Proteinpulver	• kann parallel zu einer angemessenen Ernährung die Proteinzufuhr ergänzen • trägt zur Erhaltung und Steigerung der Muskelmasse bei • trägt zur Erhaltung einer normalen Knochenstruktur bei	je nach Produkt
Curcumin	• hilft, die Gesundheit von Gelenken und Knochen zu erhalten • unterstützt die Herzfunktion • hilft, die Leistungsfähigkeit des Immunsystems zu stärken • besitzt antioxidative Eigenschaften • unterstützt die Bekämpfung von Entzündungen (nicht bei Krankheiten)	Extrakt mit mindestens 90 mg Curcumin ▶ zu einer Hauptmahlzeit
Vitamin C	• trägt zur Aufrechterhaltung der normalen Funktion des Immunsystems während und nach intensiver körperlicher Betätigung bei	200 mg

Kontraindikationen in Teil 3

Expertenmeinung

Dr. Victoria Tchaikovski, Sportmedizinerin

»Eine gute Ernährung und eine angepasste Nahrungsergänzung sind der Schlüssel zu sportlicher Leistung, insbesondere zur Vorbeugung von Verletzungen. So hat Kollagensupplementierung unmittelbare Vorteile für die Sehnen. Wissenschaftliche Studien zeigen, dass Ergänzungspräparate mit Kollagen bei Sportlern mit Sehnenerkrankung die Sehnenfunktion über die Gefäßversorgung verbessern und die Reparatur der Sehne unterstützen. Diese Nahrungsergänzung kann daher in Verbindung mit einer klassischen Behandlung wie Physiotherapie empfohlen werden.«

Gelenke: geschmeidig bis ins Alter

Gehen, laufen, springen, tanzen, im Garten arbeiten … All diese Bewegungen führen wir im Alltag aus, ohne auch nur eine Sekunde darüber nachzudenken. Ermöglicht wird dies durch technische Meisterwerke: unsere Gelenke!

Diese kleinen Glanzstücke der Mechanik lassen uns Bewegungen in alle möglichen Richtungen ausführen, sanft und schmerzlos. Ein wahres Wunder! Nur: Das Alter, Übergewicht oder Bewegungsmangel setzen den Gelenken zu, bis sie schließlich um Schonung betteln. Die Hälfte der über 65-Jährigen ist von Gelenkbeschwerden betroffen. Doch das ist kein Schicksal: Bewegung hält die Gelenke gesund und bewahrt ihre Beweglichkeit. Das Zauberwort lautet erneut Vorbeugung. Wie eine Vollkaskoversicherung kann Bewegung zukünftigen Schmerzen mit unangenehmer Selbstbeteiligung entgegenwirken. Es ist an der Zeit, in das Kapital unser Knochengesundheit zu investieren.

VERNACHLÄSSIGTE GELENKE: KÖRPERLICHE ANZEICHEN

- steife Gelenke am Morgen
- mühsame alltägliche Bewegungen
- wiederkehrende Gelenkbeschwerden
- geringerer Bewegungsumfang
- Knacken oder Knirschen bei Bewegungen
- Verlust der Flexibilität
- Schwellungen

Gelenke und ihre Bewegungsabläufe

Wie funktionieren unsere Gelenke?

Ein Gelenk befindet sich dort, wo zwei Knochen aufeinandertreffen. Es **ermöglicht Bewegung,** und zwar in eine oder mehrere Richtungen, und muss dabei zugleich flexibel und stabil sein. An diesem Kunststück sind mehrere Akteure beteiligt:

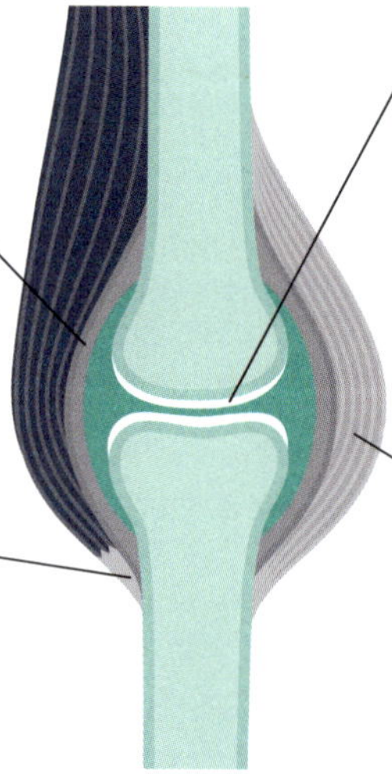

In diesem mechanischen System übernimmt **die Knorpelmasse einen wichtigen Part.** Sie besteht aus einem dichten **Kollagen-Fasernetz,** in dem sich bestimmte Zellen (Chondrozyten) auf die Produktion einer schmierigen Substanz spezialisiert haben. Dieses »Gel« besteht aus viel Wasser und Hyaluronsäure. Es verleiht Knorpeln ihre Elastizität und sorgt für ihre Widerstandsfähigkeit bei Stößen und Druck.

Der Haken an der Sache ist, dass diese Knorpelmasse nicht mit Blutgefäßen durchzogen ist. Sie bleibt erhalten, indem sie Nährstoffe aus der Synovialflüssigkeit »absaugt«. Doch sie enthält auch keine Nerven, weshalb es im Fall einer Unterversorgung keine Warnzeichen gibt! **Resultat: Knorpelmasse regeneriert sich sehr langsam und unbemerkt.** Ihre Abnutzung macht sich nicht unmittelbar durch Schmerzen bemerkbar. Doch sobald Schmerzen auftreten, ist der Schaden angerichtet und nur schwer zu beheben: Die Beschwerden reichen von Arthrose, entzündlichem Rheuma und Sehnenscheidenentzündung bis zu Osteoporose und Rückenproblemen. **Besser ist es, beizeiten vorzusorgen.**

Welche Faktoren führen zu Gelenkbeschwerden?

Gelenkprobleme haben zwar alle ihre spezifischen Ursachen, aber gemeinsame Risikofaktoren:

- Alter (Risiko steigend ab 50 Jahren)
- Übergewicht und Adipositas
- wiederholte Traumata und Mikrotraumata (wie Stöße, abrupte Bewegungen)
- zu wenig körperliche Aktivität und sitzende Lebensweise
- genetische Veranlagung für Entzündungen
- stille Entzündungen (niederschwellige Entzündungsherde, die keine direkt sichtbaren Symptome nach sich ziehen)
- Nährstoffmangel
- hormonelles Ungleichgewicht

Ärztliche Beratung sollte immer die erste Maßnahme sein.

Gut zu wissen

Hormonelles Ungleichgewicht wird als Risikofaktor für Gelenkbeschwerden häufig unterbewertet. Beispielsweise führt der Abfall des Östrogenspiegels, wie in der Menopause, zu verringerter Kollagenproduktion und verlangsamerter Synthese von Osteoblasten. Diese Zellen sorgen für die Mineralstoffversorgung der Knochen und damit ihre Regeneration. Hinzu kommt, dass diese hormonellen Veränderungen die Risiken für Stürze und Osteoporose vergrößern. Bei einer solchen Diagnose sollte man schnellstmöglich reagieren.

Die Community: Getestet und für gut befunden

»Kollagen, Vitamin C und Zink haben meinen Gelenken geholfen!«

»Meine Mutter hat nun weniger Gelenkschmerzen. Anfangs stand sie Nahrungsmittelergänzungen skeptisch gegenüber, doch nun hat sie Vertrauen!«

»Nach Einnahme der empfohlenen Ergänzungsmittel kann meine Mutter heute wieder viel besser gehen.«

Natürliche Ansätze für den Gelenkschutz

Auf eine antientzündliche Ernährung achten

Einige Lebensmittel sind wahre Gelenkbooster, andere könnte man als Entzündungsbomben bezeichnen. Picken wir uns also das Beste heraus:

- Eine große Auswahl an Makro- und Mikronährstoffen ist wichtig, wie sie beispielsweise die **mediterrane Ernährung (auch Mittelmeer-Diät genannt)** bietet.
- Ein weiterer Trumpf: **Kräuter und Gewürze.** Kurkuma, Ingwer, Knoblauch, Rosmarin ... Sie alle stecken voller Antioxidantien, die auch die Zellen in der Knorpelmasse schützen. Dazu ein Curry oder eine Markknochensuppe, die reich an Kollagen ist, und voilà, schon kommen die Gelenke wieder in Schwung.
- Auch **Obst und Gemüse mit viel Vitamin C** sind wertvoll. Das wichtige Antioxidans trägt zur normalen Kollagenproduktion bei (zur Erinnerung: Kollagen ist die Eiweißverbindung, die der Knorpelmasse Struktur verleiht). Weißkohl, Paprikaschoten, Zitrusfrüchte, Kiwi ... sie dürfen in unbegrenzten Mengen auf den Speiseplan kommen!

Regelmäßige Bewegung

Damit die Gelenke wieder geschmeidig werden, hole die Sportschuhe raus. Bei Schmerzen mag das kontraintuitiv erscheinen, doch körperliche Betätigung ist die andere Säule der Gelenkgesundheit. Sie hat zahlreiche Vorteile:

- **Bewegung regt den Blutkreislauf und die Produktion der Synovialflüssigkeit an.** Die Gelenke werden so besser mit Nährstoffen versorgt und geschmiert.
- **Sie stärkt die Muskeln um die Gelenke.** Diese kleinen »Soldaten« bilden ein stabilisierendes Korsett um das Gelenk und fangen Stöße ab.
- **Sie fördert die Flexibilität und Beweglichkeit von Sehnen und Bändern.** Dies ist unerlässlich für einen guten Bewegungsumfang der Gelenke.
- **Sie unterstützt die Gewichtskontrolle.** Jedes Kilo weniger bedeutet weniger Last auf Knien und Hüften.

Gibt es Sportarten, die man bei empfindlichen Gelenken vorziehen sollte? Die goldene Regel lautet, Stöße und brüske Bewegungen zu vermeiden. Rugby, Fußball oder Tennis auf hartem Untergrund unterlässt man also besser. Das sind zu viele Stöße auf die Gelenke! Setze auf sanfte Aktivitäten, die die Gelenke schonend mobilisieren:

- **Zügiges Spazierengehen und Wandern** fördern die Produktion von Knorpelmasse. Gleichzeitig werden dabei die Knochen gestärkt. Passendes Schuhwerk federt die Stöße gut ab.
- **Schwimmen und Aqua-Workout.** Durch den Wasserdruck werden die Gelenke entlastet, während der Wasserwiderstand die Tiefenmuskulatur trainiert. Kraulen und Brustschwimmen trainieren den Bewegungsumfang der Schultern sehr gut.
- **Radfahren,** Indoor oder auf der Straße. Dabei werden Knie und Knöchel mobilisiert und weniger belastet als beim Laufen. Hier ist die individuelle Anpassung des Fahrrads im Hinblick etwa auf Sattelhöhe und Lenkerposition besonders wichtig, um einen flüssigen Bewegungsablauf ohne Druckpunkte zu garantieren.
- **Pilates** stärkt unsere Skelettmuskeln auf schonende Weise, was auch den Gelenken zugutekommt. Ein gutes Mittel gegen steife Glieder.
- **Yoga** mit seinen Dehnungsabläufen (den berühmten Asanas) macht flexibler und beweglicher, während die Muskeln gestärkt werden und so mehr Halt geben – möglich sind bis zu 35 % mehr Beweglichkeit in der Lendenwirbelsäule.

Unabhängig von der gewählten Bewegungsart sollten an mindestens 5 Tagen der Woche jeweils 30–45 Minuten täglich dafür eingeplant werden. Vorher stets gut aufwärmen, um die Gelenke auf die Anforderungen vorzubereiten. Abschließend das Dehnen nicht vergessen, um Spannungen zu lösen. Dein Körper wird es dir danken!

Die wichtigsten Nahrungsergänzungsmittel

Der Nutzen einer gezielten Unterstützung durch Nahrungsergänzungsmittel, zur Vorbeugung oder Verringerung von Risiken, muss nicht mehr unter Beweis gestellt werden.

MEINE TOP-EMPFEHLUNGEN

WIRKSTOFF	EFFEKTE	TAGESDOSIERUNG
Vitamin C	• trägt zur natürlichen Bildung von Kollagen bei, fördert somit Knochen und Knorpelmasse	80 mg täglich
Vitamin D	• fördert einen natürlichen Knochenaufbau • unterstützt die Verringerung von Sturzrisiken durch Haltungsinstabilität (Stürze sind ein Risikofaktor für Knochenbrüche bei Männern und Frauen ab 60 Jahren) • zusammen mit Kalzium: ausgleichende Wirkung zu abnehmender Knochenmineraldichte bei Frauen in der Menopause (Risikofaktor für Frakturen)	2000–3000 IE ▶ etwa 10 Minuten vor einer Mahlzeit oder zu einem fettsäurehaltigen Essen
Magnesium	• trägt zur Erhaltung der Knochendichte bei	250–300 mg ▶ idealerweise aufgeteilt auf die Mahlzeiten (morgens und abends oder morgens, mittags und abends)

Zink	• trägt zur Erhaltung der Knochengesundheit bei	10–15 mg ▶ 15 Minuten vor einer Mahlzeit, zwischen Mahlzeiten oder vor dem Schlafengehen
Vitamin K	• trägt zur Erhaltung der Knochengesundheit bei	mindestens 30 µg ▶ etwa 10 Minuten vor einer Mahlzeit oder zu einer Mahlzeit, wenn sie fettsäurehaltig ist
Kalzium	• wichtig für gesunde Knochen	400 mg ▶ zu einer Mahlzeit (davor, während oder kurz danach); vor der Einnahme muss Kalziummangel durch einen Bluttest bestätigt werden
Glucosamin	• trägt zur Unterstützung der Gelenke bei • lindert körperliche Sensibilitäten und Beschwerden	1200 mg zu einer Mahlzeit
Chondroitin	• trägt zur Unterstützung der Gelenke bei • verringert körperliche Sensibilitäten und Beschwerden	800 mg zu einer Mahlzeit
MSM	• trägt zur Unterstützung der Gelenke bei • lindert körperliche Sensibilitäten und Beschwerden	1000–4000 mg
Kollagen	• trägt zum Schutz der Gelenke bei	2,5–5 g ▶ auf nüchternen Magen zwischen den Mahlzeiten oder vor dem Schlafengehen (wenn das Abendessen lange vorher stattfand)
Curcumin	• trägt zur Gesunderhaltung von Knochen und Gelenken bei	90 mg ▶ zu einer Hauptmahlzeit

WEITERE HILFREICHE NAHRUNGSERGÄNZUNGSMITTEL

WIRKSTOFF	EFFEKTE	TAGESDOSIERUNG
Bromelain	• trägt zur Gelenkschonung bei • geringe entzündungshemmende Wirkung (abgesehen von Erkrankung)	mindestens 5000 GDU/g
Boswellia	• hilft, die Gelenke entspannt und schmerzlos zu halten • kann sich wohltuend auf den Muskel-Skelett-Apparat, Knochen und Gelenke auswirken	Extrakt mit 150 mg Boswelliasäuren
Harpagophytum (Teufelskralle)	• fördert die Gelenkgesundheit • unterstützt die Flexibilität der Sehnen sowie der Gelenke	Extrakt mit 100 mg Harpagoside

Kontraindikationen in Teil 3

Expertenmeinung

Dr. Victoria Tchaikovski, Sportmedizinerin

»Zu mir als Sportmedizinerin kommen häufig Patientinnen und Patienten, die um Hilfe bei Gelenkbeschwerden bitten. Es ist schade, dass man im Medizinstudium nichts über natürliche Methoden der Vorbeugung lernt, denn mit meinen Behandlungen erziele ich enorme Besserungen. Die meisten Therapien sind sogar wissenschaftlich abgesichert. So werden Glucosamin und Chondroitinsulfat häufig bei Gelenkbeschwerden eingesetzt. Begleitend empfehle ich stets Kollagen und Curcumin. Darüber hinaus ist das Nutzen-Risiko-Verhältnis bei der Einnahme dieser Nahrungsergänzungsmittel hervorragend! Nur weil einige Studien nicht weit genug gehen, heißt das nicht, dass wir diese wertvollen Mittel außer Acht lassen sollten – ganz im Gegenteil!«

Periode: Schmerzen lindern

Welche Frau kennt nicht diesen gefürchteten Moment, der sich Monat für Monat wiederholt? Krämpfe, die den Bauch einschnüren, als würden die Organe im Unterleib Tetris spielen, dazu Erschöpfung, die sie ans Bett fesselt … Menstruationsbeschwerden sind eine Plage, über die viel zu wenig gesprochen wird. Schätzungsweise 45–95 % der menstruierenden Frauen sind davon betroffen. Von diesen leiden 10 % so stark, dass ihr Alltag eingeschränkt ist. Viel zu häufig tun wir diese Beschwerden lapidar ab, obwohl eine schmerzhafte Periode überhaupt nicht normal ist.

Hinter diesen das Leben stark beeinträchtigenden Symptomen verstecken sich häufig Ursachen, die unbedingt diagnostiziert und behandelt werden müssen. Sind aus medizinischer Sicht Erkrankungen ausgeschlossen worden, kann man verschiedene Gesundheitsprodukte ausprobieren, um den Zyklus zu beruhigen und den weiblichen Hormonhaushalt zu normalisieren. Wissenschaftlich gesehen ist es nämlich klar: Gegen Schmerzen während der Menstruation kann man etwas tun. Und zwar am besten an jedem einzelnen der 28 Zyklustage.

So entstehen Menstruationsschmerzen

Wozu dient die Monatsblutung?

Wer im Sexualkundeunterricht geschlafen hat, mag sich vielleicht fragen, warum Frauen in einem bestimmten Alter monatlich bluten. Womit haben sie das bloß verdient? Eine vereinfachte Erklärung: Ab der Pubertät baut die Gebärmutter monatlich das Endometrium auf, die Gebärmutterschleimhaut. Sie wird benötigt, um das befruchtete Ei (Eizelle + Sperma) aufzunehmen.

Gibt es jedoch kein Ei, das anklopft, **ist diese Gebärmutterschleimhaut hinfällig. Sie wird also nach und nach mit Blut** und Vaginalsekreten im Laufe von 3–7 Tagen ausgeschieden. Das nennt man menstruieren oder »die Regel/Periode haben«. Durchschnittlich alle 28 Tage wiederholt sich dieser Zyklus: Das Endometrium wird aufgebaut und wieder abgestoßen, wenn sich keine befruchtete Eizelle eingenistet hat.

Die Schmerzerfahrung bei der Menstruation ist individuell verschieden. Von **primärer Dysmenorrhö** spricht man, wenn der Schmerz nicht mit einer Erkrankung in Zusammenhang steht. **Sekundäre Dysmenorrhö** bedeutet, dass der Schmerz Symptom für eine gynäkologische Erkrankung ist. In diesem Fall ist er intensiver und dauert häufig länger an als die eigentliche Monatsblutung.

WENN DIE SCHMERZEN SCHON VOR DER BLUTUNG BEGINNEN

Das Prämenstruelle Syndrom (PMS) und seine noch stärkere Verwandte, die Prämenstruelle dysphorische Störung (PMDS), zeichnen sich durch einen explosiven Cocktail aus körperlichen und emotionalen Anzeichen aus, die 7-10 Tage vor der eigentlich Blutung einsetzen. Betroffene leiden beispielsweise unter einem gestörten emotionalen Gleichgewicht, Erschöpfung, Kopfschmerzen oder Spannungsgefühlen in den Brüsten. Häufige Ursachen sind hormonelle Ungleichgewichte und Überempfindlichkeit gegenüber den Zyklusschwankungen.

Warum kann die Menstruation schmerzvoll sein?

Hauptursachen für eine schmerzhafte Periode sind hormonelle Störungen und chronische Entzündungen:

- Ganz oben auf der Täterliste: **Prostaglandine,** entzündliche Moleküle, die von der Gebärmutterschleimhaut während der Monatsblutung abgesondert werden. Ihre Rolle? Sie unterstützen die Muskelkontraktionen, um die unnütze Gebärmutterschleimhaut auszustoßen. Im Übermaß produziert, verursachen diese Hormone schmerzvolle Krämpfe und Überempfindlichkeit im Unterleib.
- Zu den »Tätern« zählt außerdem **ein Ungleichgewicht zwischen den Steroidhormonen Östrogen und Progesteron,** das beim PMS und bei Erkrankungen wie Endometriose eine Schlüsselrolle spielt. Durch Östrogenüberschuss wachsen mehr Endometriose-Herde, und die Prostaglandin-Produktion steigt. Ein Mangel an Progesteron hingegen fördert Entzündungen und Schmerzen.
- Bei starken und wiederkehrenden Schmerzen schließlich kann es sich um eine **gynäkologische Grunderkrankung** handeln. Das ist etwa der Fall bei **Endometriose,** deren Krankheitsverlauf nicht eindeutig ist. Hierzu gibt es viele Hypothesen. Dasselbe gilt für **Adenomyose** (Gebärmuttergewebe in den Muskelfasern der Gebärmutter) sowie für **Myome unter der Schleimhaut.** Sie führen häufig zu starken Monatsblutungen und Unterleibsschmerzen.
- Bei PMS-Betroffenen liegt der Serotonin-Spiegel häufig niedriger als bei der Norm. Der Botenstoff Serotonin ermöglicht die Kommunikation zwischen Nervenzellen auf Molekülebene und gilt als Stimmungsregulator.

Gut zu wissen

Wenig bekannt, aber gefährlich: Eine von 10 Frauen leidet unter Endometriose, und bis zu 60 % der Frauen vor der Menopause entwickeln Myome. Diese bleiben oft unbeachtet und werden wegen fehlender Früherkennung häufig zu spät diagnostiziert.

Eine schmerzvolle Monatsblutung ist häufig ein Hinweis auf Probleme:

- Der Hauptschuldige? **Stress** und die damit verbundene Flut an Reaktionen. Unter Stress stößt unser Körper unaufhörlich Hormone wie Cortison und Adrenalin aus. Sie befeuern Entzündungen und stören den weiblichen Zyklus. Die Folge: schmerzhaftere Monatsblutungen, aber auch höllisches PMS, Angstzustände, Schlaflosigkeit und vieles mehr. Ein wahrer Teufelskreis, denn Schmerzen verstärken wiederum Stress und Ängste. Laut einer Studie leiden 44 % Frauen mit Dysmenorrhö unter starkem Stress, während nur 21 % davon verschont bleiben.
- Ein weiterer Feind: eine **sitzende Lebensweise.** Wer während der Menstruation nur auf dem Stuhl sitzt oder auf dem Sofa herumlümmelt, tut im Grunde alles dafür, dass sich Verspannungen im Beckenbereich und Krämpfe verschlimmern.
- Schließlich ruft **eine Ernährung mit einem hohen Anteil an hochverarbeiteten Lebensmitteln,** die reich an schnell verfügbarem Zucker und ungesunden Fetten ist, fast garantiert Krämpfe und Blähungen hervor. Sie fördert Entzündungen und regt die Produktion von Prostaglandinen an. Dazu bringen sie die Darmflora aus dem Gleichgewicht, was sich unmittelbar auf die Schmerzen auswirkt.

Eine schmerzhafte Menstruation ist häufig ein Anzeichen dafür, dass der Hormonhaushalt oder der Lebensrhythmus gestört ist. Dann gilt es, zunächst medizinische Beratung einzuholen. Wenn Erkrankungen ausgeschlossen sind, kann man zu natürlichen Ansätzen greifen, mit deren Hilfe sich die Menstruationsschmerzen lindern lassen.

Die Community
Getestet und für gut befunden

»Nach einer Zinkkur lief alles wieder rund mit meinem Zyklus.«

»Mit den empfohlenen Nahrungsergänzungsmitteln habe ich keine Krämpfe oder Störungen mehr.«

»Eine schmerzfreie Menstruation seit der regelmäßigen Einnahme von Ergänzungsmitteln (falls doch, lasse ich mich wieder medizinisch beraten)!«

Schmerzen auf natürlichem Wege lindern

Die Ernährung anpassen

Menstruationsschmerzen haben häufig eine chronische Entzündung oder Mangelerscheinungen als Ursache. Daher sind unsere Ernährungsgewohnheiten ein wichtiger Hebel, um das Leiden zu beruhigen:

- **Auf nützliche Fettsäuren setzen.** Und auf reichlich buntes Gemüse und Obst: Kreuzblütler (Brokkoli, Kohl, Rübchen), Spinat, Paprikaschoten, Süßkartoffeln, Brombeeren usw. Die antioxidativen Bomben schützen die Zellen vor oxidativem Stress und dämpfen Entzündungsherde. Optimal sind täglich mindestens fünf abwechslungsreiche Portionen davon.
- **Auf pflanzliche Proteine setzen:** Hülsenfrüchte (z. B. Linsen, Kichererbsen, Erbsen) sowie Tofu, Tempeh und Seitan sind reich an antientzündlich wirkenden Ballaststoffen.
- **Entzündungsfördernde Lebensmittel meiden:** raffinierten Zucker und ultrahoch verarbeitete Lebensmittel durch gesündere Alternativen ersetzen wie milchsauer vergorene Getränke, unraffinierten Zucker oder Selbstgemachtes.

» Eine abwechslungsreiche Ernährung mit gesunden Fettsäuren, hohem Ballaststoffanteil sowie viel Obst und Gemüse begünstigt eine weniger schmerzhafte Menstruation und ein geringeres Endometriose-Risiko. «

- **Trigger in der Ernährung erkennen:** Manche Frauen reagieren auf Gluten, andere auf Lebensmittel mit hohem Gehalt an FODMAP, fermentierbaren Oligo-, Di-, Monosacchariden und Polyolen wie beispielsweise Laktose, Fruktose, oder auf fettreiche und würzige Speisen. Mit einem Ernährungstagebuch, das in Begleitung eines Ernährungs-Profis geführt wird, lässt sich ermitteln, welche Lebensmittel die Schmerzen und Blähungen verstärken. Einige Wochen Verzicht auf diese Produkte beruhigen den Verdauungstrakt. Anschließend werden die Produkte nach und nach wieder in den Speiseplan aufgenommen und die gut verträgliche Menge ermittelt. So muss man nicht vollständig auf das Lebensmittel verzichten.
- Schließlich **ausreichend trinken:** Wasser, Kräutertee, Brühe. Viel Flüssigkeit ist essenziell für eine Bekämpfung von Entzündungen. Trinke mindestens 1,5 l Flüssigkeit täglich, vorzugsweise salzarmes Wasser mit hohem Magnesiumgehalt.

Sport treiben

Regelmäßige körperliche Aktivität erhöht den Blutfluss auch im Unterleib, reduziert Stress und steigert die Produktion von Endorphinen. Diese natürlichen Morphine wirken schmerzstillend. Studien zufolge können 30 Minuten zügiges Gehen oder Yoga die Stärke und Dauer von Schmerzen während der Monatsblutung spürbar verringern. Wenn die Schmerzen es dir ermöglichen, bleibe aktiv, auch wenn es kontraintuitiv scheint!

Einsatz von Nahrungsergänzung

Mit ihren konzentrierten essenziellen Mikronährstoffen können diese Mittel deine Nährstoffbilanz deutlich bessern.

MEINE TOP-EMPFEHLUNGEN

WIRKSTOFF	EFFEKTE	TAGESDOSIERUNG
Vitamin D	• unterstützt die Muskelfunktion	1000-3000 IE ▶ etwa 10 Minuten vor der Mahlzeit oder währenddessen, wenn sie fettreich ist

Magnesium	• fördert eine normale Muskelfunktion • hilft, Müdigkeit zu verringern • trägt zur normalen Funktion des Nervensystems bei	250–300 mg ▶ über den Tag verteilt in 2–3 Portionen
Zink	• hilft, den normalen Testosteronspiegel im Blut aufrechtzuerhalten	10–15 mg ▶ auf leeren Magen (nüchtern am Morgen, vor dem Frühstück oder dem Abendessen)
Omega-3 (DHA/EPA)	• füllt Speicher auf	250 mg DHA und 250 mg EPA
Mönchspfeffer	• unterstützt das körperliche Wohlbefinden während des gesamten Menstruationszyklus • hilft, den Hormonhaushalt auszugleichen • kann bei vaginaler Trockenheit helfen	Extrakt mit mindestens 3 mg Agnusid
Vitamin B5	• fördert die normale Synthese und die Verstoffwechslung von Steroidhormonen, Vitamin D und Neurotransmittern	mindestens 6 mg
Vitamin B6	• trägt zur normalen Funktion des Nervensystems bei • trägt zur Regulierung der Hormonaktivität bei • trägt zur Verringerung von Erschöpfung bei	mindestens 0,7 mg
Curcumin	• entzündungshemmende (nicht krankheitsbedingte) und antioxidative Wirkung	90 mg ▶ zu einer Hauptmahlzeit

WEITERE HILFREICHE NAHRUNGSERGÄNZUNGSMITTEL

MITTEL	EFFEKTE	TAGESDOSIERUNG
Melisse	• fördert eine positive Stimmung • unterstützt den Hormonstoffwechsel • beugt oxidativem Stress vor	1000 mg pflanzliches Äquivalent mit 25 mg Rosmarinsäure
Nachtkerze (Öl)	• lindert Menstruationsbeschwerden • fördert einen ausgeglichenen Prostaglandinspiegel	350–1000 mg GLA ▶ aufgeteilt auf zwei Portionen
Gemeine Schafgarbe	• bietet Muskelentspannung • lindert Unterleibskrämpfe	2000 mg
Palmitoylethanol-Amid (PEA)	• begünstigt eine angenehme Menstruation (besonders bei Endometriose; ersetzt keine Behandlung)	1200 mg

Kontraindikationen in Teil 3

Expertenmeinung

Dr. Rabab Mosbah, Gynäkologe

»Ich fühle mich, als hätte ich meinen Beruf neu entdeckt. Zuvor war ich von einer Medizin geprägt, die sich nicht mit meinen Werten deckte. Es war für mich unbefriedigend, meinen Patientinnen und Patienten sagen zu müssen: ›Ich kann Ihnen nicht helfen‹, sodass sie weiter unter ihren Symptomen leiden mussten. Das machte mich wütend, denn es gibt durchaus Lösungen, doch man ignorierte sie. Diese Lösungswege müssen nicht zwingend rein medizinischer Natur sein. Doch niemand will die Verantwortung für eine dahingehende Beratung übernehmen, da es ja die entsprechenden Studien in der Medizin nicht gibt, weil sie zu teuer und nicht rentabel sind. Im gynäkologischen Bereich findet man dennoch einige, und ihre Erkenntnisse haben sich bei bestimmten Indikationen bewährt. Manchmal benötigt man keine so strengen Studien, denn wir kennen die Wirkweise von natürlichen Wirkstoffen und die menschliche Physiologie. Magnesium und Zink beispielsweise sind sehr hilfreiche Begleiter!«

» Aufgrund von EU-Regelungen ist es schwierig, einen ursächlichen Zusammenhang zwischen Nahrungsergänzungsmitteln und beschwerdefreier Menstruation zu benennen. «

Menstruationsschmerzen sind nicht normal. Doch sie können selbst dann auftreten, wenn keine Erkrankung vorliegt. Wir sollten diesen unnötigen Schmerzen unseren kollektiven Kampf ansagen – auf der Straße, in den sozialen Netzwerken, in der Forschung, bei der ärztlichen Beratung, überall dort, wo es ungesehenes Leid die Lebensqualität mindert. Wir können schmerzhafte Erfahrungen in positive Energie umwandeln und durch unser Vorbild und unseren Einsatz andere inspirieren. Setzen wir uns ein für eine Welt, in der jede Frau ihrer Menstruation gelassen entgegensieht, unabhängig von ihrer Biologie und ihrer Lebensweise.

Ich bin der festen Überzeugung, dass dass Persönliche auch zutiefst politisch ist. Wir sollten darum kämpfen, dass die Gesellschaft diese intimen Schmerzen mit anderen Augen betrachtet und alle Frauen das Recht auf eine »normale« Monatsblutung bekommen. Es bleibt noch viel zu tun, bis unnötige Unterleibsschmerzen der Vergangenheit angehören, Diagnosen richtig gestellt und angewandte Therapien verbessert werden.

PCOS: Hormone im Gleichgewicht?

Wenn ich die Stichworte »unregelmäßiger Zyklus«, »wiederkehrende Akne«, »unerklärliches Übergewicht« nenne, fühlen sich viele Frauen angesprochen. Hinter diesen Symptomen kann sich das Polyzystische Ovarialsyndrom (PCOS) verbergen, eine hormonelle Störung, die jahrelang unentdeckt bleiben und bis zu 10 % der Gebärfähigen betreffen kann. Ein echtes Risiko für die kollektive Gesundheit.

Schlimmer noch: EU-Verordnungen würden es mir untersagen, davon zu sprechen, wenn ich Produkte verkaufen würde, die PCOS lindern könnten. Es ist mir unbegreiflich, dass man Frauen leiden lässt, obwohl es nachweislich wirksame begleitende Maßnahmen gibt! Bei diesen handelt es sich nicht um Medikamente, doch diese Mittel würden uns erlauben, PCOS-Anzeichen und Komplikationen auf vielen Ebenen zu begegnen, gute Informiertheit, Begleitung und aufmerksame Wahrnehmung des Körpers vorausgesetzt. Bereit, auf sanfte Weise dieses Syndrom unter Kontrolle zu bekommen?

PCOS: KÖRPERLICHE ANZEICHEN

- unregelmäßiger Zyklus
- wiederkehrende Akne
- Haarausfall (schütteres Oberkopfhaar)
- Hirsutismus (übermäßiger Haarwuchs im Gesicht und auf Brust, Bauch und Oberschenkeln)
- Gewichtszunahme
- Stress, Müdigkeit und Erschöpfungszustände
- Insulinresistenz
- Probleme, schwanger zu werden

PCOS und das Hormonsystem

Was kann PCOS verursachen?

Bei PCOS kann eine erhöhte Ausschüttung von **Androgenen (männlichen Hormonen wie Testosteron) durch die Eierstöcke,** aber auch durch die Nebennieren oder durch Fettgewebe vorliegen.

Das Überangebot stört den gesamten weiblichen Zyklus: das Reifen der Eizelle, den Eisprung, die Intensität der Blutung wie ein Sandkorn im fein abgestimmten Getriebe der Fruchtbarkeit. Weitere hormonelle Störungen können ebenfalls auftreten, etwa zu viel Insulin, zu wenig Östrogen. Diese Hormonstörung hat ihren Ursprung im Gehirn oder, noch häufiger, in den Eierstöcken.

Doch warum zum Teufel kommen die Eierstöcke derart aus dem Takt? Das ist unklar. Bis heute sind die Ursachen für PCOS nicht vollständig geklärt. Man erforscht mehrere Möglichkeiten:

- der Androgenüberschuss wurde bereits *in utero* angelegt, also im Fötus
- erblich bedingte Anlage, denn PCOS betrifft häufiger mehrere Frauen in einer Familie
- schwelende Entzündungsherde, die Insulinintoleranz sowie hormonelle Störungen begünstigen
- chronischer Stress, der die Hypothalamus-Hypophysen-Ovarialachse (HPO) beeinträchtigt
- ungesunde Lebensweise (entzündungsfördernde Ernährung, sitzende Lebensweise, endokrine Disruptoren)

Gut zu wissen

Obwohl die Bezeichnung vermuten lässt, dass PCOS-Betroffene Zysten haben, ist das nicht der Fall. Doch bei Ultraschalluntersuchung des Beckens sind oft Follikel in den Eierstöcken erkennbar. Eine ärztliche Blutuntersuchung gibt Aufschluss über den Hormonhaushalt.

Ein Punkt, der für die Entstehung von PCOS verantwortlich sein könnte, taucht immer wieder auf: **Insulinresistenz.** Darunter leiden 30–40 % der PCOS-Betroffenen! Kurze Erinnerung: Insulin ist das Hormon, das unseren Zellen bei der Aufnahme von Zuckerverbindungen aus dem Blut hilft. Diese werden in Energie umgewandelt. Verliert das Hormon an Wirkkraft, spricht man von Insulinresistenz. Reagieren Zellen gar nicht mehr auf die Signalstoffe des Insulins, sammelt sich Zucker im Blut an, und die Bauchspeicheldrüse versucht das mit immer mehr Insulin auszugleichen. Ein Teufelskreis. **Der Insulinüberschuss regt die Produktion von Androgenen in den**

Eierstöcken an. Dadurch entsteht **ein hormonelles Ungleichgewicht.** Bei Insulinresistenz nimmt man zusätzlich leichter zu, ein weiterer Marker von PCOS. Das gilt auch für ein erhöhtes Risiko für Diabetes Typ 2. Das Sahnehäubchen: Der Überschuss männlicher Hormone sorgt seinerseits dafür, dass die Insulinresistenz bestehen bleibt. Damit schließt sich der besagte Teufelskreis.

Nun erscheint es verständlich, warum die Überprüfung einer Insulinresistenz als wichtiger Schritt bei der Behandlung von PCOS gilt. Studien konnten bereits nachweisen, dass eine Verbesserung der Insulinresistenz auch zu einer spürbaren Linderung der PCOS-Symptome führen konnte. Ein Weg zur Normalität ist möglich!

Welche Faktoren verschlimmern PCOS?

Für eine Behandlung von PCOS reicht es nicht aus, sich um die Androgene zu kümmern. Der Angriff muss auch weiteren Faktoren gelten, die das hormonelle Ungleichgewicht aufrechterhalten. Denn das Syndrom macht sich mit seinen Auswirkungen im gesamtem Organismus breit, man sollte als sorgsam vorgehen. Hier solltest du eingreifen:

- **Entzündungen:** Laut Studien zeigen PCOS-Betroffene häufig erhöhte Marker für chronische Entzündungen (z. B. CRP, TNF-alpha). Diese körperliche Voraussetzung begünstigt oxidativen Stress und stört die Zellkommunikation, was die Insulinresistenz und die Produktion von Androgenen steigen lässt.
- **Stress:** PCOS taucht häufig in Gesellschaft von Überforderung, Angstzuständen, emotionaler Erschöpfung auf. Dadurch steigt der Spiegel des Stresshormons Cortisol, wodurch unser Hormonhaushalt aus dem Gleichgewicht gerät. Cortisol fördert auch die Fetteinlagerung, insbesondere im Bauchbereich.
- **Übergewicht und Adipositas:** Darunter leiden 40–80 % der PCOS-Betroffenen. Beides verschlimmert die Insulinresistenz und den Androgenüberschuss. Die unnützen Kilos setzen ein Teufelskreis mit mehr Entzündungen und hormonellen Störungen in Gang. Das gilt besonders für Bauchfett.
- **Endokrine Störungen:** Hormonähnlichen chemischen Substanzen begegnen wir täglich (z. B. in Kosmetika, Mikroplastik, Pestiziden). Sie beeinträchtigen die Produktion, den Transport und die Verstoffwechselung der Hormone. Das begünstigt PCOS.
- **Mangel an Mikronährstoffen:** Fehlen der Ernährung wichtige Nährstoffe, wird das hormonelle Gleichgewicht geschwächt. Das gilt vor allem, wenn zu viel unraffinierter Zucker und ultrahoch verarbeitete Produkte auf dem Speiseplan stehen.
- **Gestörte Darmflora:** Ist das Mikrobiom im Darm im Ungleichgewicht, kann das die Durchlässigkeit der Darmwände erhöhen. Zunächst kann eine lokale Entzündung auftreten, die sich später ausweitet. Und dazu spielen Darmbakterien auch eine Schlüsselrolle bei der Verstoffwechslung unserer Hormone.

PCOS zeigt an, dass ein Organismus unter Spannung steht und vielerlei Angriffen ausgesetzt ist. Welch eine vernichtende Aussage, doch sie eröffnet auch viele Handlungsmöglichkeiten! Ein Wunderheilmittel gibt es (noch) nicht, jedoch können Veränderungen im Alltag, die einfach aber sehr wirkungsvoll sind, sowie ausgesuchte natürliche Gesundheitsprodukte hilfreich sein. Und genau dazu gibt es gleich mehr Infos!

Die Community
Getestet und für gut befunden

»Ich habe mich online informiert und Videos angeschaut, mir Notizen gemacht. Nun habe ich erstmals einen regelmäßigen Zyklus, und vor allem bin ich nicht mehr so unglaublich müde, was mich richtig geschafft hat!«

»Ich leide unter PCOS, habe alle Vorschläge befolgt - das ist super und funktioniert.«

Natürliche Mittel zur Linderung von PCOS-Symptomen

Das Leben gründlich aufräumen

Wie unsere Hormone ticken, hängt stark von unseren Lebensentscheidungen ab. Das gilt im Guten wie im Schlechten. Mit gesundheitsfördernden Routinen kann man das innere Gleichgewicht fördern und PCOS lindern. Sie dienen auch der Vorbeugung.

- **Ernährung:** Einer der Geheimtipps für eine gesunde Hormonlandschaft. Die Ernährung sollte viele antientzündliche Lebensmittel und möglichst wenig zugesetzten Zucker umfassen, damit der Blutzuckerspiegel stabil bleibt. Dazu vitamin- und mineralstoffreiche Nahrungsmittel. Fermentierte und ballaststoffreiche Produkte halten auch den Verdauungstrakt gesund und im Gleichgewicht.
- **Regelmäßige Bewegung:** Körperliche Aktivität gilt als zweite Säule für ein entspanntes Leben mit PCOS, denn sie reguliert den Insulinhaushalt bestens. Erwiesenermaßen ist tägliches Schwitzen das Geheimnis, um die Hormone zu bezähmen. Also ran an Cardio-Training, Muskelaufbau, HIIT (Hochintensives Intervalltraining), Tanzen – alles kommt einem ausgeglichenen Hormonhaushalt zugute.

- **Stress reduzieren:** Er bringt unsere Hormone munter durcheinander und verursacht ein Chaos, bei dem keine Kommunikation mehr zuverlässig funktioniert. Beruhigung ist dringend angesagt, durch Entspannung, Atemübungen, Herzkohärenz, Meditation. Du solltest mehrere Ansätze ausprobieren und daraus eine individuelle Routine für deinen Alltag erstellen (s. Seite 104ff.).
- **Besser schlafen:** Ein ausgeglichener Hormonhaushalt und Schlafmangel hängen zusammen. Tipps für natürliche Heilmittel findest du auf S. 92ff.

Auf natürliche Heilmittel setzen

Heilpflanzen und Nahrungsergänzungsmittel sind wichtige Verbündete, um das hormonelle System sanft wieder ins Gleichgewicht zu bringen. Kein Ansatz wirkt allein Wunder. Doch in Kombination und mit einer aufgeräumten Lebensweise können diese kostbaren Wirkstoffe viel bewirken. Hilfreich sind hier auch die Informationen zu Blutzuckerspiegel/Insulinresistenz (siehe S. 267ff.), Haaren (siehe S. 142ff.) und Stress (siehe S. 104ff.), wo du dir die besten natürlichen Mittel heraussuchen kannst.

MEINE TOP-EMPFEHLUNGEN

WIRKSTOFF	EFFEKTE	TAGESDOSIERUNG
Inositol	• hilft PCOS-Betroffenen zu regelmäßigeren Zyklen und verbesserter Fruchtbarkeit	2–4 g ▶ aufgeteilt auf zweimal täglich, vor den Mahlzeiten
Zink	• trägt zu Fruchtbarkeit und normaler Fortpflanzung bei • hilft, den Testosteronspiegel im Blut auf normalem Level zu halten • fördert die Haargesundheit	10–15 mg ▶ auf leeren Magen (nüchtern am Morgen, vor dem Frühstück oder dem Abendessen)
Coenzym Q10	• fördert die Fruchtbarkeit	100 mg ▶ zu einer Mahlzeit

WEITERE HILFREICHE NAHRUNGSERGÄNZUNGSMITTEL

WIRKSTOFF	EFFEKTE	TAGESDOSIERUNG
Shatavari	• unterstützt die weiblichen Fortpflanzungsmechanismen	• Extrakt mit mindestens 110 mg Saponinen
Carnitin	• trägt zum mentalen Wohlergehen bei	500-1000 mg

Kontraindikationen in Teil 3

Expertenmeinung

Dr. Rabab Mosbah, Gynäkologe

»In meiner Praxis stelle ich häufig die Diagnose PCOS, und ich bemerke vor allem bei jungen Mädchen Probleme bei der Behandlung. Häufig hört man davon, dass es keine medizinische Lösung gibt und dass sich nur die Symptome behandeln lassen. Allerdings gibt es Gesundheitsprodukte auf natürlicher Basis, die nicht als Heilmittel gelten. Auch sie können Betroffene durchaus adäquat begleiten, Symptome und ein hormonelles Ungleichgewicht lindern, wie das beispielsweise mit dem Wirkstoff Inositol gelingt.«

» Aus rechtlichen Gründen darf ich gewisse wichtige Wirkstoffe nicht mit einer PCOS-Behandlung in Verbindung bringen. Allerdings darf ich darauf hinweisen, wie wichtig es ist, einen Nährstoffmangel in den Griff zu bekommen und auf eine gesunde Darmflora zu achten! «

Genitalbereich: Gesunderhaltung ist wichtig

Hier spreche ich ein heikles Thema an, das jedoch für unser Intimleben immens wichtig ist: ein gesunder Genitalbereich. Dieser Bereich deines Körpers sollte sich stets gut anfühlen, weder Beschwerden noch Unbehagen sollten sich dort breitmachen.

Jede zweite Frau leidet mindestens einmal im Leben unter einer Harnwegsinfektion. Eine von zwei Frauen dieser Gruppe ist von Rückfällen betroffen. Dennoch stelle ich immer wieder fest, dass das noch weitgehend tabuisiert wird. Es ist an der Zeit, das Eis zu brechen und unverblümt über den Intimbereich zu sprechen. Denn wer ihn pflegt, kümmert sich um seinen gesamtes körperliches Wohlbefinden und kann sich in seiner **Weiblichkeit** oder **Männlichkeit** voll entfalten (denn auch Männer können von Infektionen betroffen sein!). Damit beugen wir darüber hinaus vielerlei Unannehmlichkeiten im Alltag vor und erhalten unsere Gesundheit langfristig. Aus diesem Grund sind klare gesundheitsfördernde Fakten so wichtig, frei von Tabus. Bereit für die Reise in den »geheimen Garten«? Folge mir!

BESCHWERDEN IM GENITALBEREICH: KÖRPERLICHE ANZEICHEN

- Entzündungen
- häufiger sowie plötzlicher Harndrang
- wiederholte Beschwerden
- Schwierigkeiten beim Wasserlassen

Unser Genitalbereich

Wie funktionieren Harnwege und Genitalien?

Wer für einen gesunden Genitalbereich sorgen will, sollte über Lage und Funktion der dortigen Organe Bescheid wissen. Keine Panik, nun folgt keine Medizinvorlesung! Ich vermittle dir nur einige Grundlagen, um dich mit diesem nicht allgemein bekannten Körperbereich besser vertraut zu machen.

Bei Frauen wie Männern besteht der Genitalbereich aus zwei großen Einheiten:

- **Dem Harntrakt,** der körpereigenen Filteranlage. Die Nieren reinigen unser Blut, um Wasser und Abfallstoffe in Form von Urin auszuscheiden. Der gelangt durch die Harnleiter bis zur Blase, wo er bis zum Ausscheiden durch Urinieren angesammelt wird. Dieser hydraulische Vorgang basiert auf einer perfekten Verzahnung von Muskeln, Schließmuskeln und Nervensystem.
- **Den Genitalien,** dem Zentrum der Fortpflanzung und der Lust. Bei Frauen befinden sie sich an der Vagina, die die Vulva (Scheidenhof) mit dem Uterus (Gebärmutter) verbindet. Beiderseits des Uterus liegen die Eierstöcke mit den Eizellen. Die Genitalien des Mannes sind Penis, Prostata und Hoden, die das Sperma produzieren. Weibliche und männliche Genitalien sind zwei unglaubliche Fabriken, die auf subtile Weise mit unseren Hormonen und Emotionen interagieren.

Diese beiden Einheiten sind bei beiden Geschlechtern eng miteinander verzahnt. Die Prostata umgibt die männliche Harnröhre, die weibliche Harnröhre liegt parallel zur Vagina ... Da wundert es nicht, dass gleich beide Bereiche aus dem Takt geraten, wenn sich einer im Rhythmus verstolpert. Daher pflegt man möglichst den gesamten Genitalbereich.

Risikofaktoren für eine Erkrankung und ihre Ursachen

Doch aus welchem Grund treten hier überhaupt Beschwerden auf? Sicherlich sind einige Körperbereiche anfälliger als andere. Das kann an **der individuellen Anatomie** liegen (etwa kurze Harnröhre, abgesenkte Organe), an **genetischer Veranlagung** oder an bestimmten **Vorerkrankungen** (wie Diabetes oder neurologischen Störungen), die sich im Genitalbereich äußern können.

Dazu kommt noch unsere **Lebensweise,** die einen wichtigen Einfluss ausübt:

- **Körperliche Hygiene:** Zu aggressive Intimreinigung, zu enge Kleidung und synthetische Stoffe können das empfindliche Ökosystem unserer Schleimhäute schnell durcheinanderbringen.
- Unsere **Ernährung** spielt auch hier eine wichtige Rolle. Wer (zu) viel zusätzlichen Zucker und salzreiche Speisen zu sich nimmt, vorwiegend Limonaden und sonst zu wenig trinkt, verändert den pH-Wert des Urins. Dadurch gerät die Vaginalflora aus dem Gleichgewicht, was Infektionen fördert. Ganz zu schweigen von den schädlichen Auswirkungen von Nikotin oder Alkohol!
- **Stress, Ängste, Erschöpfung** schlagen sich ebenso auf den Genitalbereich nieder. Ein Nervensystem unter Spannung tendiert dazu, sich in empfindlichen Bereichen zu entladen wie den Blasentrakt oder den Damm. Denken wir an den wohl jedem bekannten Stein im Magen, der Krämpfe verursacht. Und je mehr wir verkrampfen, desto weniger zirkuliert! Ein weiterer Teufelskreis.

Doch Hauptursache für Probleme im Genitalbereich ist und bleibt der altersbedingte **Sinkflug der Hormone.** Bei Frauen kommt es gegen Zyklusende zu Östrogenschwankungen, bis der Körper in der Menopause diese Hormone kaum noch produziert. Empfindliche und trockene Schleimhäute sind die Folge. Bei Männern sinkt die Testosteronproduktion beständig, was die Funktion der Prostata beeinträchtigt. Auch Erektionsfähigkeit und Libido leiden. Den Funken in diesem Lebensabschnitt weiter zu entfachen, ist gar nicht so leicht!

Der »intime Garten« ist ein hochempfindliches Ökosystem, das äußeren und inneren Angriffen ausgesetzt ist. Daher sollte man ihn stets pflegen, mit sanften Mitteln und gezielter Unterstützung. Ich spreche hier größtenteils von vorbeugenden Maßnahmen und empfehle in jedem Falle einen Termin zur ärztlichen Beratung.

Die Community

Getestet und für gut befunden

»Meine Blase war immer wieder entzündet, dann habe ich Cranberry-Extrakt auf deine Empfehlung hin eingenommen und hatte keine einzige Entzündung mehr - es lebe die Vorbeugung!«

»Ich habe Cranberry-Extrakt eingenommen und hatte keinen Ärger mehr mit wiederkehrenden Blasenentzündungen, herrlich!«

Gesunde Blase auf natürlichem Weg

Trinken, Trinken, Trinken

Verbündeter Nummer 1 für den Genitalbereich ist ... Wasser! Reichlich Flüssigkeit (mindestens 1,5 l täglich) ist notwendig, damit die Schleimhäute gut befeuchtet werden und der Urin verdünnt ist. Anderenfalls eröffnet der Harn die Tür zu Infektionen und Reizungen. Denke also immer daran, eine kleine Flasche Wasser bei dir zu haben.

Infektionen vorbeugen

Ist der Harntrakt von Bakterien befallen, werden üblicherweise Antibiotika verschrieben. Wiederholt sich diese Therapie, kann das zu einer Veränderung der Bakterien in der Darmflora führen. Das hat Auswirkungen auf die Verdauung und kann auch eine Antibiotikaresistenz zur Folge haben. Folgende Maßnahmen können die gewaltsame Übernahme der schädlichen Bakterien eindämmen:

- keinen Urin zurückhalten, die Harnblase immer vollständig leeren
- nach Geschlechtsverkehr zügig Wasser lassen
- Unterwäsche aus Baumwolle tragen und zu eng anliegende Hosen vermeiden
- auf Intimpflege und -parfum verzichten
- keine Intimduschen
- eine abwechslungsreiche und ausgewogene Ernährung hilft dem Immunsystem. Besonders gut für die Harngesundheit sind Aprikosen, Petersilie, Paprikaschoten, Zucchini und fermentierte Produkte.

» Es gibt einige natürliche Mittel und Nahrungsergänzungen, die unserem Harntrakt guttun. Zusätzlich hilft eine ausgewogene Darmflora. «

Natürliche Wirkstoffe für einen gesunden Harntrakt

Gegen Beschwerden beim Urinieren sind einige Nahrungsergänzungsmittel auf natürlicher Basis geeignet (für Frauen und Männer).

MEINE TOP-EMPFEHLUNGEN

MITTEL	EFFEKTE	TAGESDOSIERUNG
Cranberry	• bekämpft die bei Blasenentzündung häufig auftretenden Mikroorganismen (hauptsächlich die Keime *E. coli*) durch Ausscheidung im Urin	Extrakt mit 36 mg PAC (Proanthocyanidine)
D-Mannose	• hilft bei der Eindämmung von Mikroorganismen, die häufig bei Blasenentzündungen wachsen (hauptsächlich *E. coli*) durch Ausscheidung im Urin	2000–4000 mg ▶ zu einer Mahlzeit
Heidekraut	• wirkt harntreibend • fördert die Gesundheit des Blasentrakts	1000–1500 mg Pulver oder Äquivalent als Extrakt
Sägepalme (für Männer)	• reguliert die Größe der Prostata • lindert den Druck, häufig Wasserlassen zu müssen, tagsüber wie nachts • lindert Beschwerden durch eine aus natürlichen Gründen vergrößerte Prostata	Extrakt mit 125 mg freie Fettsäuren
Multivitamine/ Mineralstoffe (Zink, Vitamine B6, C und D …)	• tragen zur normalen Funktion des Immunsystems bei	je nach Produkt und Packungsangabe

WEITERE HILFREICHE NAHRUNGSERGÄNZUNGSMITTEL

MITTEL	EFFEKTE	TAGESDOSIERUNG
Hibiskus	• beugt Reizungen im Harntrakt vor	1200-1500 mg Pulver oder Äquivalent als Extrakt
Brennnessel	• fördert die Gesundheit der Harnwege	4000-8000 mg Pulver oder Äquivalent als Extrakt
Löwenzahn	• trägt zur Entschlackung bei • wirkt harntreibend	1200-1700 mg Pulver oder Äquivalent als Extrakt

Kontraindikationen in Teil 3

Expertenmeinung

Dr. Christian Ledoux, Ernährungsmediziner

»Angesichts steigender Fallzahlen von Antibiotikaresistenzen müssen wir unbedingt Maßnahmen zur Vorbeugung von Harnwegserkrankungen treffen. Und nicht warten, bis alles aus dem Ruder läuft! Beispielsweise können Cranberry, Heidekraut und D-Mannose bei Frauen vorbeugend gegen Harnwegserkrankungen wirken (kein Ersatz für eine Therapie). Männer können eine weitere, spezifischere Pflanze nutzen: die Sägepalme. Sie beugt (wiederholten) Infektionen im Harntrakt vor. Auch die Pflege des Darms ist immens wichtig (etwa bei durchlässigen Darmwänden).«

Fruchtbarkeit: Chancen optimieren

In vielen Menschen keimt irgendwann der Wunsch auf, das Leben weiterzugeben und ein kleines Wesen in die Welt zu setzen, das ihnen in gewisser Weise ähnelt. Diesen uralten Traum realisieren wir dank unserer Fruchtbarkeit, die es uns ermöglicht, unsere eigene Geschichte durch unsere Nachkommenschaft zu verlängern. Ein Wunder der Biologie!

Allerdings lässt dieses Wunder auch manchmal besorgniserregend lange auf sich warten. Immer mehr Paaren gelingt es nicht, ihren Kinderwunsch zu erfüllen, trotz langwieriger Versuche und ausgewogener Lebensweise. In Deutschland ist fast jedes zehnte Paar zwischen 29 und 59 Jahren ungewollt kinderlos. Diese Zahlen steigen in allen Industrieländern stetig an.

Treten Probleme auf, braucht man sich seinem Schicksal jedoch nicht wehrlos zu fügen. Außer Standardbehandlungen und Schuldzuweisungen gibt es einen weiteren Weg, um die eigene Fruchtbarkeit zu stärken. Viele körperliche Abläufe lassen sich positiv beeinflussen, indem man auf natürliche Mittel setzt und auf gut informiertem Weg seine individuelle Gesundheit verbessert. Damit erhöht man seine Chance, eines Tages den ersehnten Nachwuchs in den Armen zu halten.

Die Empfängnis verstehen

Wie läuft bei uns Menschen die Fortpflanzung ab?

Wie man Babys macht, wissen glücklicherweise die meisten, dafür muss ich kein Bildchen malen. Doch noch einmal ganz simpel zu erklären, was sich dabei im Körper von Mann und Frau abspielt, kann nicht schaden:

- **Bei den Frauen** veranstaltet ein kleines Orchester von **Hormonen** monatlich im Verlauf von mehr als 30 Jahren ein Ballett: den **Menstruationszyklus.** Mehrere Eizellen (weibliche Geschlechtszellen) reifen in den Eierstöcken heran. Nur eine ist dominant genug, um befruchtungsreif zu werden. Beim Eisprung (etwa in der Hälfte des Zyklus) wandert diese Eizelle in den Eileiter, wo sie befruchtet wird, sofern in den folgenden 24 Stunden ein Spermium ankommt. Ist das der Fall, nistet sich ein Embryo in der Gebärmutterschleimhaut ein, die die Gebärmutter auskleidet. Ohne Befruchtung wird diese Schleimhaut während der Monatsblutung abgebaut.
- **Bei den Männern** wird eine ganz andere Partitur aufgelegt, es läuft alles viel linearer und kontinuierlicher ab. Männer haben keinen Zyklus, die Fortpflanzungsfunktion ist ab der Pubertät bis ins hohe Alter **permanent aktiv.** Männer produzieren männliche Geschlechtszellen (Samenzellen), und zwar im Durchschnitt 100–200 Millionen täglich! Diese Spermatogenese findet in den Hoden statt. Der hochkomplexe Vorgang unterliegt einer engen **hormonellen** Kontrolle. Die Spermien, die bei einer Ejakulation ausgestoßen werden, machen sich sogleich auf die Suche nach einer Tanzpartnerin.

Zwar sind diese beiden »Fortpflanzungsfabriken« bereits hochkomplex, doch sie allein machen noch kein Baby. Denn Ei- und Samenzelle müssen sich genau im richtigen Moment und am richtigen Ort treffen: während des Eisprungs!

Auch ein gutes Timing und eine erfolgreiche Begegnung sind noch nicht ausreichend. Zusätzlich muss die Vaginalflora der Frau die Spermien willkommen heißen, der Zervixschleim muss durchlässig und die

Gut zu wissen

Unfruchtbarkeit ist zu einer großen Herausforderung für die öffentliche Gesundheitsversorgung geworden, was sich allerdings nicht in der Politik niederschlägt.

Eileiter müssen frei sein. Es gibt unzählige Faktoren, die eine Begegnung der Geschlechtszellen negativ beeinflussen können, abgesehen von der Menge und der Beweglichkeit der Samenzellen.

Zusätzlich gibt es **diverse Ursachen,** die beide Partner betreffen, etwa dass sie auf Immunebene inkompatibel sind, Probleme mit der Blutgerinnung oder sexuell übertragbare Krankheiten haben. Noch unterschwelligere Kommunikationsprobleme zwischen verschiedenen Organismen können den Kinderwunsch ebenfalls in einen Hindernislauf verwandeln.

Welche Risikofaktoren gibt es?

Leider können viele Aspekte die Empfängnis beeinträchtigen:

- Wenig überraschend steht das **Alter** ganz oben auf der Liste der Risikofaktoren, insbesondere bei den Frauen. Ab 30 Jahren sinkt die Menge der Follikel deutlich (ovarielle Reserve), und die Qualität der Eizellen nimmt ab. Dadurch vermehren sich Fehler bei der Zellteilung deutlich. Es folgt eine Abnahme der Fruchtbarkeit um 3 % jährlich nach 35 und um 9 % bei über 40-Jährigen. Bei Männern nimmt die Fruchtbarkeit später und langsamer ab, die Qualität der Spermien ist ab 45–50 Jahren beeinträchtigt. Kein Grund zur Panik! Vielmehr geht es darum, bei Empfängnisschwierigkeiten die medizinische Beratung eher früher als später aufzusuchen.
- Heimtückisch steht außerdem das **Übergewicht** einer Empfängnis im Wege, hauptsächlich gemeint ist hier das Bauchfett. Fettgewebe sondert Östrogene ab, die die Fruchtbarkeit einschränken. Übergewichtige Frauen leiden dazu häufig unter hormonellem Ungleichgewicht, wodurch Zyklen und Eisprünge unregelmäßig werden. Die Reifung der Eizelle wird gestört, die Gebärmutterschleimhaut ist nicht optimal für die Eizelle vorbereitet. Jeder BMI-Punkt über 29 verringert laut einer Studie die Wahrscheinlichkeit, auf natürlichem Wege schwanger zu werden, um 4 %. Bei Männern beeinträchtigt Übergewicht nicht nur die Spermienqualität, sondern kann auch zu sexuellen Störungen führen und somit den Geschlechtsverkehr verhindern. Einer Metastudie zufolge ist das Risiko für Unfruchtbarkeit bei übergewichtigen Männern um 42 % erhöht.
- Ein Alarmsignal leuchtet auch bei Suchtverhalten auf, besonders beim Thema **Nikotin.** Raucherinnen bringen praktisch von der ersten Zigarette an Eizellen als Opfergabe dar. Studien zufolge ist ihre ovarielle Reserve etwa 4 Jahre früher erschöpft als bei Nichtraucherinnen, ganz zu schweigen von den Schäden für die Eizellqualität und die Empfänglichkeit des Endometriums. Auch bei Männern werden durch das Rauchen massenweise Spermien abgetötet: Ihre Anzahl sinkt nachweislich, sie büßen

an Beweglichkeit und Qualität ein. Die Wahrscheinlichkeit für genetische Anomalien und wiederholte Fehlgeburten steigt. Fazit: Rauchen verringert die Fruchtbarkeit der Frau und des Mannes (multipliziert mal zwei, wenn beide rauchen).

- Was den **Alkohol** angeht, sieht es nicht besser aus. Ein geringer Konsum (1–2 Gläser täglich) scheint die Fruchtbarkeit nur wenig zu beeinträchtigen, exzessives Trinken ist jedoch schädlich. Bei Frauen stört Alkohol den Menstruationszyklus und verringert die Qualität der Eizellen. Bei Männern verändert Alkohol die Spermienqualität und kann zu Erektionsstörungen führen. Hier geht es um die Quantität: Je mehr Alkohol man zu sich nimmt, desto mehr Baby-Chancen verspielt man.
- Die schlimmsten Feinde der Fruchtbarkeit sind jedoch unsichtbar: **endokrine Disruptoren.** Phthalate, Bisphenole, PCB, Dioxine und mehr. Man findet sie fast überall, etwa in Lebensmittelverpackungen aus Plastik, in Kosmetika, Pestiziden, Zigarettenrauch.Wir begegnen ihnen häufig genug, dass sie das Hormonsystem still und heimlich durcheinanderbringen können. Diese Substanzen stehen in Verdacht, bei Frauen Endometriose sowie Eierstockprobleme, Fehlgeburten und einige hormonell bedingte Krebsarten (wie Brust- und Eierstockkrebs) zu fördern. Bei Männern macht man sie verantwortlich für den immensen Rückgang der Spermienqualität und für vermehrte Missbildungen in den Genitalien (etwa Lageanomalie der Hoden, Hypospadie, eine verkürzte Harnröhre). Männer, die vielen Phthalaten ausgesetzt sind, haben eine um 20 % niedrigere Konzentration an Spermien gegenüber dem Durchschnitt, hat eine US-amerikanische Studie herausgefunden.
- **Hochleistungssport** kann die Fruchtbarkeit ebenfalls beeinträchtigen, besonders bei Frauen, denn er stört die Hypothalamus-Hypophysen-Ovarialachse (HPO). Amenorrhoe, Ovulationsstörungen, Progesteronmangel – all dies wird durch übermäßiges Training in Verbindung mit einer stark regulierten Ernährung begünstigt.
- Schlussendlich ist auch **chronischer Stress** ein Saboteur des Babyprojekts. Denn im ständigen »Flucht-oder-Kampf-Modus« fühlt sich der Körper einer Fortpflanzung nicht gewachsen! Ein erhöhter Cortisolspiegel, Schlafprobleme oder hormonelle Störungen sind Faktoren, die Eierstöcke und Hoden auf Stand-by setzen. Nicht zu vergessen, wie störend sich Stress auf das Lustempfinden und eine Paarbeziehung generell auswirkt!

Wie hoch die Fruchtbarkeit eines Paares ist, unterliegt einer komplexen Alchemie, die einen Gleichklang von zwei Organismen, Psychen und Lebensgeschichten erzeugen muss. Dass einige Fälle mit Empfängnisschwierigkeit trotz unauffälliger Werte und Untersuchungen unerklärbar bleiben, überrascht also nicht. Ein Grund mehr, das Projekt »Baby« aus ganzheitlicher und individueller Sicht zu betrachten und die Gesundheit und das Wohlbefinden beider Partner im Auge zu behalten.

Die natürliche Empfängnis unterstützen

Ernährung und Fruchtbarkeit

Die besten Verbündeten für die Fruchtbarkeit sind Mikronährstoffe. Im Verborgenen verbessern sie die Qualität der Geschlechtszellen und schaffen beste Voraussetzungen für das Zusammentreffen von Eizelle und Spermium.

Ganz oben auf der Liste »für optimierte Fruchtbarkeit« findet man die Stars der Nahrungsergänzungsmittel, etwa die unerreichte **Folsäure** (Vitamin B9), unerlässlich für die Synthese von DNA und Zellteilung. Sie ist ein Muss schon beim ersten Aufkeimen des Kinderwunsches sowie zu Beginn der Schwangerschaft, um Missbildungen des Neuralrohrs zu verhindern (umgangssprachlich »offener Rücken«, Spina bifida). Dieses VIP-Vitamin für die Empfängnis ist in Leber, grünem Blattgemüse (z. B. Spinat, Brokkoli, Salaten) und in Hülsenfrüchten (wie Kichererbsen, Linsen) enthalten.

Sich an die kunterbunte **Mittelmeer-Diät** zu halten, ist eine gute Idee: Sie bietet gesunde Fettsäuren, Obst und gutes Gemüse, hochwertige Milchprodukte, Hülsenfrüchte, tierische und pflanzliche Proteine. Es gibt viele Lebensmittel, die zu deinen besten Freunden werden sollten. Und nicht vergessen: Mit Spaß und ganz entspannt umgesetzt wirkt das alles viel effektiver!

Eine gesunde Lebensweise

Das Geheimnis optimaler Fruchtbarkeit liegt auch darin, seine Lebensweise an den Charakter anzupassen, ohne gesundheitliche Einbußen. Das bedeutet also ein Gleichgewicht zwischen Entgiftung und Genuss, An- und Entspannung, Strenge und Spontaneität. Eine Lebenskunst, die man sich Schritt für Schritt aneignen darf!

- Unbedingt notwendig, wenn der Kinderwunsch im Raum steht: **regelmäßige Bewegung, in Maßen.** Körperliche Aktivität ist ein hervorragender Booster für die Empfängnis, wenn man es nicht übertreibt! Ein angekurbelter Blutkreislauf im Becken und Stresshormone, die durch Sport in Schach gehalten werden, schaffen eine günstige Voraussetzung für die Befruchtung und Einnistung der Eizelle. In einer Studie steigerte bei übergewichtigen Frauen ein täglicher zügiger Spaziergang von 30 Minuten die Chancen auf eine Schwangerschaft um 82 %.

- **Unsichtbare Schadstoffe meiden.** Das gelingt im Alltag ganz einfach mit Maßnahmen wie Bio-Qualität kaufen, (Gemüse-)Verpackungen vermeiden, Lagerung von Lebensmitteln in Glasbehältern und Edelstahl, natürliche Kosmetika und Putzmittel mit Öko-Siegeln verwenden. Und täglich lüften, um flüchtige organische Verbindungen (VOC, *Volatile Organic Compounds*) zu vertreiben, die allgegenwärtig sind.
- Eine weitere wichtige Grundlage für eine optimale Empfängnis ist die **Stressregulierung,** sowohl im Alltag (Arbeit, Mental Load) als auch im Hinblick auf den Druck, dass das mit dem Baby klappen muss. Auf Seite 104 biete ich Tipps zum Stressabbau.
- Achte auf deinen Körper und seine **Fruchtbarkeitssignale** (Zervixschleim, Basaltemperatur, Libido), statt mit Scheuklappen auf die Zyklus-App zu schauen. Der Kalender sollte kein Druckmittel sein, und der Sex sollte ein Akt der Liebe und der Lust bleiben. Nehmt ihr euch dafür Zeit, wird das eure Beziehung stärken.

Psychologisch-emotionalen Beistand finden

Ein auf Dauer unerfüllter Kinderwunsch ist wie eine Zeitbombe für das psychische Gleichgewicht und kann die verborgensten Wunden zutage fördern. Man fühlt sich vom Schicksal bestraft, bekommt eventuell das Gefühl, »dysfunktionell« zu sein und das Leben nicht weitergeben zu können. Ganz zu schweigen von dem Stress, der durch Behandlungen, invasive Untersuchungen und unendliche Wartezeiten auf Ergebnisse entsteht. Ein wahrer Tsunami der Emotionen, der sich schnell auch in Besessenheit oder in Schuldgefühle wandeln kann oder gar in eine Depression, wenn man nicht aufpasst. In unserer Gesellschaft bleibt der unerfüllte Kinderwunsch ein Tabu, das leider häufig mit persönlichem Versagen oder einem Mangel an Weiblich- oder Männlichkeit in Verbindung gebracht wird.

Daher ist es wichtig, aus der Einsamkeit auszubrechen und mutig mit seinem Umfeld über das Thema zu sprechen. Die Spirale aus Scham und Isolation muss beendet werden: zwischen den Partnern, mit engen Vertrauten oder auch in einer Gesprächsgruppe. Manche Paare suchen eine individuelle psychologische Betreuung, um an ihren bewussten und unbewussten Blockaden im Zusammenhang mit dem Babyprojekt zu arbeiten. Perinatalmedizin, Sexualwissenschaft, Traumatherapie, aber auch positive Visualisierung sind Ansätze, mit denen sich die eigene Beziehung zur Fruchtbarkeit, zum Elternwerden oder zur Familiengeschichte erkunden lässt. Peu à peu lassen sich auf diese Weise emotionale Knoten entwirren.

Die Fruchtbarkeit mit Nahrungsergänzungsmitteln fördern

Angesichts steigender Fallzahlen von unerfülltem Kinderwunsch werden fruchtbarkeitsfördernde Nahrungsergänzungsmittel immer wichtiger. Sie können als Alternative oder als Ergänzung zu Kinderwunschbehandlungen gelten.

MEINE TOP-EMPFEHLUNGEN

MITTEL	EFFEKTE	TAGESDOSIERUNG
Vitamin D	• zum Ausgleich eines Defizits • spielt eine Rolle bei der Zellteilung	1000–3000 IU ▶ etwa 10 Minuten vor einer Mahlzeit oder zu einer fettsäurehaltigen Mahlzeit
Zink	• unterstützt die Fortpflanzungsfunktionen • trägt zu einem stabilen Testosterongehalt im Blut bei • spielt eine Rolle bei der Zellteilung	10–15 mg ▶ 15 Minuten vor oder zu einer Mahlzeit oder vor dem Schlafengehen
Magnesium	• zum Ausgleich eines Defizits • bekämpft Müdigkeit • wichtig für die Zellteilung	250–300 mg ▶ portionsweise zu den Mahlzeiten
Vitamin B6	• reguliert die hormonelle Aktivität	mindestens 0,7 mg
Vitamin B9	• fördert das Zellwachstum des schwangerschaftsspezifischen Gewebes	400 µg

Vitamin B12	• spielt eine Rolle bei der Zellteilung • fördert die Bildung von roten Blutkörperchen • trägt zu einem stabilen Energiestoffwechsel bei	2,5 mg
Coenzym Q10	• kann die Qualität und die Fruchtbarkeit der Eizellen verbessern • soll Spermien vor oxidativem Stress schützen • kann die Qualität von Spermien verbessern	100-200 mg
Inositol	• soll die Qualität von Eizellen und die Bildung von Follikeln fördern • reguliert den Menstruationszyklus und begünstigt so den Eisprung	1000-2000 mg

WEITERE HILFREICHE NAHRUNGSERGÄNZUNGSMITTEL

WIRKSTOFF	EFFEKTE	TAGESDOSIERUNG
Jod	• trägt zur regulären Produktion von Schilddrüsenhormonen und einer normalen Funktion dieser Drüse bei	mindestens 75 µg
Selen	• fördert eine gesunde Spermienbildung • unterstützt die Schilddrüsenfunktion • schützt Zellen gegen oxidativen Stress	mindestens 27,5 mg

Vitamin B5	• trägt zur Bildung von Steroidhormonen und ihrem geregelten Stoffwechsel bei, ebenso von Vitamin D und einigen Botenstoffen	mindestens 3 mg
Himbeerknospen	• soll die weibliche Fruchtbarkeit fördern	300 mg Glycerinmazerat ▶ außerhalb der Mahlzeiten einnehmen
Maca	• kann einen positiven Einfluss auf die Fruchtbarkeit haben	mindestens 1,5 g pflanzliches Pulver oder Äquivalent als Extrakt

Kontraindikationen in Teil 3

Expertenmeinung

Dr. Sina Gombert, Allgemeinmedizinerin mit funktionellem Ansatz und Autorin eines Buches über natürlich verbesserte Fruchtbarkeit

»Mehrere Nahrungsergänzungsmittel konnten nachgewiesenermaßen einen klinisch sichtbaren Einfluss auf die weibliche und die männliche Fruchtbarkeit ausüben, sei es in natürlicher Dosis oder begleitet durch eine medizinische Verabreichung. Manche Nährstoffe lassen sich auf jeden Fall durch eine ausgewogene Ernährung abdecken, in Studien beobachtete Besserungen scheinen sich bereits allein durch eine gesunde Lebensweise bemerkbar zu machen. Andere Nährstoffe wirken fruchtbarkeitsfördernd, wenn man sie in einer größeren Dosierung einnimmt als durch eine ausgewogene Ernährung möglich. Ein hochwertiges Nahrungsergänzungsmittel in der richtigen Dosierung kann also durchaus zu Effekten führen, die wissenschaftlich von Interesse sind. Andere Nährstoffe stehen dem Körper nicht so einfach zur Verfügung, wenn man Nutzen und Risiko ihrer Beschaffung für die Gesamtgesundheit gegeneinander abwägt. Das gilt etwa für Vitamin D, das für zahlreiche Körperfunktionen wichtig ist. Es wird bei Sonnenstrahlung auf die menschliche Haut produziert, während man zu starke Sonneneinstrahlung meiden sollte. Zu diesem Thema gibt es schon viele Studien. Im französischen Medizinstudium wird dieser Ansatz kaum beachtet. In anderen Ländern, etwa in Deutschland, wo ich größtenteils studierte, kann das ganz anders aussehen.«

Schwanger: gelassen bleiben

Mamas in spe, herzlich willkommen auf dieser herrlichen Odyssee namens Schwangerschaft! Es ist eine einzigartige Zeit, geprägt von körperlichen Veränderungen und sehr intensiven Emotionen. Ein grundlegender Umbruch, der die werdende Mutter mit seinen Erschöpfungszuständen, eventuellem Unwohlsein und einer hormonellen Achterbahnfahrt verunsichern kann. Doch tröste dich: Du bist nicht allein.

Der weibliche Körper beherbergt ein Ökosystem von unglaublicher Intelligenz, das sich ganz der Entwicklung eines Babys widmet. Diese empfindliche, komplexe Welt verdient unsere ganze Aufmerksamkeit. Um in dieser Zeit gelassen zu bleiben, leistet ein ganzheitlicher natürlicher Ansatz wertvolle Dienste. Eine gesunde Schwangerschaft verdankt sich vor allem einer Mama, die ihre eigenen Bedürfnisse sowie die des Babys respektiert. Begeben wir uns also auf eine faszinierende neunmonatige Reise ins Innere des Körpers!

Der schwangere Organismus

Was passiert im schwangeren Körper?

Das kann ein eigenes Buch füllen. Ich konzentriere mich hier auf die Verbindung zwischen Mutter und Baby. Während der gesamten Schwangerschaft besteht ein reger kontinuierlicher Austausch zwischen dem Organismus der Mutter und dem des Babys, hauptsächlich über die Nabelschnur und die Plazenta.

Die Plazenta ist ein Organ, das sich in der Gebärmutter nach der Einnistung des Embryos entwickelt. Durch die Nabelschnur erhält das Baby den für seine Entwicklung zwingend benötigten Sauerstoff. Doch auch sämtliche Nährstoffe aus dem Essen der Mutter gelangen darüber zum Kind. Ein Baby ist einem anspruchsvollen Gast im Restaurant vergleichbar: Die Plazenta ist die Küche, in der die Gerichte zubereitet werden (in Form von Nährstoffen und Hormonen). Die Nabelschnur ist der Kellner, der die Bestellung an den Tisch bringt. Es gilt, die Küche dieses Etablissements mit ausreichend Makronährstoffen zu versorgen (Eiweißen, Kohlenhydraten, Fetten), aber auch mit Mikronährstoffen (darunter Eisen, Jod, Zink, Vitamin B9).

Die Ernährung der Mutter beeinflusst das Gesundheitskapital des ungeborenen Kindes unmittelbar auf kurze, mittlere und lange Sicht.

Risiken eines Nährstoffmangels während der Schwangerschaft

Wenn während der Schwangerschaft Nährstoffe fehlen, öffnet das einigen Problemen Tür und Tor:

- **Mangel an Eisen, Folsäure und Vitamin B12** erhöht das Erkrankungsrisiko für Anämie etwa mit Erschöpfung, Kurzatmigkeit und instabilem Blutdruck. Darüber hinaus fordert das Ungeborene ebenfalls seinen Anteil an Energie ein!
- **Mängel an Kalzium und Vitamin D** begünstigen Osteoporose und Zahnprobleme. Die Knochenentwicklung des Babys leert zusätzlich die körperlichen Reserven.
- **Jodmangel** kann zu einer Unterfunktion der Schilddrüse führen, mit Gewichtszunahme oder Ängsten als Folgen.

Mangelerscheinungen sind nicht nur schädlich für den mütterlichen Organismus. Sie haben auch teils schwerwiegende Auswirkungen auf Wachstum und Entwicklung des Babys, etwa:

- **Ein Mangel an Folsäure** zu Beginn der Schwangerschaft erhöht das Risiko für Missbildungen des Neuralrohrs (Spina bifida, Anenzephalie). Daher sollte man bereits zu Beginn des Kinderwunsches ein Nahrungsergänzungsmittel einnehmen.
- **Eisenmangel** kann zu einer verzögerten Entwicklung in der Gebärmutter, zu Fehlgeburt oder sogar Tod im Mutterleib führen. Eisen ist notwendig, um das Gewebe des Ungeborenen mit Sauerstoff zu versorgen.
- **Mangel an Omega-3-Fettsäuren** kann die Entwicklung des Fötus beeinträchtigen und Organen wie dem Gehirn schaden. Ein Ungleichgewicht stört die Bildung von Zellmembranen, besonders von Gehirn und Netzhaut.

» Lang anhaltende Mangelerscheinungen haben Konsequenzen auch nach der Geburt: Nicht nur Erschöpfung, Stimmungstiefs (besonders bei Eisenmangel), hormonelles Ungleichgewicht und Haarwuchs an unerwünschten Stellen können auftreten. Ein weiterer Grund, rasch zu handeln! «

Die Schwangerschaft ist also keine Zeit, in der man leichtfertig über Nährstoffmängel hinwegsehen sollte. Sie erfordert eine maßgeschneiderte Ernährung, die auf die besonderen Anforderungen dieser einzigartigen Zeit eingeht. Mit einigen kleinen, natürlichen Veränderungen ermöglicht eine Mutter ihrem Kind eine optimale Entwicklung.

Natürliche Ansätze für eine optimale Schwangerschaft

Regelmäßig und mit Freude bewegen

Eine Schwangerschaft ist kein Krankheitszustand, ganz im Gegenteil! Vielmehr ist sie der ideale Zeitpunkt, um eine sanfte, regelmäßige Aktivität in den Alltag zu integrieren. Spazierengehen, Schwimmen, Yoga für Schwangere – unzählige Sportarten helfen:

- **in Form** und gelenkig zu bleiben, als Vorbereitung auf die Geburt
- **leichte Schwangerschaftsbeschwerden zu lindern,** wie Rückenschmerzen, schwere Beine, Verstopfung
- **Gewichtszunahme einzugrenzen** und Schwangerschaftsdiabetes vorzubeugen
- **das Baby mit Sauerstoff zu versorgen** und seine psychomotorische Entwicklung zu fördern
- **besser mit Stress** und Stimmungsschwankungen umzugehen, dank der beim Sport ausgestoßenen Endorphine.

Die Art der Bewegung sollte sich nach der jeweiligen körperlichen Verfassung richten, auch Ärztin, Arzt oder Hebamme sollten konsultiert werden. Von einigen Sportarten (wie Reiten, Skifahren oder Kampfsport) rät man Schwangeren ab. Höre auf deinen Körper und erzwinge nichts!

Für guten Schlaf sorgen

Guter Schlaf ist während der Schwangerschaft sehr wichtig. Denn dabei ...

- **erholt man sich** körperlich und emotional von den kräftezehrenden Veränderungen des Organismus
- **werden Schwangerschaftshormone produziert** (wie Progesteron, Leptin), die wichtig für die Entwicklung des Fötus sind
- **festigen sich Nervenbahnen** und somit neu Erlerntes, das die Schwangere auf ihre neue Rolle als Mutter vorbereitet.

Ein Nickerchen sich also ruhig mal gönnen, den Alltag ein bisschen lockerer takten und die Umgebung entspannend gestalten (z. B. mit Kühle, Dunkelheit, Stille). Auch die Bettwäsche kann eine Rolle spielen: Eine gute Matratze sowie ergonomische Kissen sind ihr Geld wert, denn sie entspannen Rücken und Beine. Ausruhen ist oberste Pflicht!

Den Stress in den Griff bekommen

Eine Schwangerschaft kann schnell zu einer emotionalen Achterbahnfahrt werden. Daher ist es wichtig, den Stress im Zaum zu halten und diese einzigartigen neun Monate gelassen zu durchleben. Einige Möglichkeiten sind:

- **täglich eine beruhigende Aktivität ausüben:** Meditation, Entspannungsmethoden, Atemübungen, ein heißes Bad
- **Gefühle rückhaltlos ausdrücken:** Schwangerschaftstagebuch, Austausch mit Nahestehenden
- **materielle Dinge gelassen angehen:** Kinderzimmer einrichten, Liste für die Geburtsanzeige
- **Vertrauen in sich selbst und das Leben stärken:** positives Denken, die Geburt visualisieren.

Wenn der Stress überhandnimmt, zögere nicht, professionelle Hilfe in Anspruch zu nehmen (helfen können beispielsweise eine psychologische Beratung, Entspannungsmethoden oder Ratschläge der Hebamme). Die Schwangerschaft ist kostbar, man sollte diese Zeit sanft und wohlwollend erleben.

Die tägliche Ernährung in der Schwangerschaft anpassen

Einige Lebensmittel auf dem Speiseplan sind Verbündete zukünftiger Mamas:

- **Obst und Gemüse** mit vielen Antioxidantien und sekundären Pflanzenstoffen (etwa Zitrusfrüchte, Kiwis, Kohl, Spinat, Karotten) unterstützen das Immunsystem
- **Milchprodukte** und weitere Quellen für Kalzium (z. B. Joghurt, Käse, Mandeln, Brokkoli) sind gut für das Knochenwachstum des Babys
- **magere Eiweißlieferanten** tierischer und pflanzlicher Art (wie Geflügel, Fisch, Eier, Tofu, Hülsenfrüchte) sind eine unerlässliche Grundlage der Gewebebildung
- **Vollkorngetreide und Hülsenfrüchte** (z. B. Vollkornbrot, Naturreis, Linsen, Kichererbsen) sorgen für einen ausgewogenen Blutzuckerspiegel
- **kleine fettreiche Fische,** zweimal wöchentlich (Sardinen, Makrelen, Lachs), liefern insbesondere die Omega-3-Fettsäure DHA.

Im Gegenzug gibt es Lebensmittel, die du vermeiden oder vom Speiseplan streichen solltest. Beispiele, die mit einem Ernährungsexperten besprochen werden können:

- **rohe oder nur kurz gegarte Produkte** (darunter Fleisch, Fisch, Eier, Käse aus Rohmilch) – sie können Bakterien enthalten, die den Fötus gefährden
- **Koffein** nur in Maßen konsumieren, denn es erhöht das Risiko für eine Entwicklungsstörung oder eine Fehlgeburt
- beim Alkohol ist der Fall glasklar: **kein Alkohol** während der Schwangerschaft
- **große Raubfische** (wie Thunfisch, Schwertfisch, Speerfisch) enthalten oft hohe Mengen an Schwermetallen wie Quecksilber, die toxisch auf die Entwicklung des kindlichen Nervensystems wirken.

Ausreichend Nährstoffe mit passenden Nahrungsergänzungsmitteln

Selbst wenn man sich viel Mühe gibt, lassen sich manche Mangelerscheinungen schwerlich allein durch die Ernährung ausgleichen. Schwangere benötigen außerdem von einigen Nährstoffen größere Mengen (Eisen, Jod, Vitamin B9 und mehr). Nicht zu vergessen, dass die Schwangerschaft Übelkeit und Verdauungsbeschwerden hervorrufen kann, was die Nährstoffaufnahme erschwert. Umso wichtiger ist ein gezielter, individueller Einsatz von Nahrungsergänzungsmitteln.

Ganz wichtig: Dieser muss immer in Absprache mit dem Arzt oder der Ärztin erfolgen.

Die Auswahl der Wirkstoffe, ihre galenische Form und Dosierungen sind essenziell, damit Nahrungsergänzungsmittel effektiv und sicher sind. Aus diesem Grund vermerkt die folgende Tabelle keine Dosierungen: Diese müssen ärztlich oder von der Apotheke empfohlen werden.

MITTEL	EFFEKTE
Multivitamine/ Mineralstoffe speziell für die Schwangerschaft	• fördern den Ausgleich von Nährstoffmängeln • bekämpfen die Müdigkeit
Vitamin B9	• unterstützt das Wachstum des Schwangerschaftsgewebes
Omega-3-Fettsäure DHA	• Konsum der Mutter trägt zur Entwicklung von Hirn- und Augenzellen beim Fötus und später beim gestillten Baby bei
Jod	• trägt zu Ausgleich von Mängeln bei
Eisen	• trägt zu Ausgleich von Mängeln bei
Ingwer	• hilft, Schwangerschaftsübelkeit zu bekämpfen • wirkt verdauungsfördernd

Expertenmeinung

Dr. Christèle Boin, Allgemeinmedizinerin mit Spezialgebiet Frauenheilkunde

»Es gibt bei der Schwangerschaft ein Vorher und Nachher, und dieses ›Nachher‹ kann unangenehm werden, wenn man sich nicht bereits ab Auftreten des Kinderwunsches damit beschäftigt.« Die Empfängnis verschlingt immense Energieressourcen der Mutter. Unbestritten ist die notwendige Zufuhr von Vitamin B9, doch auch weitere Mikronährstoffe sind für eine gute Entwicklung des Fötus und für das Wohlergehen der Mutter unerlässlich (besonders gegen Erschöpfungszustände nach der Geburt): etwa DHA (Omega-3), Eisen, Vitamin D. Mit diesen Nährstoffen sollte man durch eine abwechslungsreiche Ernährung besonders im Hinblick auf ihre Mikronährstoffe optimal versorgt sein.«

Menopause: schöner zweiter Frühling

Herzlich willkommen zu deiner abenteuerlichen Reise durch die Menopause! Wenn dieses Wort allein schon Schweißausbrüche bei dir hervorruft (und nicht das Wetter), bleibe trotzdem cool. Wechseln wir die Perspektive auf diesen häufig gefürchteten Lebensabschnitt. Vielleicht bietet er ja Gelegenheit für mehr Selbstfürsorge?

Klar, die Menopause bringt das hormonelle Gleichgewicht und die Stimmungslage ganz schön durcheinander. Der Zyklus gerät außer Kontrolle, ebenso der Schlafrhythmus, und zusätzliche Pfunde setzen sich ungeniert fest. Körper und Geist sind wie auf den Kopf gestellt. Doch diese von Umwälzungen geprägte Zeit bietet auch die Chance, sich wieder mehr um sich selbst zu kümmern und die eigene Weiblichkeit neu zu definieren.

Und genau darum geht es in diesem Kapitel: Mit den richtigen Tipps kann jede Frau ihre Menopause aktiv gestalten. Voraussetzung ist, dass man die grundlegenden Vorgänge während der Wechseljahre versteht und die Signale des Körpers erkennt. Gute natürliche Reflexe schenken die nötige Gelassenheit und dienen vielleicht sogar einer Art Wiedergeburt als Sprungbrett. Betrachten wir die Menopause als eine Einladung, neue Facetten an sich zu entdecken und sich von den Meinungen anderer sowie von gesellschaftlichen Vorgaben zu lösen. Die Wechseljahre bieten eine grandiose Gelegenheit, die eigenen Prioritäten im Leben zu überdenken und sich in einer Weise um sich selbst zu kümmern, wie man es nie zuvor getan hat. Begeben wir uns auf die Suche nach dem neuen weiblichen Glück!

MENOPAUSE: KÖRPERLICHE ANZEICHEN

- unregelmäßiger Zyklus
- Hitzewallungen
- Stimmungsschwankungen (Reizbarkeit, Angstzustände)
- Hautveränderungen (Trockenheit, Falten, schlafferes Gewebe)
- Gewichtszunahme, vor allem im Bauchbereich
- Scheidentrockenheit
- abnehmende Libido
- Konzentrationsschwierigkeiten und Probleme der Merkfähigkeit

Körperliche Vorgänge in der Menopause

Was passiert nun im Körper?

Als Menopause bezeichnet man hauptsächlich die hormonelle Umstellung, die sich lange vor Einstellung der Menstruation ergibt:

- Ab dem 40. Lebensjahr produzieren die Eierstöcke immer weniger der zwei weiblichen Star-Hormone Östrogen und Progesteron. Dieser allmähliche Rückgang läutet die berühmt-berüchtigte **Prämenopause** ein, mit unregelmäßigen Blutungen, Hitzewallungen, Stimmungsschwankungen und Gewichtszunahme.
- Danach schließt sich die eigentliche **Menopause** an, per Definition beginnt sie nach dem mindestens einjährigen Ausbleiben der Menstruation. Die Eierstöcke haben dann ihre Funktion im Grunde vollkommen eingestellt, was zu einem drastischen Absturz im Hormonspiegel führt. Nun ist die Zeit, in der das Wohlergehen am meisten leiden kann.
- Anschließend kommt die **Postmenopause,** wenn der Körper wieder in ruhigere Gewässer unter stabiler Funktionsfähigkeit gelangt. Die Beschwerden lassen allmählich nach, doch es

Gut zu wissen

Etwa 10 % aller Frauen durchleben die Menopause beschwerdefrei. Die restlichen 90 % sind unterschiedlich stark betroffen, von gelegentlichen Hitzewallungen bis zum hormonellen Tsunami.

gibt langfristige Auswirkungen des andauernden Östrogenmangels. Hier gilt es, ein Auge auf die möglichen Erkrankungsrisiken zu haben (wie Osteoporose oder Herz-Kreislauf-Erkrankungen).

Die Menopause erstreckt sich dementsprechend über lange Zeit und kann sehr unterschiedlich ablaufen. Eine sanfte Vorsorge ist essenziell!

Welche Risiken sind mit der hormonellen Umstellung verbunden?

Abgesehen von den unmittelbaren Beschwerden kann der andauernde Östrogenmangel, der in der Menopause beginnt, auch langfristige Auswirkungen auf die Gesundheit haben. Umfassende Vorbeugung ist deshalb sehr wichtig.

- **Osteoporose** steht bei den vorbeugenden Maßnahmen an erster Stelle. Mit dem Absinken der Hormonspiegel verlieren auch die Knochen an Dichte, was zu einem deutlichen Anstieg des Risikos für Knochenbrüche und Stürze führt. Unter den über 50-Jährigen ist jede dritte Frau davon betroffen.
- **Risiken einer Herz-Kreislauf-Erkrankung** steigen mit der Menopause ebenfalls aufgrund des Wegfalls der Östrogene, weil deren Schutzwirkung auf Herz und Blutdruck fehlt.
- **Nachlassen der Merkfähigkeit und der Konzentration** kann ebenso auf den Rückgang weiblicher Hormone zurückzuführen sein. Neuere Studien wiesen nach, dass diese auch unsere kognitiven Funktionen unterstützen.

Gut zu wissen: Ein offenes Ohr und Beratung findet man immer in der frauenärztlichen oder der Hausarztpraxis. Dort kann man sich über maßgeschneiderte Therapien beraten lassen, die sowohl eine gesunde Lebensweise als auch medikamentöse Hilfen (wie Gestagene, Hormon-Ersatz-Therapie) umfassen sollten. Wichtig ist eine vertrauensvolle Kommunikation. Auch das Gespräch mit anderen Frauen in einer ähnlichen Lebenssituation kann guttun! Dank vielerlei naturbasierter Lösungswege, von denen ich einige vorstelle, kann dieser Lebensabschnitt als grandioses Sprungbrett statt als schlimmes Schicksal gesehen werden.

Gut zu wissen

Die Menopause verläuft bei jeder Frau anders: Bereits ab 30 Jahren kann der Östrogenspiegel unbemerkt sinken. Daher ist Vorbeugung umso wichtiger. Leider gab es bisher nur wenig Forschung zur Menopause und zu ihren gesundheitlichen Auswirkungen, doch das ändert sich gerade.

Die Community

Getestet und für gut befunden

»Seit ich deine Empfehlungen beachte (mehr Omega-3-Fettsäuren, Vitamine, Magnesium und Pflanzen), leide ich nicht mehr unter Schweißausbrüchen, ich schlafe besser, bin weniger erschöpft, und meine Hirnleistung ist wieder in Schwung!«

»Ich befolge deine Ratschläge seit etwa einem Jahr, als all die Anzeichen für die Menopause auftauchten. Nun geht es mir viel besser, ich habe meine Energie wieder, meine Haare wachsen wieder. Die Hitzewallungen sind abgeklungen.«

»So schade, dass ich nicht früher von dir erfahren habe! (…) Ich leide nun nicht mehr unter Schweißausbrüchen und schlafe viel besser, danke!«

Natürliche Lösungen für eine angenehmere Menopause

Die vorbeugende Wirkung der Ernährung nutzen

Bestimmte Lebensmittel sind perfekte Verbündete, um die Hormone wieder in ein natürliches Gleichgewicht zu bringen. Hier kommen meine unverzichtbaren Helfer:

- **Lebensmittel mit hohem Anteil an Phytoöstrogenen,** darunter fallen Sojaprodukte wie Tofu oder Tempeh, Leinsamen, getrocknete Hülsenfrüchte (Linsen, Kichererbsen), Hopfen und Salbei. Diese pflanzlichen Substanzen ahmen die Wirkungsweise von Östrogenen nach und lindern somit Wechseljahresbeschwerden. Liegen jedoch in der Familie oder bei einem selbst Brustkrebserkrankungen vor, sollte man vor erhöhtem Konsum dieser Nahrungsmittel ärztlichen Rat einholen.
- **Gesundheitsfördernde Omega-3-Fettsäuren,** etwa aus fettreichen Fischen (wie Lachs, Sardinen, Makrelen) oder in Chia-, Lein- oder Hanfsamen können angesichts ihres erhöhten Bedarfs während der Menopause sehr hilfreich sein. Sie tragen deutlich zu einem gesunden Blutdruck und einer normalen Herzfunktion bei.
- **Obst und Gemüse mit vielen Vitaminen und Mineralstoffen:** Brokkoli, Spinat, Kohl, Karotte für Provitamin A; Zitrusfrüchte, Kiwis, Paprikaschoten für Vitamin C; Vollkorngetreide, getrocknete Hülsenfrüchte, Nusskerne für die B-Vitamine. Dazu Mikronährstoffe, um dem Körper die Umstellung zu erleichtern.

Einige Lebensmittel sollte man jedoch nur noch in Maßen verzehren oder gar vermeiden, weil sie Hitzewallungen und Reizbarkeit verschlimmern können, wie Kaffee, Schwarztee, Alkohol, würzige Speisen und zu große Mengen schnell abbaubaren Industriezucker.

Körperliche Aktivität als treue Verbündete

Eine weitere unverzichtbare Säule einer entspannten Menopause ist körperliche Aktivität. Regelmäßige Bewegung hilft, die Hormone in Schach zu halten, die Stimmung zu bessern, Muskelschwund vorzubeugen und Osteoporose entgegenzuwirken. Wähle Sportarten, die zu deiner individuellen Lebenssituation passen. Jetzt heißt es rein in die Turnschuhe, um der Menopause fit davonzulaufen:

- **Ausdauersport 30 Minuten täglich:** etwa zügiges Gehen, Radfahren oder Schwimmen. Ausdauersport trainiert das Herz und die Figur
- **Wöchentlich zwei- bis dreimal Muskelaufbau:** Aktivitäten wie sanfte Gymnastik, Pilates oder leichtes Krafttraining sind unerlässlich, um die Muskelmasse und die Knochendichte zu erhalten
- **Täglich dehnen** mit speziellen Dehnübungen oder Yoga. Hierbei geht es darum, die Beweglichkeit und Flexibilität des Körpers zu erhalten
- **Täglich mehrmals bewusst ein- und ausatmen.**

Natürliche Gesundheitsprodukte für weibliches Wohlbefinden

Es gibt einige natürliche Mittel, die Beschwerden in der Menopause lindern. Einige Pflanzen haben östrogenähnliche Effekte oder stabilisieren körperliche Vorgänge und wirken damit geradezu Wunder!

MEINE TOP-EMPFEHLUNGEN

MITTEL	EFFEKTE	TAGESDOSIERUNG
Isoflavone aus Soja	• tragen zur Linderung von Hitzewallungen bei • helfen gegen Scheidentrockenheit	35-75 mg ▶ aufgeteilt morgens und abends, während der Mahlzeiten
Multivitamine/ Mineralstoffe	• fördern einen natürlichen Energiestoffwechsel • tragen dazu bei, Erschöpfung zu verringern	je nach Produkt (Packungsangabe)
Vitamin D	• wichtig für den Erhalt der Knochen • verringert das Sturzrisiko, das mit instabiler Haltung und zunehmender Muskelschwäche in Verbindung gebracht wird (Stürze sind bei Menschen ab 60 Jahren ein Risikofaktor für Knochenbrüche)	1000-3000 IU ▶ kurz vor oder zu einer fettsäurehaltigen Mahlzeit

Kalzium	• kann helfen, den Rückgang der Knochendichte bei menopausalen Frauen auszugleichen (geringe Knochenmineraldichte ist ein Risikofaktor für osteoporosebedingte Frakturen) • wichtig für einen stabilen Knochenbau	mindestens 400 mg als Nahrungsergänzung, tägliche Maximalmenge 1200 mg aus verschiedenen Quellen ▶ aufzuteilen für die Einnahme kurz vor oder nach einer Mahlzeit
Vitamin K	• unterstützt den Erhalt stabiler Knochen	37,5–75 µg ▶ kurz vor oder zu einer fettsäurehaltigen Mahlzeit
Kollagen	• trägt mit Palmitoylethanolamid (PEA) zum Strahlen der Haut bei	5 g ▶ nüchtern, zwischen den Mahlzeiten oder zum Schlafengehen (bei großem zeitlichem Abstand zum Abendessen)
Safran (Saffr' Activ®)	• fördert die Entspannung sowie das mentale und körperliche Wohlbefinden • unterstützt eine positive Stimmung und emotionale Stabilität • hilft während der Menopause	Extrakt mit 600 µg Safranal
Salbei	• verschafft Linderung bei starkem Schwitzen und Nachtschweiß	800–1000 mg Pulver oder Äquivalent als Extrakt ▶ zu einer Hauptmahlzeit
Vitamin E	• ermöglicht die Bekämpfung von oxidativem Stress	6–12 mg
Maca	• fördert den Erhalt eines aktiven Sexuallebens • natürlicher Energielieferant	mindestens 1,5 g Pulver oder Äquivalent als Extrakt

WEITERE HILFREICHE NAHRUNGSERGÄNZUNGSMITTEL

MITTEL	EFFEKTE	TAGESDOSIERUNG
Rotklee	• trägt dazu bei, Beschwerden der Menopause zu lindern • fördert die Herz-Kreislauf-Gesundheit	Extrakt mit 40 mg Isoflavonen ▶ während der Mahlzeiten einnehmen
Himbeerknospen	• wirkt stabilisierend während Zeiten hormoneller Veränderungen	300 mg Glycerinmazerat ▶ außerhalb der Mahlzeiten einzunehmen
Gemeine Schafgarbe	• trägt zur Linderung menopausaler Beschwerden bei	2–4 g Pulver oder Äquivalent als Extrakt
Sanddornöl	• soll bei Scheidentrockenheit helfen	1–3 g ▶ während der Mahlzeiten
Wilder Yams	• unterstützt die Wiederherstellung eines hormonellen Gleichgewichts • trägt zur Linderung von Wechseljahresbeschwerden bei	Extrakt mit 25 mg Diosgenin
Borretschöl	• bewahrt das natürliche Strahlen der Haut • hilfreich bei Scheidentrockenheit	1–4 g täglich ▶ während der Mahlzeiten

Kontraindikationen in Teil 3

Expertenmeinung

Dr. Laurent Fogel, Allgemeinarzt und Langlebigkeits-Experte

»Die Menopause ist keine Krankheit, sondern zeigt sich als körperliches Unwohlsein. Mit Phytotherapie kann man diese Umstellung präzise unterstützen, wenn keine Kontraindikationen vorliegen. Da sie kaum bekannt ist, wird sie jedoch selten angewendet. Für Frauen in der (Prä-)Menopause arbeite ich gern mit Isoflavonen aus Soja, weil sie Hormonschwankungen ausgleichen können und menopausale Beschwerden lindern. Rotklee, Salbei und Traubensilberkerze kann ich ebenso empfehlen, da sie allesamt Hitzewallungen entgegenwirken. Borretsch- und Nachtkerzenöl schließlich können Scheidentrockenheit lindern.«

Andropause: die Lebenskräfte erneuern

Meine Herren, nun geht es um ein Problem, das euch alle angeht, über das heute aber noch viel zu wenig gesprochen wird: die Andropause. Ihr wisst schon, diese berüchtigte Krise in den Vierzigern, wenn mit dem Testosteron auch die Lust schwindet, gefolgt von einem Sinkflug von Energie und Stimmung.

Diese Zeit ist ein natürlicher und unausweichlicher Übergang, so viel steht fest. Doch mit den richtigen Mitteln kannst du ihn abmildern. Am problematischsten ist, dass essenzielle Informationen zum Thema fehlen. Zusätzlich breitet man eine Decke darüber, als ob das Sprechen darüber bereits ein Eingeständnis von Schwäche wäre. Die Zeit ist gekommen, auch dieses Tabu zu lockern, denn es gibt einige natürliche Ansätze, die helfen, dem Leben wieder mehr Leichtigkeit und Energie zu geben.

ANDROPAUSE: ANZEICHEN DES KÖRPERS

- chronische Müdigkeit
- Gewichtszunahme, besonders am Bauch
- Muskelschwund und erschwerter Muskelaufbau
- Hitzewallungen, Nachtschweiß
- Schlafprobleme
- emotionales Ungleichgewicht (Stimmungsschwankungen, Antriebslosigkeit)
- verminderte Libido
- Erektionsprobleme oder Schwierigkeiten bei der Ejakulation

Vorgänge während der Andropause

Was geschieht gerade im Körper?

Die Andropause könnte man mit einer aus dem Takt geratenen Uhr vergleichen. Sie manifestiert sich zwischen 40 und 55 Jahren, manchmal etwas früher, manchmal etwas später. Nicht jeder Mann ist davon betroffen.

Die Grundlage aller Veränderungen ist **die zunehmend sinkende Testosteronproduktion** in den Hoden. Dieses männliche Hormon kennt man hauptsächlich wegen seiner Rolle für die Libido und die sexuelle Leistungsfähigkeit. Doch es hat noch andere Aufgaben: Es regt die Bildung der Muskeln und der roten Blutkörperchen an, fördert die Knochendichte und kurbelt die Energie an und stärkt das Selbstvertrauen. Es ist also der Dirigent der männlichen Vitalität! Doch mit den Jahren gerät das Orchester aus dem Takt. Die Hoden produzieren weniger Testosteron, während das Protein SHBG, das im Blut Testosteron transportiert, steigt. Die Folge: Das bioverfügbare Testosteron, das konkret im Gewebe wirkt, sinkt. Darunter leidet der gesamte Organismus.

Zu Beginn geschieht das kaum merklich. Stimmungsschwankungen, kleinere intime Probleme, Abnahme des Muskeltonus und Schwung, was man vielleicht auf einen stressigen Alltag schiebt. Doch bleiben und mehren sich die Anzeichen, wird klar: Es ist an der Zeit, sich mit der Problematik zu beschäftigen, ohne sich von diesem hormonellen Tsunami überwältigen zu lassen, der selbst die Stärksten ins Wanken bringt.

Gut zu wissen

Durchschnittlich geht das Testosteron beim Mann über 30 Jahren um 1-2 % zurück. Das ist an sich nicht alarmierend, macht sich aber auf Dauer bemerkbar. Dabei gibt es immense individuelle Unterschiede je nach genetischer Veranlagung und (vor allem!) je nach Lebensweise.

Welche Faktoren verstärken die Symptome?

Das Lebensalter und die genetische Veranlagung sind unverhandelbar, doch darüber hinaus haben unsere alltäglichen Gewohnheiten einen großen Einfluss auf die Testosteronproduktion und auf die Intensität der Symptome. Folgende Faktoren verstärken die Andropause:

- Ganz oben auf der Liste der Einflussfaktoren stehen **Übergewicht und Bewegungsmangel.** Ein doppeltes Übel: Überschüssiges Fett begünstigt die Umwandlung von Testosteron in Östrogene (weibliche Hormone), während zu wenig Sport die Muskeln schwinden lässt, die großen Testosteronspeicher. Ein Teufelskreis!
- **Chronischer Stress** ist ein weiterer Stachel in energiegeladener Männlichkeit. Unter Druck setzt der Körper das Stresshormon Cortisol frei. Dieses konkurriert mit Testosteron und gewinnt dem gegenüber die Oberhand. Ganz davon zu schweigen, dass Stress schlechte Gewohnheiten begünstigt: Knabbereien, Rauchen, Aperos zur Happy Hour – also genau das Gegenteil davon, was das Testosteron braucht.
- **Bestimmte Medikamente** können den Hormonhaushalt ebenso durcheinanderbringen, etwa Antidepressiva, Angstlöser und Mittel gegen Bluthochdruck oder erhöhtes Cholesterin. Betroffene sollten sich nicht scheuen, das Thema beim Besuch in der ärztlichen Praxis oder der Apotheke anzusprechen. Denn natürlich sollte eine medizinische Behandlung nie auf eigene Faust abgebrochen oder verändert werden. In vielen Fällen gibt es jedoch sanftere Alternativen, die nach persönlicher Rücksprache ärztlich verordnet werden können.
- Schließlich sollte man den Einfluss bestimmter **chronischer Krankheiten** auf die Funktion der Hoden nicht vernachlässigen. Diabetes, Übergewicht, Schlafapnoe, Herz-Kreislauf-Erkrankungen etwa sind gesundheitliche Beeinträchtigungen, die sich auf den Testosteronhaushalt auswirken und den Testosteronrückgang beschleunigen. Ein guter Grund, mehr auf die Gesamtgesundheit zu achten!

Doch glücklicherweise gibt es auch viele Verbündete, die den Testosteronspiegel auf natürlichem Wege auf einem guten Level halten.

Die Community

Getestet und für gut befunden

»Zink hat mir in der Andropause sehr gut geholfen, es linderte meine Beschwerden. Auch Ginseng und Kreatin geben mir neuen Schwung!«

»Danke für alles: Ich konnte meinem Vater mit seinen Problemen in der Andropause helfen, einzig durch Veränderungen in der Ernährung und in der Lebensweise, eine unübertroffene Kombination!«

Natürliche Lösungen für eine milde Andropause

Die Ernährung anpassen

Manche Nährstoffe sind richtige Männlichkeits-Booster, während andere die wertvollen Hormonspeicher belasten. Hier sind einige Pro-Testosteron-Tipps:

- Ganz oben auf der Liste stehen **zinkreiche Lebensmittel.** Dieser Nährstoff ist essenziell für die Produktion von männlichen Hormonen. Ein Mangel lässt den Testosteronspiegel rapide sinken. Zink-Lieferanten sind Austern, Kalbsleber, Vollkorngetreide, Nusskerne und Samen. Davon 2–3 Portionen täglich, und du bist auf einem guten Weg.
- Weitere wichtige Partner: **Lebensmittel mit viel B-Vitaminen (B6, B9, B12 ...).** Diese kleinen Energieblitze sind unerlässlich, um Fette und Proteine in Treibstoff für die Zellen zu verwandeln. Zu finden u. a. in magerem Fleisch, fettreichem Fisch, Hülsenfrüchten und Bierhefe.
- **Auf gesunde Fette setzen:** Lieferanten sind etwa fettreiche Fische (Lachs, Sardinen, Makrelen), Lein- oder Chiasamen oder Nusskerne.
- Tut einem Cordon-Bleu nicht gut, aber der Andropause: **Gewürze!** Zimt, Kurkuma, Ingwer, Gewürznelken und viele mehr regen den Blutkreislauf an (was zudem bei der Erektion hilft), senken Entzündungen und kurbeln die Testosteronproduktion sogar direkt an.
- Gleichzeitig **sollte man den Zucker- und Alkoholkonsum mäßigen,** denn beides treibt den Insulinspiegel in die Höhe, mit der Folge, dass mehr adipöses Gewebe (Fettzellen) entsteht. Und Fett, besonders in der Bauchregion, ist eine richtige Östrogenfabrik. Dementsprechend sollte man Limonaden, Kekse, Fertigmahlzeiten möglichst meiden und sich in der Happy Hour in Zurückhaltung üben.

Mut zur Bewegung

Wie gut Sport für unsere Gesundheit ist, muss nicht mehr bewiesen werden. Doch dass Bewegung auch eine Hauptrolle für den ausgeglichenen Hormonhaushalt des Mannes spielt? Beim Muskeltraining **stößt der Körper auf natürliche Weise mehr Testosteron und eine geringere Menge des Stresshormons Cortisol aus.** Es wurde nachgewiesen, dass der Testosteronspiegel nach Muskeltraining oder intensivem Kardio-Workout um bis zu 30 % steigen kann! Sport bietet also eine gute Möglichkeit, sich körperlich und mental mit neuer Energie zu versorgen.

Jedoch sind dabei nicht alle Sportarten gleichermaßen hilfreich. Am effizientesten ist **intensives getaktetes Training,** bei dem sich Phasen der Anstrengung und der Erholung abwechseln. Am allerbesten: schweres Krafttraining (maximal 6–8 Wiederholungen) mit nur kurzen Pausen zwischen den Sets. Ein echter Push für die Hormone! Weitere mächtige Verbündete: explosive Sportarten wie beispielsweise HIIT (Hochintensives Intervalltraining), Sprinten oder Crossfit. Diese Sportarten bringen den Körper an seine Leistungsgrenze und wirken fürs Testosteron wie ein Jungbrunnen. Durch den Muskelaufbau lassen sie zusätzlich das Fett in Rekordschnelle schmelzen. Die Sieger-Kombi für einen gestählten Körper!

Wer Ausdauersportarten wie Wandern, Schwimmen, Radfahren bevorzugt, keine Panik. Eine regelmäßige Aktivität, die den Kreislauf auf Touren bringt, selbst bei geringer Intensität, fördert die Testosteronproduktion und die allgemeine Gesundheit ebenso. Das Wichtigste ist eine Aktivität von mindestens 30 Minuten täglich, und am besten wechselt man die Sportarten, damit es nicht langweilig wird.

Sport ist das beste Mittel gegen Stress und kann im Alltag mit **Entspannungstechniken** kombiniert werden, wie Bauchatmung, Achtsamkeitsmeditation oder Herzkohärenzatmung. Mit etwas Übung werden sich magische Veränderungen ergeben!

Die Wahl gesundheitsfördernder Nahrungsergänzungsmittel

Selbst mit einer supergesunden Lebensweise ist es nicht immer einfach, seinen Testosteronspiegel auf natürliche Weise zu erhöhen. Gerade dann, wenn dieser besonders niedrig ist oder spezielle Mangelerscheinungen vorliegen. An diesem Punkt kann der Einsatz von Nahrungsergänzungsmitteln entscheidend für Besserung sorgen. Es folgt eine Übersicht über die besten Mittel für gestärkte Männlichkeit.

MEINE TOP-EMPFEHLUNGEN

MITTEL	EFFEKTE	TAGESDOSIERUNG
Vitamin D	• unterstützt die Knochengesundheit • trägt zum Erhalt der gesunden Muskelfunktion bei	1000-3000 IU ▶ etwa 10 Minuten vor einer Mahlzeit oder zu einer fettsäurehaltigen Mahlzeit
Zink	• trägt zu gesunder Fruchtbarkeit und Fortpflanzung bei • unterstützt den normalen Testosterongehalt im Blut • trägt zu einer stabilen Proteinsynthese bei • trägt zum Erhalt gesunder Knochen bei	10-15 mg ▶ auf leeren Magen (nüchtern am Morgen vor dem Frühstück oder vor dem Abendessen, wenn es davor keinen Aperitif gibt)
Magnesium	• trägt zur Verringerung von Müdigkeit bei • trägt zu einem gesunden Energiestoffwechsel bei • fördert die Proteinsynthese • trägt zum Erhalt der gesunden Muskelfunktion bei	250-300 mg ▶ über den Tag verteilt in 2-3 Einnahmen
Kreatin	• verstärkt die Auswirkung von Krafttraining auf die Muskelkraft bei Erwachsenen über 55 Jahren	3 g (möglicherweise etwas mehr, aber nur in medizinischer oder pharmazeutischer Absprache) ▶ nach der Aktivität (an Trainingstagen), zu der oder den Mahlzeiten (an Ruhetagen)
Ginseng	• unterstützt die Sexualfunktionen • unterstützt die körperliche Leistungsfähigkeit und die Ausdauer	Extrakt mit pflanzlichem Äquivalent von 3 g ▶ zu den Mahlzeiten und vor 17 Uhr

Maca	• regt die Libido an und hat eine aphrodisierende Wirkung • bietet einen positiven Einfluss auf die Fruchtbarkeit • wirkt sich positiv auf die Körperspannung aus	mindestens 1,5 g pflanzliches Pulver oder Äquivalent als Extrakt
Ashwagandha	• positive Wirkung auf Testosteron und Cortisol • erhöht die Belastbarkeit und bekämpft Müdigkeit und Stress	Extrakt mit mindestens 30-40 mg Withanoliden ▶ kurz vor einer Mahlzeit und generell nicht nach 17 Uhr

WEITERE HILFREICHE NAHRUNGSERGÄNZUNGSMITTEL

MITTEL	EFFEKTE	TAGESDOSIERUNG
Sabal	• erhält die Fortpflanzungsfunktion • positive Effekte für die Männergesundheit	1500 mg Pulver oder Äquivalent als Extrakt
Bockshornklee	• soll andropausale Beschwerden lindern • trägt zur Förderung der gesunden männlichen Sexualfunktion bei	1500-2500 mg Samen in Pulverform oder Äquivalent als Extrakt mit mindestens 800 mg Saponinen
Mucuna pruriens (Juckbohne)	• soll den natürlichen Testosteronspiegel fördern • soll die Libido und die Erektionsfähigkeit steigern • soll das Muskelwachstum und die Körperkraft steigern	800-1500 mg Pulver oder Äquivalent als Extrakt

Kontraindikationen in Teil 3

Expertenmeinung

Dr. Pierre Farokellis, Allgemeinmediziner mit Zusatzausbildung Mikroernährung und Phytotherapie

»Als Arzt muss ich zwingend die Ursachen in ihrem Zusammenwirken betrachten und nicht einzelne Symptome und Beschwerden losgelöst voneinander. Da ich manchmal Grenzen der medizinischen Versorgung in Frankreich im Vergleich zu Ländern wie Deutschland und den USA feststellte, habe ich mehrere neuere medizinische Studiengänge entdeckt, die internationale wissenschaftliche Erkenntnisse vermitteln, beispielsweise die Physionutrition (Ernährungsgleichgewicht), die Mikroernährung sowie die Phytotherapie (Pflanzenheilkunde). Als konkretes Beispiel kann hier die Andropause dienen, die sich im männlichen Körper durch Testosteronabfall und den Anstieg von Östrogenen durch Testosteronumwandlung zeigt. Wenn einer meiner Patienten andropausale Symptome hat, kann ich ihm eine Begleitung anbieten, die sein Hormonsystem optimiert und seine Mangelerscheinungen durch Nahrungsergänzungsmittel und Heilpflanzen ausgleicht. Darunter fallen Zink, Vitamin D3, Ginseng und Brennnessel. Dank dieses Ansatzes erfahren meine Patienten eine Linderung ihrer Beschwerden. Aus diesem Grund empfehle ich, dass jährlich sämtliche neuen und wissenschaftlich gesicherten Informationen in das Medizinstudium einfließen.«

Prostata: gutartige Vergrößerung im Griff

Sobald ich »Prostata« sage, sehe ich schon grimassenverzerrte Gesichter vor meinen Augen. Zu Recht, denn diese kleine Drüse kann schnell zum großen Ärgernis werden und den Spielverderber geben. Es ist gar nicht so einfach, sich mit einer eigensinnigen Prostata Gelassenheit (und Männlichkeit) zu bewahren.

Eine benigne Prostatahyperplasie (BPH; gutartige Vergrößerung der Prostata) kommt häufig vor, bei fast jedem zweiten Mann über 50 Jahren. Glücklicherweise gibt es viele natürliche Ansätze, um die Beschwerden zu lindern und größeren Problemen vorzubeugen. Dieses Hindernis umschiffen wir mit einem lockeren Lächeln.

BPH: KÖRPERLICHE ANZEICHEN

- dringendes Bedürfnis zu urinieren
- sich abschwächender Druck beim Wasserlassen
- Gefühl, dass die Blase nicht vollständig geleert wurde
- nächtlicher Harndrang

Folgen einer gutartig vergrößerten Prostata

Was ist die Prostata und wie verändert sie sich mit den Jahren?

Beginnen wir mit einem Rückblick ins Anatomielehrbuch. Bei der Prostata handelt es sich um diese kleine kastanienförmige Drüse, die direkt unter der Blase liegt. Ihre Aufgabe? **Produktion der Samenflüssigkeit,** in der die Spermien bei der Ejakulation sich ernähren und schwimmen. Mit anderen Worten: ohne Prostata keine Fruchtbarkeit.

Doch die Prostata zeichnet sich durch eine weitere Besonderheit aus: Sie reagiert sehr sensibel auf männliche Hormone, insbesondere auf Testosteron. Daher entwickelt sie sich erst in der Pubertät, wenn der Testosteronspiegel in die Höhe schnellt.

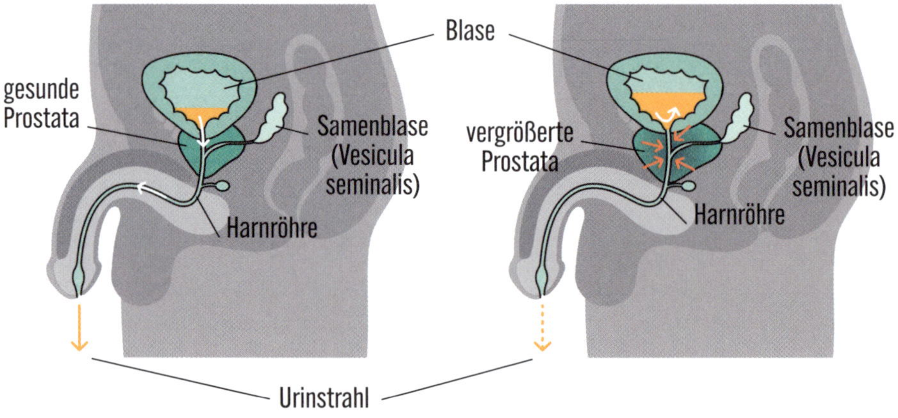

Gutartige Vergrößerung der Prostata (BPH) und ihre Auswirkungen auf den Urinstrahl

Mit dem Älterwerden sinkt der Testosteronspiegel tendenziell. Paradoxerweise gilt das nicht für die Prostata, sie legt häufig an Größe zu. Diesen Umstand hat man noch nicht hinreichend verstanden. Vermutet wird, dass er mit einem Ungleichgewicht zwischen Testosteron und Östrogenen in der Drüse zusammenhängt. In der Folge **wächst die Prostata und drückt auf die Harnröhre,** den kleinen Kanal, durch den der Urin ausgeschieden wird. Daher der Harndrang und das zunehmende Tröpfeln des Urinstrahls! Das kann im Alltag ziemliche Probleme bereiten.

Doch keine Sorge, in den meisten Fällen ist diese Vergrößerung gutartig, ist also keine Krebserkrankung. Die Symptome können sich allerdings ähneln. Genau aus diesem Grund sollte man sich medizinisch beraten lassen, um Zweifel aus dem Weg zu räumen, und regelmäßige Vorsorgeuntersuchungen vornehmen lassen. Wenn es sich nur um eine BPH handelt, Glück gehabt, denn das ist noch nicht einmal eine Erkrankung, sondern nur eine körperliche Einschränkung. Aktiv nach natürlichen Hilfsmitteln zu suchen, kann die Situation deutlich bessern.

Welche Risikofaktoren gibt es?

Eine gutartige Prostatavergrößerung an sich ist nichts Schlimmes, doch wenn sie nicht behandelt wird, kann es zu Komplikationen kommen. Zu möglichen Risiken zählen Harnverhalt, wiederholte Harnwegsinfektionen und langfristig Nierenversagen. Sobald sich Anzeichen zeigen oder sich verschlimmern, solltest du dich unbedingt ärztlich beraten lassen. Vorbeugung ist besser als eine Therapie. Beim ersten Verdacht gilt es zu reagieren und folgende Risikofaktoren zu berücksichtigen:

- **Lebensalter.** Fast 50 % der Männer über 50 Jahren sind betroffen, und das Risiko steigt bei über 80 Jahren auf 80 % . Das ist ein natürlicher Prozess, der von weiteren Faktoren beeinflusst werden kann.
- **Vererbung.** Wenn der Vater oder ein Bruder eine gutartig vergrößerte Prostata hat, liegt bei einem selbst ebenfalls ein erhöhtes Risiko vor. Auch die ethnische Herkunft spielt eine Rolle, besonders häufig sind Afrokariben betroffen.
- **Lebensweise.** Adipositas, Übergewicht, zu wenig Bewegung sind alles Faktoren, die eine Entzündung und Vergrößerung der Drüse begünstigen. Ein weiterer guter Grund, auf die Linie zu achten.

Zwar kann man der Prostata keine Verjüngungskur verpassen, doch die Beschwerden durch ihre Vergrößerung lassen sich größtenteils lindern, und das weitere Wachstum lässt sich verlangsamen. Voraussetzung ist, tagtäglich auf die Gesundheit zu achten.

Die Community
Getestet und für gut befunden

»Mein Vater hatte Probleme mit seiner Prostata. Sein Arzt meinte, es liege keine Erkrankung vor. Abhilfe schlug er aber nicht vor. Ich überredete meinen Vater dann, die Nahrungsergänzungsmittel auszuprobieren, die du in den sozialen Netzwerken empfiehlst. Ein Unterschied wie Tag und Nacht!«

»Dank deiner Posts wird mein Ehemann nicht mehr jede Nacht von seiner Prostata auf die Toilette getrieben. Warum hat nie jemand von diesen Nahrungsergänzungsmitteln erzählt? Kurz, ihm geht es besser, und ich schlafe wieder viel ruhiger!«

Auf natürlichem Weg das Wachstum verlangsamen

Ernährung im Fokus

Die beste Vorbeugung gegen BPH: gesund zu essen!

- **Lebensmittel mit hohem Gehalt an Phytosterolen bevorzugen.** Diese pflanzlichen Moleküle haben nachweislich antientzündliche Eigenschaften. Man findet sie hauptsächlich in Kürbiskernen, Avocados und Olivenöl.
- **Obst und Gemüse mit viel Antioxidantien,** beispielsweise Tomaten, Wassermelonen, Brokkoli: Sie schützen die Zellen der Prostata kraftvoll vor freien Radikalen sowie oxidativem Stress und verlangsamen so ihre Alterung.
- **Fettreiche Produkte meiden** (wie Frittiertes und Wurstwaren), ebenso **stark Gewürztes und Fertiggerichte.** Sie sorgen mit ihrem hohen Gehalt an gesundheitsschädlichen Fetten für Entzündungen und reizen die Prostata.
- **Den ganzen Tag hindurch reichlich Wasser trinken.** Gute eineinhalb Liter, aber in kleinen Schlucken. Das beugt Harnwegsentzündungen vor.

Regelmäßig bewegen

Wird der Blutkreislauf bei körperlicher Aktivität angekurbelt, so verbessert sich die Sauerstoffversorgung der Prostata, was sie entlastet. Ganz zu schweigen vom gesundheitlichen Nutzen in puncto Gewichtskontrolle, verbesserter Stimmungslage und Lebensqualität. Kurzum: Bewegung tut einfach gut!

- **Sanfte und regelmäßige Aktivitäten ausüben,** wie etwa zügiges Gehen, Radfahren oder Schwimmen. Idealerweise sind es 30 Minuten täglich, am Stück oder aufgeteilt. Das Wichtigste ist, dass es regelmäßig geschieht!
- **Den Beckenboden gezielt stärken.** Diese wie eine Hängematte verwobenen Faszien geben der Prostata Halt. Und sie verdienen durchaus Aufmerksamkeit. Werden die Muskeln an dieser Stelle gestärkt, wird der Druck auf die Harnröhre gelindert, das Wasserlassen wird kontrollierbarer. Wie geht's? Ganz einfach: Die Muskeln anspannen, wie um Darmwinde oder den Urinstrahl zurückzuhalten. 5 Sekunden halten, dann entspannen. Zehnmal wiederholen, mehrmals täglich. Das kann im Sitzen, im Liegen oder im Rhythmus von Musik erfolgen – nun musst du nur noch deine Lieblingsstücke finden, die deinen Beckenboden zum Tanzen bringen!

Dem Harndrang nachgeben

Durch eine wachsende Prostata kommt das gesamte Harnwegssystem ins Stocken. Die Drüse bedrängt die Harnröhre, die Blase entleert sich immer schlechter, die Beckenbodenmuskeln erschlaffen ... ein wahrer Teufelskreis! Um ihn zu durchbrechen, gibt es einige einfache, aber effiziente Möglichkeiten:

- **Auf die Bedürfnisse achten.** Sobald das Bedürfnis zum Wasserlassen spürbar wird, schiebe es nicht auf die lange Bank. Leere die Blase vollständig, aber entspannt, mit Zeit und ohne Druck. Das Pipi darf ruhig mehrere Aktauftritte in einer Sitzung haben! Dafür sollte genug Zeit für den Toilettengang zur Verfügung stehen.
- **In den zwei Stunden vor dem Schlafengehen wenig trinken.** Denn sonst wird der Schlaf durch den Gang »um die Ecke« nächtens unschön gestört.
- **Anregende Getränke wie Kaffee, Tee, Limos oder Alkohol vermeiden.** Denn sie regen die Blase an und verstärken den Harndrang. Diese Getränke also in moderaten Mengen und vorzugsweise morgens konsumieren. Sanftere Tees (Heidekraut, Brennnessel, Mädesüß) oder stilles Wasser sind empfehlenswerter.
- **Chronische Verstopfung ernst nehmen.** Harter Stuhlgang kann die Prostata zusätzlich zusammenpressen und so die Beschwerden verstärken. Deshalb ballaststoffreiche Ernährung (Obst, Gemüse, Vollkorngetreide) vorziehen, viel Wasser trinken und bei dauerhaften Beschwerden unbedingt ärztlichen Rat holen.

Wirkstoffe aus dem Team »Pro-Prostata«

Einige Lebensmittel können die Prostata entspannen, das Wasserlassen erleichtern und das Drüsenvolumen verringern. Wie geht das? Insbesondere durch Hemmen des Enzyms 5-Alpha-Reduktase, das das Prostatawachstum hervorruft. Durch Hemmen der 5-Alpha-Reduktase wird die Umwandlung von Testosteron in aggressives DHT (s. Grafik) blockiert, das das Prostatawachstum anregt. So kann die Drüse abschwellen und sich erholen, die Harnröhre ist weniger gequetscht – und das Wasserlassen gelingt wieder entspannter!

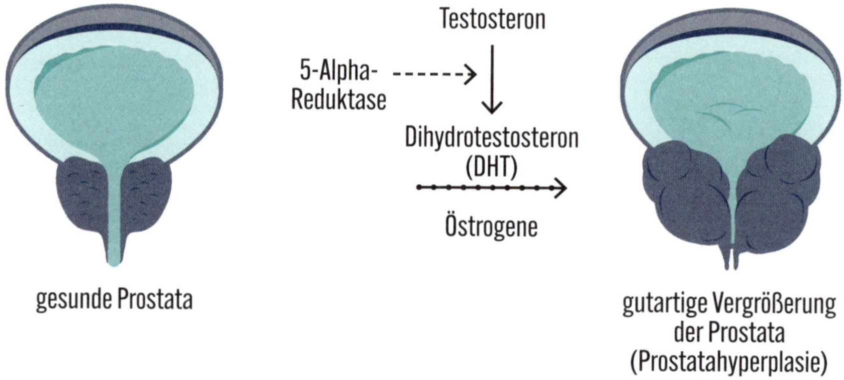

MEINE TOP-EMPFEHLUNGEN

MITTEL	EFFEKTE	TAGESDOSIERUNG
Sägepalme	• reguliert das Volumen der Prostata • lindert starken und häufigen Harndrang • verhindert die Bindung an DHT • blockiert die Aktivität der 5-Alpha-Reduktase	Extrakt mit 125 mg freien Fettsäuren täglich
Kürbiskerne	• fördert die Prostatagesundheit • trägt zu Erleichterung des Harnflusses bei • mindert unregelmäßigen Urinstrahl	500–1000 mg täglich in Kapselform mit nativem Kürbiskernöl ▶ zu den Mahlzeiten
Zink	• zum Auffüllen bei Mängeln • fördert einen stabilen und gesunden Testosterongehalt • spielt eine Rolle bei der Zellteilung	10–15 mg
Vitamin D	• gleicht einen Mangel aus • spielt eine Rolle bei der Zellteilung	1000–3000 IE

WEITERE HILFREICHE NAHRUNGSERGÄNZUNGSMITTEL

MITTEL	EFFEKTE	TAGESDOSIERUNG
Roggenpollen	• beeinflusst das DHT • hilft, nächtlichen Harndrang zu lindern	mindestens 750 mg
Afrikanischer Pflaumenbaum	• fördert die Blasenmuskulatur • hilft gegen Entzündungen	1800–2500 mg Pulver oder Äquivalent als Extrakt
Brennnesselwurzel	• trägt zu einer gesunden Prostata bei und hilft, ihre Größe zu verringern • blockiert die Aktivität der 5-Alpha-Reduktase	4000–9000 mg Pulver oder Äquivalent als Extrakt

Kontraindikationen in Teil 3

Expertenmeinung

Dr. Gérald Garofalo, spezialisiert auf Zellmedizin und Anti-Aging-Medizin

»Ich habe eine Zusatzausbildung über die Anwendung pflanzlicher Heilmittel absolviert. Für eine gutartig vergrößerte Prostata (BPH) gibt es gesicherte natürliche Behandlungsmöglichkeiten, etwa mit Sägepalme, Brennnesselwurzel, Kurkuma, Grüntee (durch Epigallocatechingallat, EGCG) oder auch Leinsamen, nicht zu vergessen Vitamine und Mineralstoffe (Jod, Magnesium, Selen, Zink sowie die Vitamine D, E, K2, etc). Pflanzliche Wirkstoffe greifen in die Hormonumwandlung ein, und Nährstoffgaben können Mängel ausgleichen. Ich empfehle einen ärztlichen Hormon- und Vitamin-Check.«

Blutkreislauf: das Herz-Kreislauf-System optimal unterstützen

Der Blutkreislauf ist ein lebenswichtiges Netzwerk, das gepflegt werden will. Ist es in bestem Zustand, funktioniert der Körper präzise wie ein Schweizer Uhrwerk. Das Herz pumpt uneingeschränkt Blut durch den Körper, die Organe werden ausreichend mit Sauerstoff versorgt, die Haut schimmert gesund, Haarfollikel werden optimal versorgt – kurzum, du kannst das Leben schwungvoll genießen. Wenn jedoch irgendwo etwas hakt, kann schnell alles ins Chaos stürzen.

Probleme mit dem Blutdruck sind kein unabwendbares Schicksal. Gesunde Arterien lassen sich mit förderlicher Alltagsgewohnheit und hilfreichem Beistand von Mutter Natur wirksam wiederherstellen. Begeben wir uns auf die Reise hinein ins Herz unseres Blutkreislaufs. Anschnallen, gleich schnellt der Puls in die Höhe!

UNGESUNDES HERZ-KREISLAUF-SYSTEM: KÖRPERLICHE ANZEICHEN

- schwere oder sogar geschwollene Beine
- Venen und Kapillargefäße weniger dehnbar und straff
- häufig kalte Gliedmaßen
- Taubheitsgefühle und Kribbeln
- Krampfadern (Varizen)
- Wassereinlagerungen
- Gedächtnisprobleme

Ablauf der Blutzirkulation

Wie funktioniert der Blutkreislauf?

Vergleichen wir den Blutkreislauf mit einem U-Bahn-System. Der Star im Zentrum: **das Herz,** das die Rolle des zentralen Antriebs innehat. Es pumpt mit Sauerstoff angereichertes Blut durch die **Arterien** – große elastische »Röhren«, die unseren gesamten Körper durchziehen. Je weiter sich die Arterien verzweigen, desto feiner werden sie, bis sie schließlich ein Netz aus winzigen Kapillaren bilden. Genau dort findet der wichtige Austausch statt: Sauerstoff und Nährstoffe werden in die **Zellen** abgegeben, Kohlendioxid und Abfallstoffe werden aufgenommen. Das sauerstoffarme Blut wird anschließend durch die **Venen** wieder zur Lunge gepumpt, wo es erneut Sauerstoff aufnimmt. Mit der Passage durch das Herz beginnt der Kreislauf von Neuem. Das ist richtiges Teamwork in Dauerschleife, damit sämtliche Organe reibungslos arbeiten können.

Was ist das Geheimnis dieses effizienten Systems? Das Endothel, eine dünne Zellschicht, die alle Blutgefäße innen auskleidet. Wie Öl im Getriebe sorgt es für einen reibungslosen Transport des Bluts ohne Gerinnung. Ist das Endothel in Form, garantiert es gesunde und reaktionsfähige Blutgefäße.

Wo liegen die Risikofaktoren?

Doch aus welchen Gründen kann der Blutkreislauf Probleme bereiten? Dafür sind im Grunde zwei Umstände verantwortlich:

- Unter die erste Kategorie fallen unbeeinflussbare Parameter wie **Alter und Geschlecht.** Es ist eine Tatsache, dass die Venenstärke mit den Jahren zurückgeht, wobei Frauen eher von Venenschwäche betroffen sind als Männer (schuld sind die Hormone). Auch die **genetische Veranlagung** spielt eine Rolle, und man kann das Pech haben, von einer familiären Prädisposition betroffen zu sein.
- Doch keine Sorge, damit ist noch nicht alles entschieden! Auch unsere Lebensweise wirkt sich merklich auf die Arteriengesundheit aus. So ist **Rauchen** ein eingeschworener Feind des Endothels: Es verschlechtert und versteift die Zellschicht und begünstigt Blutgerinnsel. **Eine sitzende Lebensweise und Übergewicht** wiederum belasten das Venensystem, indem sie den Rückfluss des Blutes zum Herzen behindern. Dabei bleibt die Ernährung das A und O! **Ein Übermaß an gesättigten Fettsäuren, schnell verdaulichen Zuckern und Salz** ist das diabolische Trio, das die Arterien verstopft und den Blutdruck in die Höhe treibt.

Du hast also viele Möglichkeiten, den Blutkreislauf gesund zu erhalten. Mit förderlichen Gewohnheiten können die Arterien in jedem Lebensalter gut in Form bleiben!

Auf den Blutdruck achten

Ein kontrollierter Blutdruck ist essenziell für ein gesundes Herz-Kreislauf-System. Ist der Blutdruck zu hoch oder zu niedrig, kann das leichte bis schwerwiegende Beschwerden nach sich ziehen. Man muss ihn daher in den Griff bekommen. Ein gesunder Blutdruck verringert eine ganze Reihe von Gesundheitsrisiken, und auch die Lebensqualität profitiert. Im Interesse der Gesundheit ist also ein regelmäßiger Blutdruck-Check wichtig, ebenso wie das Befolgen ärztlicher Ratschläge.

Die Community

Getestet und für gut befunden

»Wegen deiner Empfehlungen habe ich nun viel weniger Probleme mit unangenehmen Wassereinlagerungen.«

»In diesem Sommer hatte ich erstmals keine angeschwollenen Füße bei Hitze, obwohl ich schon viel probiert hatte. Es leben die pflanzlichen Heilmittel und ihre Extrakte, die du empfiehlst!«

Den Blutkreislauf auf natürlichem Wege ankurbeln

Eine Lebensweise pflegen, die unsere Blutgefäße schützt

Kleine Alltagsgewohnheiten können sich sehr positiv auf die Gefäße auswirken.

- An erster Stelle steht **Bewegung!** Regelmäßige körperliche Aktivität ist das beste Mittel, um die Venenpumpe zu aktivieren und die Venen zu stärken. Beim Gehen, Laufen oder Radfahren ziehen sich die Muskeln zusammen, was das Blut in Richtung Herz drückt. Das wirkt wie eine natürliche Entwässerung. Also hinein in die Sportschuhe und etwa 30 Minuten Ausdauersport täglich anpeilen. Zügiges Gehen, Schwimmen, Radfahren, Aqua-Gym – idealerweise alles im Wechsel, um verschiedene Muskelgruppen anzusprechen. Wer während der Arbeit viel sitzt, sollte auch zwischendurch regelmäßig aufstehen und sich die Beine vertreten.
- Die zweite Säule ist die **Ernährung.** Antientzündlich und gefäßerweiternd wirken Speisen mit viel Obst und buntem Gemüse (der »Regenbogen« auf dem Teller), mit Omega-3-Fettsäuren (aus fettreichem Fisch, Leinsamen, Walnusskernen) und Vitamin C (aus Zitrusfrüchten, Kiwi, Petersilie) sowie Polyphenolen (aus Kakao, Grüntee, Heidelbeeren). Diese Mikronährstoffe sind hervorragende Verbündete für geschützte, geschmeidige Gefäße. Im Gegenzug sollten **gesättigte Fettsäuren** (aus

» Bei Wassereinlagerungen wird oft der Salzkonsum geprüft, nie jedoch die Zuckeraufnahme! Auch von Insulinresistenz ist nie die Rede, obwohl sie durchaus die Natriumretention erhöhen kann, ebenso wie die Rückresorption von Wasser in den Nieren. «

Fleisch, Käse, Gebäck), **Zucker und Salz** verringert werden. Letztere beiden fördern Wassereinlagerungen, die unsere Gefäße anschwellen lassen. Daher kannst du nach einer schweren Mahlzeit durchaus unter schweren Beinen leiden.

- Dritter im Bunde der Unverzichtbaren: **Stressmanagement.** Das gestresste Nervensystem löst eine Reihe von Reaktionen aus, die unsere Gefäße auf eine harte Probe stellen. Das Herz rast, der Blutdruck steigt, die Arterien ziehen sich zusammen – das schadet dem Blutdruck! Tipps zum Stressabbau findest du ab S. 104.
- Vergessen wir schlussendlich außerdem nicht die Bedeutung von **gutem Schlaf.** Denn während des Schlafs produziert unser Körper Zellen und Enzyme, die unser Gefäßsystem heilen. Hinzu kommt, dass Schlafmangel Stresshormone fördert und unsere Neigung zu ungesunden Knabbereien verstärkt. Kurzum, ohne guten Schlaf nehmen die Arterien Schaden. Befolge meine Ratschläge (siehe S. 95), und die Blutgefäße werden es dir gleich nach dem Aufwachen danken!

Auf Pflanzliches und Nahrungsergänzungsmittel setzen

Abgesehen von gesunden Alltagsgewohnheiten wirken sich auch einige Nahrungsergänzungen auf natürlicher Basis wohltuend auf den Blutkreislauf aus.

MEINE TOP-EMPFEHLUNGEN

MITTEL	EFFEKTE	TAGESDOSIERUNG
Blutkreislauf und Gefäßsystem		
Ginkgo	• unterstützt den Blutkreislauf • trägt zu einer gesunden peripheren Blutzirkulation bei, insbesondere in Gehirn, Augen und Ohren	Extrakt mit mindestens 20 mg Gingko-Flavonglycosiden und 6 mg Terpenlactonen ▶ während einer Mahlzeit

Rotes Weinlaub	• erleichtert die Blutzirkulation • verbessert die Venengesundheit • trägt zur Linderung des Schweregefühls in den Beinen bei	850–1500 mg Pulver oder Äquivalent als Extrakt
Rosskastanie	• unterstützt einen gesunden Blutkreislauf • beugt schweren Beinen vor	1100–1500 mg Pulver oder Äquivalent als Extrakt
Knoblauch	• fördert allgemein einen gesunden Kreislauf	900–1500 mg Pulver oder Äquivalent als Extrakt
Omega-3-Fettsäuren DHA und EPA	• tragen zu einer gesunden Herzfunktion bei	mindestens 250 mg DHA und 250 mg EPA
Coenzym Q10	• trägt zu erhöhter Energieproduktion in den Herzzellen bei	30–100 mg
B-Vitamine (B6, B9, B12)	• tragen zu einer stabilen Verstoffwechslung von Homocystein bei	40 % des Referenzwertes
Cholin	• trägt zu einer gesunden Verstoffwechslung von Homocystein bei	100–200 mg
Resveratrol	• trägt zum Schutz der Zellen vor oxidativem Stress bei	200–500 mg
Weißkleeblüten	• wirkt hilfreich bei Wassereinlagerungen	4000 mg Pulver oder Äquivalent als Extrakt
Blutdruck		
Weißdorn	• verringert nervliche Anspannungen bei Erwachsenen, insbesondere bei übermäßigem Herzklopfen eines gesunden Herzens • trägt zur Beruhigung der Nerven bei	500–1200 mg Pulver oder Äquivalent als Extrakt

wasserlösliches Tomaten-konzentrat (WSTC I und II)	• trägt zu einem normalen Zusammenlagern der Thrombozyten bei und fördert dadurch einen gesunden Blutkreislauf	3000 mg
Omega-3-Fett-säuren (DHA und EPA)	• tragen zu einer gesunden Herzfunktion bei	250 mg DHA und 250 mg EPA

WEITERE HILFREICHE NAHRUNGSERGÄNZUNGSMITTEL

MITTEL	EFFEKTE	TAGESDOSIERUNG
Blutkreislauf und Gefäßsystem		
Zaubernuss (Hamamelis)	• trägt zu einer guten Durch-blutung der Beine bei	6000 mg Pulver oder Äquivalent als Extrakt
Rutin	• trägt zu einer gesunden Durchblutung der Beine bei • trägt zur Bekämpfung von oxidativem Stress bei	500 mg
Piloselle	• wirkt entwässernd • wirkt unterstützend auf die Ausscheidungsfunktionen des Körpers	1000–1500 mg Pulver oder Äquivalent als Extrakt
Echtes Mädesüß	• trägt zur Entwässerung bei	3000–6000 mg Pulver oder Äquivalent als Extrakt
Blutdruck		
Kalium	• fördert den Erhalt eines gesunden Blutdrucks	mindestens 325 mg

Kontraindikationen in Teil 3

Gesunde Augen: Sehkraft im Blick

Für uns so gut wie unverzichtbar, und dennoch von uns wenig beachtet: unsere Augengesundheit! Diese Superkraft, die uns die Welt in all ihrer Buntheit erschließt, die uns ermöglicht, zu lesen und unserem Gegenüber in die Augen zu blicken. Ein unglaublicher Sinn, der unser Leben zu einem Großteil prägt.

Dennoch nehmen wir unsere Sehkraft meistens als gegeben an. Als wären die Augen unverwüstlich und ließen alles mit sich machen, ganz ohne Konsequenzen. Eine folgenschwere Fehlannahme! Die Augen können sich durchaus verschlechtern – man sollte sie täglich pflegen, um sie möglichst lange gesund zu erhalten. Es lohnt sich, einige Minuten dafür aufzuwenden, um sich darüber zu informieren, oder? Gut versorgt und gepflegt wird es deinen Augen blendend gehen!

SCHLECHTE DURCHBLUTUNG: KÖRPERLICHE ANZEICHEN

- trockene Augen
- erschöpfte Augen
- Schwierigkeiten beim Fokussieren
- Schwierigkeiten bei der Adaptation an dunklere Lichtverhältnisse

Der Aufbau der Augen

Wie funktioniert das Sehen?

Das Auge besteht aus mehr als 2 Millionen Komponenten, die zusammenarbeiten. Wic ein Smartphone der neuesten Generation, hergestellt vom eigenen Körper. Vereinfacht ausgedrückt, lässt sich die optische Wahrnehmung in folgende Schritte unterteilen:

1. Licht fällt durch **die Hornhaut** ins Auge. Diese transparente Membran wirkt wie ein Schutzglas.
2. Weiter wird das Licht durch **die Pupille** geleitet, diesen kleinen schwarzen Kreis im Zentrum der **Iris** (des farbigen Teils des Auges). Die Pupille wirkt in etwa wie eine Blende, sie reguliert die Menge des eintretenden Lichts.
3. Dahinter liegt **der Glaskörper,** eine natürliche Linse, die für Schärfe sorgt, wie das Objektiv bei einem Fotoapparat. An dieser Stelle entscheidet sich, ob wir nah und fern scharf sehen können.
4. Das Licht passiert anschließend **die Glaskörperflüssigkeit,** ein lichtdurchlässiges Gel im Inneren des Auges. Dahinter trifft der Lichtstrahl auf die Netzhaut.
5. **Die Netzhaut (Retina)** lässt sich grob mit einem Fotofilm vergleichen. Sie ist übersät mit vielen Millionen lichtempfindlichen Zellen (Zapfen und Stäbchen), die das Licht in elektrische Signale umwandeln.
6. Diese Signale werden über den **Sehnerv** ans Gehirn übermittelt, das sie als Bilder interpretiert. Und dann eröffnet sich, im Sekundenbruchteil, die ganze Welt vor unseren Augen!

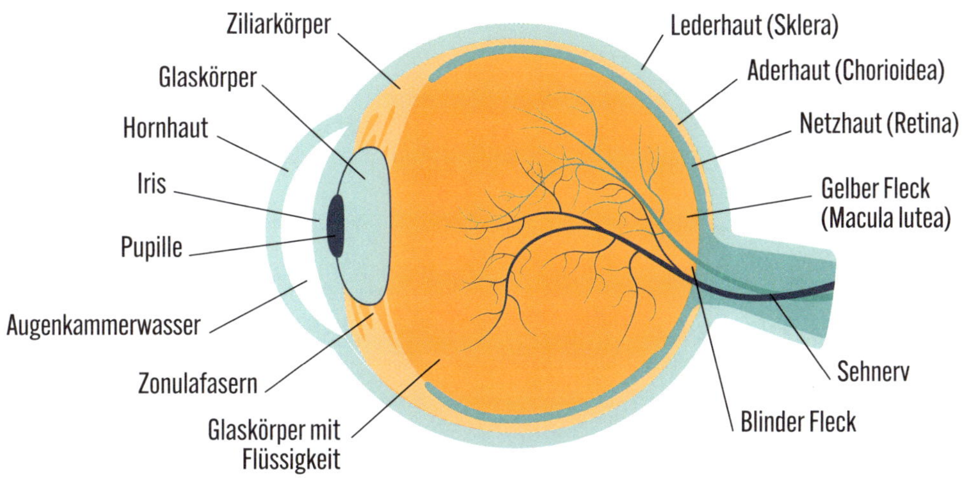

Wie bei allen komplexen Abläufen im Körper kann es auch bei der Sehkraft zu einer Abschwächung kommen. Daher ist es wichtig, die Augen auch im Alltag zu pflegen und sie regelmäßig kontrollieren zu lassen.

Risikofaktoren für unsere Augengesundheit

Unsere Sehkraft kann durch mehrere Faktoren geschwächt werden. Beeinflussen können wir sie nur teilweise, denn zwei sind Teil unserer Identität:

- Ganz oben auf der Liste steht **das Alter.** Auch das Auge altert auf natürliche Weise, was gewisse Beschwerden mit sich bringen kann.
- Als Zweites gibt es **den genetischen Faktor.** Manche Beeinträchtigungen der Sehkraft sind erblich bedingt. Mit einer familiären Vorgeschichte für Augenerkrankungen steigt das Risiko. In diesem Fällen ist augenärztliche Betreuung sehr wichtig.

Zum Glück wird die individuelle Sehkraft jedoch nicht nur durch die Gene oder die Anzahl der Kerzen auf dem Geburtstagskuchen bestimmt! Eine ebenso große Rolle spielt die Lebensweise, und genau an diesem Punkt kannst du selbst aktiv werden:

- Feind Nummer 1 der Sehkraft ist **ausgedehnte Bildschirmzeit.** Übeltäter ist das berühmt-berüchtigte blaue Licht, das von Smartphones, Tablets, PC-Bildschirmen und Fernsehern ausgeht. Es kann, in hohen Mengen, die Alterung der Retina beschleunigen. Hinzu kommt die Ermüdung der Augen durch die Bildschirmarbeit.
- Ein weiterer großer Risikofaktor: **Rauchen.** Es schadet nicht nur unserer Lunge, sondern auch den Augen! Nikotin und die weiteren toxischen Substanzen in einer Zigarette ruinieren die Blutgefäße der Netzhaut und des Sehnervs. Das ist doch ein weiterer guter Grund, um aufzuhören, nicht wahr?
- Auch die Ernährung mischt mit. **Zu viele schnell verdauliche Zuckerverbindungen und gesättigte Fette, inklusive einem Mangel an Obst und Gemüse,** öffnet Herz-Kreislauf-Erkrankungen und Diabetes Typ 2 Tür und Tor ... beides erhöht die Wahrscheinlichkeit auch für Augenerkrankungen. Denn alles hängt miteinander zusammen!
- Dann wäre da noch **Sonnenlicht ohne Augenschutz.** UV-Strahlen gehören zu den grundsätzlichen Ursachen für Hornhauttrübungen und Netzhautdegeneration. Also auch die Augen vor der Sonne schützen! Darüber hinaus können unsere Augen noch weiteren Schäden ausgesetzt sein, etwa umweltfeindlichen Gasen.

Zwar können wir weder Alter noch Genpool beeinflussen, doch wir können für nützliche Alltagsroutinen zum Schutz unserer Sehkraft sorgen.

Die Community
Getestet und für gut befunden

»Dank des Tipps, mehr Omega-3-Fettsäuren aufzunehmen, habe ich keine brennenden Augen mehr, und konnte sogar meine Kontaktlinsen wieder tragen!«

»Dank natürlicher Nahrungsergänzungsmittel hat sich meine Augengesundheit verbessert.«

Natürliche Ansätze für den Erhalt der Sehkraft

Im Alltag die Augen schützen

Mit kleinen Dingen im Alltag kannst du viel für die Gesundheit deiner Augen tun:

- Zunächst ist die **Ernährung** wichtig. Achte besonders auf Nährstoffe, die die Augenzellen schützen und nähren. Hier eignet sich nichts besser als ein Teller voller Obst und Gemüse: so bunt wie ein Regenbogen! Kleine fettreiche Fische liefern zusätzlich die nützlichen Omega-3-Fettsäuren.
- **Ausreichend trinken** im Laufe des Tages. Das fördert die Produktion der Tränenflüssigkeit, sodass die Augen nicht zu trocken werden. Minimum sind 1,5 l täglich, mehr noch bei viel Bildschirmzeit.
- Ein weiterer wichtiger Verbündeter für eine gesunde Sehkraft: **Bewegung.** Ja, sogar die Augäpfel brauchen das! Durch langes Sitzen verlangsamt sich selbst die Mikrozirkulation und damit auch die Zufuhr von Nährstoffen und Sauerstoff zu unseren Sehzellen. Im Gegenzug kurbelt körperliche Aktivität den Blutfluss und die Wachstumszellen in der Netzhaut an. Es muss ja nicht gleich ein Marathon sein. Allgemein geht man für einen gesundheitlichen Nutzen von mindestens 30 Minuten Bewegung täglich aus. Umso besser, wenn das in der Natur und nicht vor dem Fernseher erfolgt.
- **Täglich möglichst wenig Zeit am Bildschirm verbringen.** Das ist in unserer Zeit gar nicht so einfach, doch unerlässlich, um eine visuelle Überreizung zu verhindern. Hier hilft die 20–20–20-Regel: alle 20 Minuten für 20 Sekunden einen 20 Fuß (6 m) entfernten Punkt betrachten. So entspannen sich die Augen. Am Bildschirm

lassen sich Kontraste und Reflektionen verringern, indem man die Helligkeit entsprechend anpasst. Verwende am Abend einen Blaufilter, damit die innere Uhr nicht durcheinandergerät. Und vor allem lege möglichst oft richtige Bildschirmpausen ein. Bei einer augenärztlichen oder augenoptischen Beratung kannst du außerdem Augenübungen erlernen.

Hilfreiche natürliche Mittel auf einen Blick

Eine Reihe von Nahrungsergänzungsmitteln können die Augengesundheit unterstützen. Es folgt eine Auswahl:

» **Die pflanzlichen Farbstoffe Lutein und Zeaxanthin kommen unter anderem in der Aufrechten Studentenblume vor. Sie trägt damit zur Verbesserung unserer Sehkraft bei.** «

MEINE TOP-EMPFEHLUNGEN

MITTEL	EFFEKTE	TAGESDOSIERUNG
Lutein und Zeaxanthin (aus Aufrechter Studentenblume)	• tragen dazu bei, die Sehkraft zu verbessern	Extrakt mit mindestens 10 mg Lutein und 2-4 mg Zeaxanthin

Zink	• trägt dazu bei, die Augengesundheit zu erhalten • trägt dazu bei, die Zellen vor oxidativem Stress zu schützen	10–15 mg auf leeren Magen (nüchtern am Morgen vor dem Frühstück oder vor dem Abendessen)
Omega-3-Fettsäuren (DHA)	• tragen zum Erhalt der gesunden Sehkraft bei	250 mg DHA während einer Mahlzeit
Vitamin A	• trägt dazu bei, die Sehkraft zu erhalten	200 µg, etwa 10 Minuten vor einer Mahlzeit oder während einer Mahlzeit, wenn sie fettreich ist
Vitamin B2	• trägt zum Erhalt einer gesunden Sehkraft bei	0,7 mg
Heidelbeere	• trägt zur Besserung der Sehschärfe bei • trägt dazu bei, die nächtliche Sehleistung zu verbessern • unterstützt die Augengesundheit in jedem Alter • trägt dazu bei, dank ihrer speziellen antioxidativen Wirkung und ihres Einflusses auf die Mikrozirkulation in den Augen den Glaskörper und die Retina vor Alterung zu schützen • bekämpft die Auswirkungen freier Radikaler dank der antioxidativen Eigenschaften ihrer Anthozyane	Extrakt mit mindestens 50 mg Anthozyanen
Selen	• trägt dazu bei, Zellen vor oxidativem Stress zu schützen	mindestens 25 µg

WEITERE HILFREICHE NAHRUNGSERGÄNZUNGSMITTEL

MITTEL	EFFEKTE	TAGESDOSIERUNG
Grüntee	• unterstützt den Schutz der Augen gegen oxidative Schäden • fördert die Augengesundheit	Extrakt mit mindestens 200 mg Polyphenolen ▶ vor 17 Uhr einnehmen
Vitamin C	• trägt dazu bei, Zellen vor oxidativem Stress zu schützen	80 mg
Ginkgo	• fördert den peripheren Blutkreislauf, was besonders Augen und Ohren zugutekommt	Extrakt mit mindestens 20 mg Gingko-Flavonglykosiden und 6 mg Terpenlaktonen ▶ während einer Mahlzeit

Kontraindikationen in Teil 3

Expertenmeinung

Dr. Gérald Garofalo, spezialisiert auf Zellmedizin und Anti-Aging

»Vorbeugung für die Augengesundheit hat meistens keine Priorität, ist aber ebenso wichtig wie für viele andere körperliche Funktionen. Sehr schade, dass das nicht hinreichend beachtet wird. Unserer Sehkraft förderliche Wirkstoffe sind Vitamin A, Zink, DHA (Omega-3-Fettsäuren) und Aufrechte Studentenblume (reich an Pflanzennährstoffen wie Lutein und Zeaxanthin). Diese Pflanze trägt zur Verbesserung der Sehschärfe bei.«

Gedächtnis und Konzentration: Gutes für ein gesundes Gehirn

Wer hat nicht schon einmal vergeblich sein Gehirn nach einem eigentlich bekannten Wort durchforstet, seine Schlüssel verlegt oder in Gedanken versunken eine Autobahnausfahrt verpasst? Und wer hat sich noch nie von den täglich auf uns einprasselnden Massen an Informationen überfordert gefühlt, weil er sich kaum länger als 5 Minuten konzentrieren kann? Wenn du dich hier angesprochen fühlst: Du bist bei Weitem nicht allein!

Unsere Welt stellt ohne Unterlass Anforderungen an uns. Unsere kognitiven Fähigkeiten werden dabei auf eine harte Probe gestellt. Unser wunderbares, komplexes Gehirn kann manchmal nur mühsam mit dem rasanten Tempo des modernen Lebens Schritt halten. In der Folge gelingt es nur wenigen Menschen, das Potenzial ihres Gehirns im Alltag auszuschöpfen. Vielmehr erleben wir einen besorgniserregenden Anstieg von Gedächtnis- und Konzentrationsproblemen, auch bei der jungen Generation. Hier besteht dringender Handlungsbedarf. Die gute Nachricht ist, dass es mehrere natürliche Ansätze gibt, das Gehirn zu regenerieren. Denn es besitzt die wunderbare Gabe, sich kontinuierlich neu zu formieren. Das ist ein Trumpf, den man nicht ungenutzt lassen sollte!

VERLANGSAMTE HIRNLEISTUNG: KÖRPERLICHE ANZEICHEN

- Schwierigkeiten beim Lernen
- geistige Erschöpfung
- langsame Verarbeitung
- Gedächtnislücken
- Konzentrationsschwierigkeiten
- Aufmerksamkeitsschwäche

Die Vorgänge bei Erinnerung und Konzentration

Wie funktioniert das Gedächtnis?

Was wir gemeinhin als Gedächtnis bezeichnen, besteht tatsächlich aus komplex verzahnten Systemen, die in permanentem Austausch miteinander stehen:

- **Das Kurzzeitgedächtnis** als eine Art »Zwischenspeicher« behält Information für die Dauer von einigen Sekunden bis zu einigen Minuten. Mit seiner Hilfe können wir uns eine Telefonnummer merken, bis wir sie aufschreiben, oder uns an die letzten Wörter eines Satzes erinnern und dessen Gesamtbedeutung entschlüsseln.
- **Das Langzeitgedächtnis hingegen** speichert Informationen einige Tage bis das ganze Leben lang. Es archiviert Kindheitserinnerungen, den Vornamen des Lieblingsbäckers oder das Pfannkuchenrezept von Oma. Ein nahezu unendliches Gedächtnis, das nur gepflegt werden muss! Es besteht aus spezialisierten Unterkategorien:
  - **semantisches Gedächtnis:** allgemeines (Kultur-)Wissen über die Welt, unabhängig von eigenen Erfahrungen. Kommt bei jedem Quiz zum Einsatz!
  - **episodisches Gedächtnis:** umfasst sämtliche individuellen Erlebnisse, situiert in Ort und Zeit: Hochzeitstag, der letzte Strandurlaub …
  - **prozedurales Gedächtnis:** Gesten und erlernte Bewegungen, beispielsweise Fahrradfahren oder auf einer Tastatur tippen. Das sind ultra-automatisierte Handlungs- und Bewegungsabläufe.

Wie funktioniert die Konzentration?

Konzentration ist die Fähigkeit, einen bestimmten Stimulus zu betrachten und in den Fokus zu rücken. Gleichzeitig werden Störfaktoren ausgeblendet. Das ist im Zeitalter ständigen Zappens und häufiger Unterbrechungen eine wahre Superkraft, die von unseren Botenstoffen im Gehirn umgesetzt wird: **den Neurotransmittern.**

In erster Linie sind dabei **Dopamin** und **Noradrenalin** zu nennen. Beides sind sogenannte Katecholamine, die Wachzeiten, Motivation und Aufmerksamkeit steuern. Für eine optimale Konzentration müssen sie jedoch im Gleichgewicht sein. Zu viele dieser »aufputschenden« Neurotransmitter können schnell kontraproduktiv wirken und Stress, Angstzustände und Zerstreutheit hervorrufen. Daher sollte man sie sanft regulieren. Um der belebenden Wirkung von Dopamin und Noradrenalin entgegenzuwirken, bietet sich **GABA** (Gamma-Aminobuttersäure) an, ein beruhigender Botenstoff, der Entspannung und Loslassen fördert. Wie ein neuronales Kuscheltier!

» Zwar gibt es Nahrungsergänzungsmittel mit GABA. Doch anscheinend überwinden sie die Blut-Hirn-Schranke kaum und können daher vom Körper schlecht verwendet werden. Deshalb rate ich eher zu natürlichen Techniken und Nahrungsergänzungsmitteln, die die GABA-Produktion fördern. «

Ein weiterer Schlüssel zu unfehlbarer Aufmerksamkeit liegt in der **neuronalen Plastizität** unseres Gehirns, seiner unglaublichen Fähigkeit, sich stetig neu zu organisieren, um sich an seine Umgebung anzupassen. Konkret bedeutet das, dass ein häufiger genutzter Gehirnbereich weiterentwickelt und gestärkt wird. Das ist einem Muskel vergleichbar, den man regelmäßig trainiert. Im Gehirn ist das besonders der Fall im präfrontalen Cortex, unter anderem Sitz der Konzentration. Wird diese Region regelmäßig mit speziellen Übungen angeregt, so entstehen neue hochleistungsfähige neuronale Netze.

Welche Faktoren beeinflussen die kognitive Leistung?

Bei Gedächtnislücken oder Beschwerden ähnlicher Art sollte man zuallererst das Gespräch mit der Ärztin oder dem Arzt suchen. Die Merk- und Konzentrationsfähigkeit kann jedoch von Tag zu Tag wechseln. Sie unterliegt folgenden Faktoren:

- **chronischem Stress,** der das neuronale und hormonelle Gleichgewicht in Bedrängnis bringt. Er beeinträchtigt die kognitive Funktionsfähigkeit deutlich.
- **Schlafmangel,** der die Festigung von Erinnerungen und die Wiederherstellung der Aufmerksamkeit behindert. Eine durchgemachte Nacht ist übrigens im Hinblick auf die kognitive Leistungsfähigkeit gleichbedeutend mit 1 Promille Alkohol im Blut, schon gewusst?
- **der Ernährung,** denn Lebensmittel, die reich an schnell verdaulichen Zuckerverbindungen und gesättigten Fettsäuren sind oder bestimmte Lebensmittelzusatzstoffe enthalten, begünstigen Entzündungen im Gehirn und den kognitiven Verfall.
- **dem Alter,** denn die Gedächtnisleistung (das Behalten und Wiedergeben erworbener Information) und die Aufmerksamkeit nehmen leider gesichert mit der Zeit ab.
- **Zu wenig Bewegung und eine sitzende Lebensweise** bedrohen die grauen Zellen.

Dennoch habe ich auch gute Nachrichten: Wer seinen Alltag gesundheitsfördernd gestaltet, kann auf jeden Fall seine kognitiven Fähigkeiten erhalten oder sogar verbessern, und das in jedem Lebensalter.

Die Community

Getestet und für gut befunden

»Fettkraut und Multivitamine: eine super Mischung, mein Gedächtnis hat sich gebessert. Ich habe das Gefühl, dass mein Gehirn wacher ist, vielen Dank!«

»Omega-3-Fettsäuren, Fettkraut, Magnesium ... Mein Gehirn lebt richtig auf!«

»Meine Prüfungen habe ich dank fünf Nahrungsergänzungsmitteln bestanden, meine Konzentration und Merkfähigkeit haben sich merklich verbessert.«

Unsere Gehirnleistung auf natürlichem Weg steigern

Ernährung, die unser Gehirn gesund erhält

Unser Gehirn ist ein wahrer Vielfraß! Das energiebedürftige Organ benötigt allein 20–25 % des gesamten Energiehaushalts eines Menschen, nimmt aber nicht einmal 2 % der gesamten Körpermasse ein. Dementsprechend brauchen wir guten »Sprit«, um bei voller Leistung zu arbeiten:

- **essenzielle Fettsäuren,** darunter besonders die berühmten Omega-3-Fette (ALA, DHA). Diese gesundheitsfördernden Verbindungen kommen reichlich in fetten Fischen und Ölsamen vor. Sie tragen zu weichen neuronalen Membranen und fluider Übertragung der Botenstoffe zwischen den Neuronen bei.
- **B-Vitamine,** die einen Beitrag zur Synthese von Neurotransmittern leisten und die Gesundheit der Myelinscheiden fördern, die die Neuronen umhüllen. Lieferanten dafür sind vor allem Innereien, Fleisch, Eier, Milchprodukte, Hülsenfrüchte und Vollkornprodukte.
- **Antioxidantien,** die Superhelden, die die Nervenzellen vor oxidativem Stress und Entzündungen schützen: Dazu zählen Flavonoide, Polyphenole und andere pflanzliche Nährstoffe. Diese wertvollen Verbindungen sind in Obst, Gemüse, Gewürzen, Grüntee oder auch Kakao enthalten.
- **einige essenzielle Mineralstoffe, die für eine gute Hirnfunktion sorgen,** etwa Magnesium (Unterstützung der neuralen Plastizität, top für psychische Funktionen), Zink (kognitive Fähigkeiten, darunter die interneuronale Kommunikation) oder auch Eisen (essenziell für die Synthese der Botenstoffe).
- **Zucker!** Häufig bekomme ich mit, dass Menschen ihren Zuckerkonsum stark herunterfahren und dabei fatalerweise zugesetzten Zucker und einfache Kohlenhydratverbindungen mit komplexeren (langsamer verdaulichen) Zuckern gleichsetzen. Ich weise ausdrücklich darauf hin, dass sich unser Gehirn auch von Zucker ernährt. Das natürlich im Rahmen einer ausgewogenen Ernährung mit hochwertigen Lebensmitteln.

Körperlich in Form halten zur Stärkung der geistigen Gesundheit

Damit die Neuronen ihr blitzschnelles Feuerwerk loslassen können, muss man für den Zündstoff sorgen. Denn wenn man so will, ist der Treibstoff der grauen Zellen körperliche Aktivität. Sobald wir uns bewegen, setzt unser Körper einen Schwall an neuronenfreundlichen Molekülen frei, wie Endorphine, Dopamine, Serotonin oder den Wachstumsfaktor BDNF *(Brain Derived Neurotrophic Factor)*. Diese Botenstoffe aktivieren für Lernen und Gedächtnis essenzielle Gehirnbereiche, etwa Hippocampus und präfrontalen Cortex. Eine echte kognitive Verjüngung! In der Folge kann man **bei regelmäßig körperlich aktiven Personen eine deutlich verbesserte Gedächtnis- und Aufmerksamkeitsleistung feststellen.** Und dazu wirkt Bewegung wie ein echtes Anti-Aging-Elixier, weil sie die vorzeitige altersbedingte kognitive Verschlechterung ausbremst. Wunderbar, nicht wahr?

Studien zufolge ist die Kombination von **Ausdauer- und Koordinationssportarten** ideal. Favoriten sind schnelles Gehen, Schwimmen, Tanzen (unser Gehirn liebt es, also: Schultereinsatz!), Tai-Chi und Qi Gong. Das Geheimnis ist wieder einmal die Regelmäßigkeit.

Optimierung der Arbeits- oder Lernumgebung

Kein Geheimnis ist: Wer sein Bestes geben will, benötigt eine Umgebung, die die Gedächtnis- und Konzentrationsleistung fördert. Wie ein kognitiver Mantel nach Maß.

- Erster Schritt: **Dinge, die zum Prokrastinieren verleiten, identifzieren und abstellen.** Soziale Medien, ständige Nachrichten, dauernd geöffnete Chatfenster ... all diese Ablenkungen wirken wie Parasiten auf unsere Aufmerksamkeit und stören unsere Konzentration. Als Abhilfe einfach mal Mitteilungen ausschalten, blockierende Apps verwenden oder das Smartphone auf Flugmodus stellen.
- Im gleichen Zug **Arbeits- und Lebensbereiche trennen.** Sorge für ein richtiges Büro mit ergonomischem Sitzplatz, passender Beleuchtung und inspirierender Einrichtung.
- Die Körperhaltung kann **Wachsamkeit und gute Atmung fördern.** Ideal ist ein dynamischer Stuhl und der Bildschirm leicht unterhalb der Augenhöhe. Dazu solltest du dich regelmäßig dehnen, um den Kreislauf in Schwung zu halten.

- Unterschätze schließlich niemals die **Macht der Gewohnheit.** Rituale für den Arbeits- oder Lernalltag verschaffen auch dem Gehirn Ruhe. Immer die gleiche Uhrzeit, dieselben Arbeitsmittel, dieselbe Playlist sind auch eine Möglichkeit, das Gehirn auf Fokussieren zu konditionieren.

» Es gibt Hobbys, die Präzision, Koordination und Ausdauer vereinen. Das Siegertrio: Schach, Zauberwürfel und Sudoku. Doch auch Beobachten und Einprägen der Umgebung in der Natur oder beim Spazierengehen sind gutes Training. So wird die kognitive Leistung langfristig gestärkt! «

Um die Konzentration zu verbessern, sollte man **Stress und Emotionen im Griff haben.** Das Stresshormon Cortisol kann, in hohen Mengen ausgestoßen, beispielsweise die kognitiven Fähigkeiten stark blockieren. Sorge für mehr Zen im Alltag, beispielsweise mit Meditation, Herzkohärenz-Atmung oder anderen Techniken.

Nicht zuletzt empfehle ich noch tägliches **Gehirntraining** mit Gedächtnisübungen oder anderen Aufgaben für deinen Denkapparat: Es gibt reichlich Programme oder Apps auf Konsolen oder Smartphones. Auch durch den Erwerb neuen Wissens bilden sich neue frische Verbindungen. Bleibe also neugierig!

Natürliche Lösungen wagen, um die Gehirnleistung zu unterstützen

Seit Jahrtausenden findet der Mensch in der Natur seine wertvollsten Verbündeten für ein gesundes Gehirn. Es folgt ein Überblick über diesen pflanzlichen Jungbrunnen einschließlich der Mikronährstoffe.

MEINE TOP-EMPFEHLUNGEN

MITTEL	EFFEKTE	TAGESDOSIERUNG
Zink	• trägt zu einer normalen kognitiven Leistung bei	10–15 mg ▶ auf leeren Magen (morgens nüchtern vor dem Frühstück oder abends vor dem Essen)
Jod	• trägt zu einer normalen kognitiven Leistung bei	mindestens 75 µg
Vitamin D	• gleicht einen Mangel aus	1000–3000 IE ▶ etwa 10 Minuten vor einer Mahlzeit oder zu einer fettsäurehaltigen Mahlzeit
Omega-3 (DHA)	• trägt zu einer normalen kognitiven Leistung bei	250 mg ▶ zu einer Mahlzeit
B-Vitamine	• unterstützen die psychische Gesundheit	mindestens 40 % des Referenzwerts (siehe S. 282)
Magnesium	• unterstützt die psychische Gesundheit	250–300 mg ▶ in 2–3 Einnahmen über den Tag verteilt
Bacopa	• unterstützt das Arbeitsgedächtnis, die intellektuelle und kognitive Leistung und die Konzentration, fördert die Entspannung • trägt zur Verbesserung der kognitiven Leistungen wie Gedächtnis, Lernen und Konzentration bei	Extrakt mit mindestens 150 mg Bacosiden ▶ vor oder zu einer Mahlzeit

Ginkgo biloba	• unterstützt und erhält die kognitive Leistung, besonders bei altersbedingter Verschlechterung • fördert die Konzentration und das Gedächtnis • fördert einen guten peripheren Blutkreislauf, insbesondere im Gehirn	Extrakt mit mindestens 20 mg Gingko-Flavonglycosiden und 6 mg Terpenlactonen ▶ zu einer Mahlzeit

WEITERE HILFREICHE NAHRUNGSERGÄNZUNGSMITTEL

MITTEL	EFFEKTE	TAGESDOSIERUNG
Ginseng	• wirkt anregend auf Konzentration und Koordination • fördert den Erhalt der kognitiven Funktionen und unterstützt das Lernen	Extrakt mit mindestens 15 mg Ginsenosiden ▶ zum Essen und vor 17 Uhr
Grüntee	• unterstützt die kognitive Leistung, Gedächtnis und Konzentration • unterstützt in höherem Alter die Gedächtnisleistung	Extrakt mit mindestens 200 mg Polyphenolen ▶ Einnahme vor 17 Uhr
Klamath-Algen (AFA)	• trägt zu einer normalen kognitiven Funktion bei (Gedächtnis und Konzentration)	2 g
Igel-Stachelbart	• bietet dem kognitiven System nützliche Nährstoffe	1000–1500 mg Extrakt mit 600–900 mg Polysacchariden

Kontraindikationen in Teil 3

Expertenmeinung

Dr. Olivier Sillam, Neurologe

»Ein gutes Gedächtnis und gutes Konzentrationsvermögen sind für uns alle immens wichtig. Das Gehirn ist ein fabelhaftes Organ mit einem unglaublichen Potenzial. Um all seine Möglichkeiten ausschöpfen zu können, müssen wir zuallererst sicherstellen, dass hinsichtlich der Nährstoffversorgung nichts fehlt: Mineralstoffe (vor allem Magnesium), Vitamine (besonders die der B-Gruppe und Vitamin D), gesunde Fettsäuren, die neuronale Verbindungen fördern. Wichtig ist auch eine gute Versorgung mit Omega-3-Fettsäuren (eher tierischer Herkunft, damit das Gehirn mit ausreichend DHA versorgt wird). Die traditionelle indische Medizin setzt das Kleine Fettblatt (*Bacopa monnieri*) zur Unterstützung kognitiver Funktionen ein. Die Wirksamkeit dieser Pflanze scheint auch in westlichen Studien belegt zu sein.«

Sexualität: natürlicher Elan

Kommen wir zu einem Thema, das uns alle angeht, über das jedoch immer noch zu wenig gesprochen wird: unsere sexuelle Gesundheit. Dabei handelt es sich um ein Wohlergehen, das Lust, Vergnügen, Nähe und Intimität sowie die Beziehung zu anderen umfasst. Im Grunde also alles, was Körper und Herz zutiefst berührt.

Immer noch stellt man fest, dass die Sexualität in unserer Gesellschaft mit Tabus belegt ist. Es ist an der Zeit, dieses Stillschweigen zu durchbrechen und unsere sexuelle Gesundheit ins Zentrum unserer Prioritäten zu rücken. Denn ein erfülltes Sexualleben ist kein Luxus oder Bonus, sondern ein essenzieller Teil unserer körperlichen, emotionalen und sozialen Balance. Es ist der Schlüssel zu einem intensiveren Erleben, das uns in jedem Alter größere Verbundenheit und mehr Genuss verschafft. Man sollte seine Sexualität vollständig und unverkrampft ausleben. Begeben wir uns auf die Reise ins Herz unserer Sinne und Emotionen.

SEXUELLE BESCHWERDEN: KÖRPERLICHE ANZEICHEN

- Abnahme des sexuellen Verlangens und der Libido
- Erregungsstörungen: Erektionsprobleme, Scheidentrockenheit
- Orgasmusstörungen: vorzeitige oder ausbleibende Ejakulation, ausbleibender Orgasmus
- weitere sexuelle Beschwerden, z. B. Reizungen, Brennen

Die Sexualfunktionen und ihre Abläufe

Wie entsteht sexuelle Lust?

Beim Mann

Eine Erektion entsteht durch das Zusammenspiel von Hormonen, Gefäßen, Nerven und Muskeln. Dirigiert wird das Ganze vom **Testosteron,** das als männliches Hormon zu 95 % in den Hoden produziert wird. Es regt die Libido und die Muskelkraft an, aber auch die Spermienproduktion und die Entwicklung maskuliner Eigenschaften.

Damit sich dieses Wunder abspielen kann, ist eine gute Durchblutung erforderlich. Denn nur bei gutem Blutfluss können die Schwellkörper ausreichend versorgt werden, um mehr Volumen und Stärke zu gewinnen und sich aufzurichten. Dieser Blutzufluss wird durch Arterienerweiterung und Venenkompression möglich, die wiederum von speziellen Nerven stimuliert werden, den parasympathischen Nerven.

Nicht zu vergessen: die mentale Ebene. So ausgeklügelt die physischen Abläufe sind, ohne grünes Licht aus dem Gehirn würde nichts funktionieren. Denn die Lust entsteht im Kopf: Dopamin, Oxytocin und Serotonin sind die Botenstoffe, die das Feuer entfachen!

Bei der Frau

Die Lust der Frau folgt in allen Höhen und Tiefen den hormonellen Veränderungen von der Pubertät über die Schwangerschaft bis zu den Wechseljahren. Es gibt jedoch einige Orientierungspunkte in dieser hormonellen Achterbahnfahrt, denn unabhängig vom Alter folgt sexuelle Lust mehr oder weniger demselben Ablauf:

- Erster Schritt: **Erregung.** Durch körperliche oder geistige Anregung wächst das Verlangen, und körperliche Veränderungen folgen: Vulva und Vagina werden stärker durchblutet und mit Schleim versorgt, die Klitoris schwillt an, die Brustwarzen werden hart, der Puls beschleunigt sich.
- Es folgt die **Plateauphase:** Die Lust steigert sich, erreicht aber noch nicht den Höhepunkt. Die Schamlippen schwellen an, die Vagina verengt sich, die Brüste werden sehr empfindsam.
- Bis zum Höhepunkt: das Feuerwerk des **Orgasmus.** Die Beckenbodenmuskeln ziehen sich rhythmisch zusammen, das Herz klopft, die Atmung geht stoßweise – eine Flutwelle von Empfindungen!

- Schließlich folgt die **Rückbildungsphase.** Träge sinkt der Körper nach dem Orgasmus wieder in den Normalzustand zurück. Der Puls verlangsamt sich, die Muskeln entspannen sich, der Geist beruhigt sich.

Wie bei Männern ist auch der mentale Faktor entscheidend.

Welche Faktoren beeinträchtigen die sexuelle Gesundheit?

Trotz allen guten Willens kann die Sexualität ins Stocken kommen. Fehlendes Verlangen, Schwierigkeiten beim Orgasmus, körperliche Unannehmlichkeiten beim Akt selbst – viele sexuelle Störungen können Männern und Frauen die Libido verhageln. Nicht häufig genug kann ich betonen, dass der erste Weg zur ärztlichen Beratung führt. Einige Faktoren kann man parallel in Betracht ziehen:

- **Emotionales Ungleichgewicht** bedroht unsere sexuelle Balance. Stress, Depressionen, Erschöpfung, Überforderung, Probleme in der Partnerschaft erklären häufig fehlenden sexuellen Appetit und zahlreiche Beschwerden. Wenn Körper und Geist nicht mehr in Schwung kommen, ist das wie eine kalte Dusche.
- **Leistungsdruck** kann ebenfalls Erregungsstörungen erklären.
- **Ungesunde Ernährung** kann einen ungünstigen Cholesterinspiegel nach sich ziehen sowie Übergewicht oder Diabetes Typ 2, die gleichzeitig auch Gründe für mangelnde Libido sein können.
- **Rauchen** wirkt sich auf die sexuelle Erregung aus, insbesondere durch Beeinträchtigung der Durchblutung.
- **Übermäßiger Pornokonsum** schädigt das Dopamin-Belohnungssystem, sodass die natürlichen Reize für sexuelle Erregung nicht mehr wahrgenommen werden.
- **Hormonelle Veränderungen** (Schwangerschaft, Menopause, ungünstiger Testosteronspiegel beim Mann …) können das Liebesorchester verstummen lassen.

Gut zu wissen

Störfaktoren können auch Hormonmangel (etwa Testosteron, Steroid DHEA) oder ein Mangel an essenziellen Mineralstoffen wie Magnesium sein, ebenso an Cholesterol (wird in Maßen benötigt für die Produktion bestimmter Sexualhormone).

Natürliche Ansätze für mehr Elan und sexuelle Gesundheit

Ernährung und Lebensweise verändern

Was wäre, wenn sich das Geheimnis zu einer teuflisch guten Libido auf dem Teller und in einem gesunden Alltag finden ließe? Immer mehr Studien belegen einen Zusammenhang zwischen unseren Gewohnheiten und unserer sexuellen Kraft. Es folgt ein kleines Survival-Kit, um unter der Bettdecke in Form zu bleiben.

Folgende Nährstoffe sind top für die Libido:

- Platz 1 der Hitparade belegen die berühmten **Aphrodisiaka,** natürliche Substanzen, die die Lust und die sexuelle Leistung anregen. Von scharfem Ingwer über die Maca-Wurzel bis zum ehrenwerten Ginseng enthalten all diese Lebensmittel Wirkstoffe, die unsere Lust ankurbeln können.
- In puncto Mineralstoffe begrüßen wir **Zink** als unerlässlichen Verbündeten bei den Männern für die Muskelkraft. Das ist reichlich in Austern, Kalbsleber, Walnuss- und Kürbiskernen zu finden.
- Männer wie Frauen können die Macht der **Schokolade** nutzen. Sie ist reich an Theobromin, das leicht stimulierend wird, und beruhigendem Magnesium, das Verspannungen löst und den Orgasmus unterstützt. Die in Schokolade enthaltenen Pflanzenwirkstoffe fördern außerdem die Produktion von Endorphinen, Glückshormonen, die die erogenen Empfindungen verzehnfachen.
- Nicht zu vergessen die Aphrodisiaka-Schätze der pflanzlichen Welt, wie Salbei, Ingwer, Bohnenkraut und Basilikum. Diese wohlbekannten **Kräuter und Gewürze** fördern unsere Libido auf ungeahnte Weise. Dasselbe gilt für Obst und Gemüse, das reich an Antioxidantien ist (z. B. Avocado, Spargel, Brokkoli, Äpfel). Sie schützen die Blutgefäße und verjüngen das Schwellkörpergewebe.

Um zum Höhepunkt zu gelangen, genügt gutes Essen allein jedoch nicht. Man muss außerdem (und vor allem) auf eine gesunde, ausgeglichene Lebensweise achten. An erster Stelle steht **regelmäßige körperliche Aktivität.** Täglich 30 Minuten Bewegung lautet die Empfehlung, damit Energie- und Blutfluss in Schwung kommen, was auch die

Genitalien betrifft. Joggen, Schwimmen, Radfahren, Yoga – die Sportart ist im Grunde genommen egal. Wichtig ist, dass die Zellen und die Muskeln mit Sauerstoff versorgt werden, ein Schlüssel zu intensiven Orgasmen. Trainieren solltest du am besten **bei Tageslicht,** zumindest morgens oder mittags.

Eine weitere Säule einer gesunden Libido: **guter Schlaf.** Denn wem die Ruhephasen fehlen, der büßt nicht nur beim Sex ein, sondern wird auch gereizt und gestresst. Ab S. 92 gebe ich Tipps für einen guten Schlaf.

Gegen den schlimmsten Feind der sexuellen Lust, den Stress, helfen **Entspannungstechniken** wie Herzkohärenz, Meditation, Bauchatmung. Nach einer zehnminütigen Entspannungspause nimmt die Libido spürbar zu.

Becken- und Beckenbodenmuskulatur stärken

Der Beckenboden spielt eine wichtige Rolle für die Gesundheit. Es handelt sich dabei um eine Muskelplatte, die sich vom Scham- zum Steißbein erstreckt, den Bauchraum von unten abschließt und an den Rändern nach oben gebogen ist. **Er sorgt für Durchblutung sowie Kontraktion sämtlicher Genitalien** und hat einen aktiven Anteil an der Erektion und der Intensität der Orgasmen, kontrolliert aber auch das Wasserlassen. Der Beckenboden spielt also eine entscheidende Rolle für die sexuelle Erfüllung. Wie jeder Muskel muss auch der Beckenboden durch spezielles Training gestärkt werden, um in Topform zu bleiben: **Beckenbodentraining** oder auch Kegel-Übungen genannt, nach ihrem US-amerikanischen Erfinder Arnold H. Kegel.

Nach welchem Prinzip funktionieren sie? Die Muskeln im Beckenboden werden angespannt, wie beim Zurückhalten von Blähungen oder von Urin. Dabei sollten aber weder die Bauch- noch die Gesäßmuskeln eingesetzt werden. Man hält die Anspannung 5 bis 10 Sekunden lang, lässt los und wiederholt die Übung 10- bis 15-mal. Das Ganze 3- bis 5-mal täglich wiederholen, und die Sache ist geritzt!

Diese Muskelkontraktionen haben eine dreifache Wirkung. Bei Männern forcieren sie Stärke und Winkel der Erektion und halten gleichzeitig die Ejakulation zurück. Bei Frauen steigern sie die vaginale Empfindsamkeit, erleichtern die Schleimbildung und steigern die Lust bei der Penetration immens. Beiden Geschlechtern helfen sie bei Blasenschwäche, Inkontinenz und Absenkung der Organe (Prolaps). Der Beckenboden sollte also immer gut gestärkt sein.

Die sexuelle Gesundheit mit natürlichen Gesundheitsprodukten stärken

Dank ultrakonzentrierter Wirkstoffe können Nahrungsergänzungsmittel auf natürlicher Basis sowie eine gesunde Lebensweise die Leidenschaft neu entfachen.

MEINE TOP-EMPFEHLUNGEN

MITTEL	EFFEKTE	TAGESDOSIERUNG
Zink	• trägt zu normaler Fruchtbarkeit und Fortpflanzung bei • fördert einen gesunden Testosteronspiegel im Blut	10–15 mg auf leeren Magen ▶ nüchtern morgens vor dem Frühstück oder nach dem Abendessen
Vitamin D	• gleicht einen Mangel aus	1000–3000 IE ▶ etwa 10 Minuten vor dem Essen oder zu einer fettsäurehaltigen Mahlzeit
Jod	• trägt zu einer normalen Produktion von Schilddrüsenhormonen und einer gesunden Schilddrüsenfunktion bei	mindestens 75 µg
Vitamin B5	• trägt zur normalen Synthese und Verstoffwechslung von Steroidhormonen, Vitamin D und einigen Neurotransmittern bei	6 mg
Magnesium	• trägt zur Verringerung von Müdigkeit bei	250–300 mg ▶ in 2–3 Einnahmen über den Tag verteilt
Maca	• regt die Libido an und wirkt aphrodisierend • trägt zum Muskeltonus bei	mindestens 1,5 g als Pulver oder Äquivalent als Extrakt

Ginseng	• unterstützt sexuelle Abläufe • kann eine Erektion fördern	Extrakt mit pflanzlichem Äquivalent von 3 g ▶ zu den Mahlzeiten und vor 17 Uhr
Ingwer	• trägt zur Sensibilisierung des Sexualbereichs bei	1000–1500 mg Pulver oder Äquivalent als Extrakt
Nachtkerzenöl	• soll die Libido der Frau stärken	Extrakt mit mindestens 100 mg Gamma-Linolensäure (GLA)
Arginin	• fördert die Produktion von Stickoxid und weitet Blutgefäße • wirkt positiv auf die Libido und fördert die sexuelle Erregung	10 g

WEITERE HILFREICHE NAHRUNGSERGÄNZUNGSMITTEL

MITTEL	EFFEKTE	TAGESDOSIERUNG
Salbei	• traditionelle Heilpflanze für die Frauengesundheit	800–1300 mg Pulver oder Äquivalent als Extrakt
Safran (Saffr' Activ®)	• wirkt beruhigend, fördert das psychische und physische Wohlergehen • stärkt das sexuelle Verlangen und unterstützt sexuelle Funktionen	Extrakt mit 600 µg Safranal

Mönchspfeffer	• fördert das körperliche Wohlbefinden während des gesamten Menstruationszyklus • trägt zur Wiederherstellung des hormonellen Gleichgewichts bei • soll bei Scheidentrockenheit helfen	Extrakt mit mindestens 3 mg Agnusid
Shatavari	• traditionelles Heilkraut, soll Beschwerden bei männlicher Libido lindern und wird bei schwachem Sexualtrieb sowie vorzeitigem Samenerguss eingesetzt • unterstützt die Gesundheit des weiblichen Fortpflanzungssystems • trägt zum Erhalt der physiologischen Balance während und nach der Menopause bei	Extrakt mit mindestens 110 mg Saponinen
Mucuna pruriens (Juckbohne)	• soll die natürliche Testosteronproduktion im Körper verbessern • soll die Libido und die Erektion fördern	800–1500 mg Pulver oder Äquivalent als Extrakt

Kontraindikationen in Teil 3

Blutzucker: gut regulieren und Insulinresistenz bekämpfen

Die Regulierung des Blutzuckerspiegels ist ein Thema, das für unsere Gesundheit ebenso weitreichend wie wichtig ist. Denn die Zuckermenge im Blut bestimmt über unsere Energie, unser Gewicht, unsere Stimmung und noch viel mehr! Der Blutzuckerwert ist ein wichtiger Faktor, der sich schnell zu unserem besten Verbündeten oder zum ärgsten Feind wandeln kann, je nachdem, ob wir auf ihn achten oder ihn vernachlässigen.

Karten auf den Tisch: Störungen im Zuckerstoffwechsel wachsen sich gerade zu einer weltweiten Epidemie aus. Angesichts des teuflischen Duos von »schlechter Ernährung« und »fehlender Bewegung« wird unser Insulin, das den Blutzuckerspiegel hormonell kontrolliert, immer hilfloser und weiß nicht mehr, wo es ansetzen soll. Die Folge: Etwa einer von drei Menschen leidet heute unter einer Vorstufe von Diabetes Typ 2, hat also zu hohe Glukosewerte, die noch nicht im roten Bereich sind. Das ist eine alarmierende Zahl, wenn man bedenkt, dass sich bei 70 % dieser Betroffenen Diabetes Typ 2 entwickeln wird, wenn sie nicht behandelt werden! Eine weitere besorgniserregende Zahl: Zwischen 2008 und 2022 hat sich die Anzahl der Betroffenen (Diabetes Typ 1 und 2, nach Angaben der Krankenversicherungen) verdoppelt. Diese stille Bedrohung der öffentlichen Gesundheit wird jedoch immer noch stillschweigend unterschätzt und wird unzureichend verstanden. Es ist an der Zeit, die Angelegenheit aktiv anzugehen und öffentlich zu diskutieren. Denn jeder kann den Lauf der Dinge beeinflussen, indem er auf seinen Blutzuckerspiegel achtet. Auf geht es ins Land des Insulins und der Glukose, ohne versteckte Zucker und ohne Frust!

Ablauf der Blutzuckerregulierung

INSULINRESISTENZ: KÖRPERLICHE ANZEICHEN

- Verlangen nach Süßem
- Dehydrierung, trockener Hals
- müde bereits am Morgen
- Bauchfett
- fehlende Antriebskraft

Was passiert im Körper beim Verzehr von Süßem?

Stell dir vor, dass du genussvoll ein knuspriges Brötchen, leckeres Gebäck oder Weintrauben verzehrst – die darin enthaltenen Zuckerverbindungen werden in Glukose umgewandelt. Sie ist der bevorzugte Brennstoff unserer Zellen und versorgt sie am effizientesten mit Energie. Diese Umwandlung geschieht im Darm. Von dort gelangt die frisch produzierte Glukose ins Blut, wodurch der Blutzuckerspiegel steigt. Auftritt: **Insulin,** das wie ein VIP-Pförtner für unsere Zellen agiert. Das Hormon wird von der Bauchspeicheldrüse produziert und soll unsere Zellen für die Glukose öffnen. Dort wird sie zur **Energiegewinnung** verwendet. Aus diesem Kreislauf folgt: **Je mehr Glukose im Blut, desto mehr Insulin sondert die Bauchspeicheldrüse ab, damit der Blutzuckerspiegel wieder sinkt.** Das Ganze ist ein fein abgestimmtes Kommunikationssystem, das das Ziel hat, unseren Blutzuckerspiegel auf einem normalen und gesunden Niveau zu halten.

Häufig hört man ja solche Aussagen: »Ach was, ich bin doch kein Diabetiker, ich kann Zucker problemlos vertragen!« oder auch: »Diabetes bekommt man bei Übergewicht, das habe ich nicht.« Derartige Vorurteile verschlimmern den verborgenen Zustand weiter. Außerdem sollte man wissen, dass es eine **Grauzone gibt, bevor die Krankheit** richtig ausbricht. Das nennt man Insulinresistenz, ein entscheidender Wegpunkt.

» In sozialen Netzwerken lese ich häufig von Ernährungsprofis, wiederholte Blutzuckerspitzen seien problemlos, wenn kein Diabetes vorliege. Das stimmt einerseits, doch eine Insulinresistenz (keine Erkrankung) begründet zahlreiche Beschwerden, die durch wiederkehrende Blutzuckerspitzen verschlimmert werden. Eine Differenzierung seitens der Fachleute ist für eine bessere Vorbeugung unglaublich wichtig! «

Aufgrund eines zu hohen Zuckergehalts in der Ernährung oder einer genetischen Prädisposition können die Zellen immer unempfindlicher für das Insulin werden. Obwohl einer Flut an Signalen ausgesetzt, bleiben sie dem Glukose-Pförtner gegenüber verschlossen. Das nennt man **Insulinresistenz:** Das Hormon ist zwar vorhanden, kann aber seine Pförtner-Tätigkeit nicht mehr erfüllen. Der Zucker verbleibt im Blutkreislauf und sorgt für einen ungewöhnlich hohen Blutzuckerspiegel. Die arme Bauchspeicheldrüse arbeitet nun bis zur Erschöpfung und produziert immer mehr Insulin. Dadurch folgen Beschwerden wie Müdigkeit und Gewichtszunahme, doch dieser Zustand gilt noch nicht als Erkrankung.

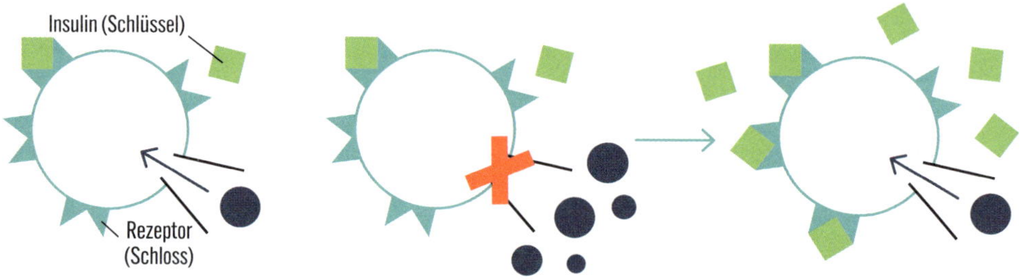

Normale physiologische Vorgänge ohne Insulinresistenz: Schlüssel-Schloss-System, bei dem Insulin als Schlüssel der Glukose den Eintritt in die Zelle ermöglicht.

Gestörte Funktion aufgrund von Insulinresistenz: Zwar ist Insulin in normaler Menge vorhanden, doch die Glukose gelangt nicht in die Zelle.

Als Gegenmaßnahme produziert der Körper mehr Insulin, damit Glukose in die Zellen gelangt. Vereinfacht gesagt, braucht man nun statt nur eines Schlüssels, um einen Raum eines großen Hauses zu öffnen, mehrere Schlüssel, um alle Räume zu öffnen, was mehr Aufwand bedeutet.

Verlorene Schlüsselkraft und hakende Schlösser: das Rätsel der Insulinresistenz

Insulinresistenz lässt sich mithilfe des HOMA-Indexes (*Homeostasis Model Assessment*) nachweisen. Leider wird dieser Marker im Blut selten routinemäßig überprüft; er berücksichtigt den Glukosegehalt im Blut und **Insulinämie** (den Insulinspiegel im Blut).

Dauert die Situation an, kann eine Insulinresistenz zu einer Erkrankung an **Diabetes** führen. Unbemerkt kann sich diese Krankheit im Stillen über Jahre hinweg entwickeln. Sie wirbelt den Alltag ziemlich durcheinander: etwa mit belastenden Behandlungen, langfristiger Überwachung und möglichen Komplikationen für Herz und Kreislauf, Nieren- und Augengesundheit.

» Diabetes Typ 1 bedeutet, dass die Bauchspeicheldrüse kein Insulin produziert. Bei Diabetes Typ 2 kann das vorhandene Insulin seine Aufgabe nicht erfüllen. «

Somit ist klar: Zwischen einem traumhaften Blutzuckerspiegel und einer bestätigten Diabeteserkrankung liegt eine lange Zeitspanne, in der der Blutzucker aus dem Gleichgewicht geraten kann. Um das zu verhindern, ist Vorbeugung die beste Option.

Risikofaktoren und Ursachen für Blutzuckerprobleme

Wer versteht, wodurch der Blutzuckerspiegel aus dem Ruder läuft, kann beherzt gegensteuern. Dabei muss betont werden, dass jedes »Boot« unterschiedliche Ausstattung besitzt! Hier nenne ich einige mögliche Ursachen:

- **Genetische Veranlagung:** Bisher hat die Wissenschaft rund 20 genetische Varianten entdeckt, die einen Anteil an blutzuckerbedingten Stoffwechselstörungen haben.
- **Unausgewogene Ernährung:** Lebensmittel mit hohem glykämischem Index (GI) wie Weißbrot (GI 70), Süßigkeiten (GI 80) oder Limonaden (GI 90) lassen den Blutzucker in die Höhe schnellen. Sie sollte man in sehr geringen Mengen konsumieren.
- **Stress:** Bei Stress steigt der Glukosespiegel stark an, das konnte man wissenschaftlich nachweisen. Warum? In Stressmomenten schüttet der Körper Hormone wie Cortisol und Adrenalin aus. Diese Notfall-Botenstoffe signalisieren an die Leber, Zucker ins Blut auszuschütten, damit ausreichend Energie für Kampf oder Flucht bereitsteht. In unserer modernen Zeit sind Stressfaktoren jedoch häufiger psychologischer als körperlicher Natur (etwa Arbeit, Rechnungen, Streitigkeiten). Um ihnen entgegenzutreten, bräuchten wir gar keinen Glukose-/Energieschub. Bei wiederholten Stresssituationen bleibt der Blutzuckerspiegel auf Dauer erhöht, was die Bauchspeicheldrüse stark belastet. Die insulinproduzierenden Betazellen sind irgendwann erschöpft, und dann fangen die Probleme an – ganz zu schweigen von der schädlichen Wirkung von Cortisol auf das Gewicht, die Immunstärke und den Schlaf. Das wirkt wie Folter auf unseren Organismus.
- **Mängel:** Auch fehlende Nährstoffe wie etwa Zink, Chrom oder spezielle Fettsäuren können einen normalen Blutzuckerspiegel beeinträchtigen.
- **Stille Entzündungen** (Entzündungen mit wenigen Symptomen, die sich mit der Zeit unbemerkt festsetzen) **oder auch eine durchlässige Darmwand** (Leaky Gut): Sie führen zu einer überhöhten Insulinkonzentration im Blut, wodurch Insulinresistenz entsteht, die weitere Entzündungen begünstigt – ein Teufelskreis im Stoffwechsel.

Ich sage immer: »Zuckerschwemme, Insulin in der Klemme!« Doch wie bekommt man den Kohlenhydratstoffwechsel wieder in geregelte Bahnen? Nahrungsergänzungsmittel auf natürlicher Basis können dabei helfen.

Die Community
Getestet und für gut befunden

»Nach der Einnahme kann ich bestätigen, dass Berberin mir geholfen hat, meinen Blutzucker zu regulieren.«

»Nun komme ich besser mit meinem Blutzuckerspiegel klar und lasse ihn auch regelmäßig ärztlich kontrollieren.«

»Ich kann bestätigen, dass die Einnahme von Chrom meine Gelüste auf Süßes gezügelt hat!«

Natürliche Blutzuckerregulierung

Vorbeugende Ernährung

Keine Panik, gesund essen bedeutet nicht, dass der Genuss auf der Strecke bleibt! Einige köstliche Lebensmittel strotzen nur so vor Substanzen, die unsere Insulinempfindlichkeit steigern und den Blutzuckerspiegel stabilisieren:

- **Produkte mit niedrigem glykämischem Index (GI).** Mit dem GI misst man die Fähigkeit eines Lebensmittels, den Zuckerspiegel im Blut von 0 bis 100 anzuheben. Je niedriger der GI, desto langsamer wird das Lebensmittel verdaut, was besser für den Blutzuckerspiegel ist. Das ist etwa der Fall bei Hülsenfrüchten (durchschnittlicher GI 30), Früchten mit wenig Zuckergehalt wie etwa Beeren (GI 40) oder auch Vollkorngetreide (GI 50). Doch der glykämische Index ist nicht alles! Auch die Menge der konsumierten Kohlenhydrate spielt eine Rolle.
- **Ballaststoffreiche Lebensmittel.** Ballaststoffe sind unverdauliche pflanzliche Verbindungen, die die Aufnahme von Zuckermolekülen verlangsamen und den Darmtransit regulieren. Sie wirken außerdem hervorragend als Prebiotika, die unsere Darmflora nähren und ebenso eine Rolle bei der Blutzuckerkontrolle spielen. Das Ziel sollten mindestens 25–30 g Ballaststoffe täglich aus wechselnden Quellen sein: z. B. grünes Gemüse, Früchte mit Palmitoylethanol-Amid (PEA), Vollkorngetreide und Nusskerne.
- **Gesunde Fettsäuren.** In besonders hoher Menge in fettreichen Fischen (Lachs, Sardinen, Makrelen), Lein- und Chiasamen sowie in Walnusskernen enthalten.

Tägliche körperliche Aktivität

Eine weitere unverzichtbare Säule, um den Zucker sanft zu kontrollieren, ist körperliche Aktivität! Am meisten Glukose verbrauchen wir nämlich im Muskelgewebe. Mit regelmäßigem Körpertraining werden mehr Insulinrezeptoren aktiviert. Der Zucker wird von den Zellen leichter aus dem Blut aufgenommen. Dabei müssen die Ziele für eine spürbare Besserung nicht hochgesteckt sein: Nach neuesten Empfehlungen reichen täglich 30 Minuten moderate körperliche Betätigung aus, um den Blutzucker zu stabilisieren. Freude an der Bewegung ebnet dir den Weg zu regelmäßiger Aktivität! Das tägliche Ziel sollten 7000–8000 Schritte sein, bei bestätigter Insulinresistenz sind es idealerweise 10 000 Schritte am Tag.

Entspannung nicht vergessen

Die dritte magische Zutat für einen fitten Blutzucker: Zen! Man übersieht es leicht, doch der Blutzuckerspiegel reagiert höchst sensibel auf unsere psychische und emotionale Verfassung. Um den Blutzucker in geordnete Bahnen zu lenken, gilt es auch, Hektik zu vermeiden. Deshalb muss unbedingt die Stressbewältigung im Vordergrund stehen, wenn der Blutzucker ausgeglichen bleiben soll. Es gibt viele Techniken, darunter z. B. Herzkohärenz-Atmung, manuelle Betätigungen, Meditation, Hobbys oder auch Waldbaden.

» Das EU-Recht verbietet es mir, einen Zusammenhang zwischen bestimmten Nahrungsergänzungsmitteln und einer positiven Wirkung bei Insulinresistenz zu nennen, obwohl sich naturwissenschaftliche Nachweise häufen. Ich beschränke mich also darauf, die Wirkstoffe und ihre Auswirkungen auf den Blutzucker zu nennen. In Ländern wie Kanada könnte ich das freier kommunizieren. «

Pflanzliche Mittel und interessante Nahrungsergänzungsmittel

Mutter Natur ist reich an Wirkstoffen, die bei einem erhöhten Blutzuckerspiegel helfen können, ergänzend zu einer gesunden Lebensweise. Werfen wir einen Blick auf die Stars der natürlichen Gesundheit, die heller funkeln als Zuckerkristalle!

MEINE TOP-EMPFEHLUNGEN

MITTEL	EFFEKTE	TAGESDOSIERUNG
Zink	• trägt zu einem normalen Blutzuckerstoffwechsel bei	10–15 mg ▶ 15 Minuten vor einer Mahlzeit, zwischen zwei Mahlzeiten oder vor dem Schlafengehen
Chrom	• trägt zum Erhalt eines normalen Blutzuckerspiegels bei	25–100 µg ▶ 5–15 Minuten vor einer Mahlzeit oder zwischen zwei Mahlzeiten
Berberin	• trägt zum Erhalt eines normalen Blutzuckerspiegels bei	300–390 mg ▶ 5–15 Minuten vor einer Mahlzeit
Zimt	• trägt zum Erhalt eines normalen Blutzuckerspiegels bei	2500–5000 mg Pulver oder Äquivalent als Extrakt ▶ 5–15 Minuten vor einer Mahlzeit
Resveratrol	• soll die Insulinempfindlichkeit erhöhen • trägt zum Schutz der Zellen vor oxidativem Stress bei	200–480 mg ▶ 5–15 Minuten vor einer Mahlzeit

WEITERE HILFREICHE NAHRUNGSERGÄNZUNGSMITTEL

MITTEL	EFFEKTE	TAGESDOSIERUNG
Gymnema sylvestre (»Zucker-zerstörer«)	• fördert eine normale Zuckerkonzentration im Organismus	400–600 mg Extrakt mit 100–200 mg Gymnemasäuren
Grüntee	• sorgt für eine Insulin-produktion auf gesundem Niveau • trägt zu einem normalen Blutzuckerspiegel bei	Extrakt mit 50 mg Epigallocatechingallat (EGCG)
Weiße Maulbeere	• kann zum Erhalt eines ausgeglichenen Kohlenhydrat-stoffwechsels beitragen	250 mg Extrakt mit 5 % 1-Deoxynojirimycin (DNJ)
Frucht und Blatt des Olivenbaums	• unterstützt das Insulingleichgewicht	300 mg Extrakt mit 150 mg Olivenblattextrakt und 20 mg Hydroxytyrosol
Ingwer	• hat Anteil an der Blutzuckerregulierung	800–1200 mg Pulver oder Äquivalent als Extrakt
Koreanischer Ginseng	• fördert bei gesunder Lebensführung einen gesunden Blutzuckerspiegel	600–2000 mg Pulver oder Äquivalent als Extrakt ▶ zu einer Mahlzeit

Kontraindikationen in Teil 3

Expertenmeinung

Dr. Laurent Fogel, Allgemeinarzt und Anti-Aging-Spezialist

»Der Blutzuckerstoffwechsel lässt sich mit mehreren natürlichen Mitteln regulieren. Diese können vorbeugend eingesetzt werden, bevor eine Erkrankung akut wird, bei den ersten Anzeichen für eine Insulinresistenz. Man sollte so früh wie möglich handeln, und es ist sehr schade, dass das nicht Teil der medizinischen Ausbildung ist (wo man uns lediglich die Behandlung der Krankheit lehrt). Ich erziele ausgezeichnete Ergebnisse, die auch von wissenschaftlichen Studien gestützt sind. So empfehle ich Berberin für eine bessere Blutzuckerkontrolle, Chrom, das zum Erhalt eines normalen Blutzuckerwerts beiträgt, und Zimt, der die Insulinrezeptoren sensibilisiert. Zink trägt ebenfalls zu einem normalen Kohlenhydratstoffwechsel bei.«

Teil 3:
Nahrungsergänzungsmittel auf natürlicher Basis in Kurzporträts

Je nach Beschwerde oder Zustand weißt du nun, welches Nahrungsergänzungsmittel für dich infrage kommen kann. Nun wollen wir sichergehen, dass sich diese Mittel für dich eignen (indem wir die Kontraindikationen prüfen) und du den Etiketten alle wichtigen Informationen entnimmst, um beim Kauf vor Ort oder online die richtige Wahl zu treffen.

Anleitung

Auf den folgenden Seiten stelle ich die meisten in meinen »Top-Empfehlungen« aufgeführten Wirkstoffe und Mittel alphabetisch sortiert in Steckbriefen vor. Ist ein Steckbrief nicht vorhanden, wird keine weiterführende Information für den Kauf benötigt.

Ab S. 320 liste ich Kontraindikationen für die »weiteren hilfreichen Nahrungsergänzungsmittel« auf. Für nicht genannte Mittel und Wirkstoffe liegen keine Kontraindikationen vor. Für alle gilt jedoch »bei Schwangerschaft, für Stillende und Kinder nicht empfohlen«. Generell rate ich dazu, sich im Zweifelsfall und bei Kombination mit einem weiteren Wirkstoff ärztlich oder in einer Apotheke beraten zu lassen.

Gut sichtbar werden die Anwendungsbereiche aufgeführt:

Indikationen

Die grünen Balken geben an, wofür sich ein Mittel eignet, etwa für den Energiehaushalt, die Immunstärke, die Gedächtnisleistung, die Gelenke oder die Knochen.

Wonach auf dem Etikett suchen?

In dieser Rubrik zähle ich die zentralen Informationen auf, die hochwertige Produkte ausweisen. Sie sollten auf dem Etikett oder online unter den Produktangaben zu finden sein.

Handelt es sich um eine pflanzliche Komponente, können folgende Elemente auftauchen:

- **Pflanzenname:** gängige Alltagsbezeichnungen
- **Botanischer Name:** lateinische Benennung
- **Teil der Pflanze:** Wurzel, Blatt oder ein anderer Teil. Bei einigen Mitteln spielt der verarbeitete Pflanzenteil eine sehr wichtige Rolle.
- **Tagesdosis:** Ich gebe die genaue Menge des Extrakts, der Pflanze oder der aktiven Wirkstoffe an, die jeweils auf dem Etikett gesucht werden soll.

Handelt es sich bei dem Wirkstoff um ein Vitamin, einen Mineralstoff oder etwas anderes, sind folgende Informationen angegeben:

- **Optimale Form:** bevorzugte Form, die die beste Wirksamkeit hinsichtlich Verwertung und Verträglichkeit bietet.
- **Weniger gute Form:** nicht die beste Verwertung, aber akzeptabel. Weist ein Mix von Multivitaminen/Mineralstoffen zum Großteil die beste Form sowie ein oder zwei weniger gute Formen auf, ist das Produkt immer noch gut!

- **Zu vermeiden:** Von den unter diesem Punkt genannten Formen rate ich aufgrund sehr wahrscheinlicher Verdauungsprobleme oder geringer Wirksamkeit stark ab.
- **Tagesdosis**: die empfohlene Dosis für eine optimale Wirkung.

Am besten einzunehmen

Enthält der Steckbrief diese Kategorie, gibt es für den genannten Wirkstoff einen idealen Einnahmezeitpunkt: etwa zu einer Mahlzeit oder vor dem Schlafengehen.

Wechselwirkungen

- **Nicht kombinieren mit:** Die Wirkung kann von einer anderen Substanz verringert/neutralisiert werden (und umgekehrt). Die Einnahme dann über den Tag verteilen.
- **Synergieeffekte:** Manche Wirkstoffe verstärken sich gegenseitig in der Wirkung.

Kontraindikationen und Vorsichtsmaßnahmen

Bei Erkrankung, Medikamenteneinnahme oder auch während Schwangerschaft und Stillzeit sollte man bestimmte Mittel nicht oder nur unter vorheriger medizinischer Abklärung einnehmen.

Zur Erinnerung: Bestimmte Wirkstoffe sollten ohne nachgewiesene Mangelerscheinungen nicht konsumiert werden, das gilt etwa für Eisen, Mangan, Kupfer und Kalzium.

Top-Lebensmittel

Diese Information nenne ich bei den Steckbriefen für Vitamine und Mineralstoffe. Ich liste dort jeweils zehn Lebensmittel auf, in denen die jeweiligen Wirkstoffe reichlich enthalten sind. Dabei darauf achten: Allein der Verzehr dieser Lebensmittel garantiert noch nicht, dass Nahrungsergänzungsmittel überflüssig sind. Ernährung und Nahrungsergänzung wirken im Team.

Im Fokus

In diesen Kästen findest du je nach Steckbrief:
- Herkunft des jeweiligen Wirkstoffs
- weitere Informationen über seine Funktion im Organismus
- Wichtiges über Dosierung, Formen, etc.

Übrigens: Meistens stellen sich die positiven Effekte ab dem ersten Monat der Einnahme ein, für eine maximale Wirkung wird eine dreimonatige Kur empfohlen.

Aktivkohle

Verdauung

Wonach auf dem Etikett suchen?

Optimale Form:
Aktivkohle aus Kokosnussschalen oder Kastanienholz
Tagesdosis: 1200–1800 mg in zwei Gaben (s. u.)

Am besten einzunehmen

Eine Hälfte vor dem Essen, eine Hälfte danach

Kontraindikationen und Warnhinweise

- Nicht empfohlen in Schwangerschaft, Stillzeit und für Kinder
- Bei erstmaliger Gabe von Aktivkohle wird empfohlen, die Menge schrittweise zu erhöhen
- Es wird empfohlen, Aktivkohle in zeitlichem Abstand von mindestens 2 Stunden zu anderen Medikamenten (einschließlich oralen Verhütungsmittel; s. u.) einzunehmen.

Im Fokus

Stellt man sich den Körper als heiligen Tempel vor, möchte man ihn strahlend rein halten. Beste Verbündete: Aktivkohle. Dieses schwarze Pulver mit außergewöhnlichen Eigenschaften absorbiert im Organismus wie ein Liebhaber alles Negative – Giftstoffe und Unreinheiten – und sorgt für ihre Ausscheidung. Dank seiner Wirkung gegen Blähungen und Völlegefühl verleiht es ein Gefühl von Leichtigkeit. Achtung, Aktivkohle sollte nicht zeitgleich mit anderen Nahrungsergänzungsmitteln, Lebensmitteln und Medikamenten eingenommen werden. Die starke Absorption der Aktivkohle kann deren Wirkungen mindern.

Arginin

Sport · Sexualität · Herz-Kreislauf

Wonach auf dem Etikett suchen?

Optimale Form:
Arginin-Alpha-Ketoglutarat
Weniger gute Form:
L-Arginin
Argininhydrochlorid
Tagesdosis:
10 g

Kontraindikationen und Warnhinweise

- Nicht empfohlen in Schwangerschaft, Stillzeit und für Kinder
- Nicht bei Herpesinfektion einnehmen

Im Fokus

Stellen wir uns den Körper wie einen Hochleistungssportler vor. Um seine Leistung zu verbessern und an die Grenzen zu gehen, muss er einen wichtigen Verbündeten an seiner Seite haben: Arginin. Diese Aminosäure ist wie ein Sporttrainer, der die Produktion von Stickstoffmonoxid ankurbelt und gleichzeitig für eine bessere Durchblutung sowie für eine erhöhte Verwertung von Nährstoffen im Muskelgewebe sorgt. Doch auch bei bio-fermentierten Arginin-Produkten rate ich dazu, die Reinheit der Aminosäure zu prüfen. Sie sollte bei oder über 99 % liegen.

Artischocke

Leber | Cholesterin | Verdauung-Transit | Harntrakt

Wonach auf dem Etikett suchen?

Pflanzenname: Artischocke
Botanischer Name: *Cynara cardunculus*
Teil der Pflanze: Blätter
Tagesdosis: Extrakt mit mindestens 15 mg Cynarin

Am besten einzunehmen

15–30 Minuten vor einer Mahlzeit

Kontraindikationen und Warnhinweise

- Nicht empfohlen in Schwangerschaft, Stillzeit und für Kinder
- Nicht bei Gallenstau oder anderen Gallenproblemen einnehmen
- Nicht bei bekannter Kreuzallergie einnehmen, besonders nicht bei Allergien gegen Pflanzen der Korbblütlerfamilie (*Asteraceae*)

Im Fokus

In der Phytotherapie kommen die Blätter zum Einsatz. Sie enthalten harntreibende Substanzen, die außerdem die Leber schützen und die Gallensäfte anregen. Daraus entstehen Nahrungsergänzungsmittel, die verdauungsfördernd wirken.

Ashwagandha

Stress | Sexualität | Schlaf | Muskeln | Energie | Andropause | Stimmung | Sport

Wonach auf dem Etikett suchen?

Pflanzenname: Ashwagandha
Botanischer Name: *Withania somnifera*
Teil der Pflanze: Wurzel
Tagesdosis: Extrakt mit mindestens 30–40 mg Whitanoliden

Am besten einzunehmen

10 Minuten vor dem Frühstück und/oder Mittagessen, nicht nach 17 Uhr

Kontraindikationen und Warnhinweise

- Nicht empfohlen in Schwangerschaft, Stillzeit und für Kinder
- Nicht empfohlen für Menschen mit Schilddrüsenüberfunktion, Leberbeschwerden oder Herzbeschwerden

Im Fokus

Ashwagandha stammt aus Indien, ist jedoch ebenso in einigen Regionen Pakistans und auf Sri Lanka zu finden. Seit Tausenden von Jahren ist es ein wichtiges Heilmittel in der Ayurvedischen Medizin. Der Name stammt aus dem Sanskrit und bedeutet »Geruch des Pferdes«, was auf das intensive Aroma der Wurzeln zurückgeht, aber auch auf die Stärke und und Energie der Vierbeiner. Dieses Adaptogen (pflanzlicher Wirkstoff, der helfen soll, mit stressigen oder belastenden Situationen klarzukommen) ist atypisch: Es fördert bei manchen Menschen den Schlaf und verleiht anderen Energie. Wer seine Gesundheit nicht dem Zufall überlassen will, sollte meinen Rat beherzigen und das Mittel zunächst morgens oder mittags ausprobieren, wenn eine stressabbauende oder energiefördernde Wirkung gewünscht ist.

B-Vitamine

Energie · Schönheit · Nervensystem · Immunkraft · Gedächtnis · Stress · Konzentration · Schlaf · Haare · Stimmung · Herz-Kreislauf

Wonach auf dem Etikett suchen?

B-Vitamine bilden eine große Familie. In der Tabelle unten werden die Bezeichnungen und die nützlichsten Formen aufgelistet.

B-Vitamine	Weniger gute Formen:	Optimale Formen:
B1 (Thiamin)	• Thiamin • Thiamin-HCl (Hydrochlorid)	Thiamin-Mononitrat
B2 (Riboflavin)	Riboflavin	Riboflavin-5-Phosphat
B3 (Niacin)	Sämtliche Formen sind unter Gesundheitsaspekten interessant.	
B5 (Pantothensäure)	Sämtliche Formen sind unter Gesundheitsaspekten interessant.	
B6 (Pyridoxin)	Pyridoxin-HCL (Hydrochlorid)	• Pyridoxalphosphat Pyridoxal-5-Phosphat
B8 (Biotin)	Sämtliche Formen sind unter Gesundheitsaspekten interessant	
B9 (Folsäure)	Folsäure	• L-5-Methyltetrahydrofolat • Kalzium-L-Methylfolat • Kalziumfolinat • Quatrefolic®
B12 (Cobalamin)	• Cyanocobalamin • Hydroxocobalamin	• Methylcobalamin • Adenosylcobalamin

Empfohlene Tagesdosis der jeweiligen B-Vitamine:

- **B1**: 0,55-3,3 mg (50%-300% der Referenzmenge)
- **B2**: 0,7-5,6 mg (50%-400% der Referenzmenge)
- **B3**: 8-64 mg (50%-400% der Referenzmenge)
- **B5**: 3-18 mg (50%-300% der Referenzmenge)
- **B6**: 0,7-8,4 mg (50%-600% der Referenzmenge)
- **B8**: 25-450 µg (50%-900% der Referenzmenge)
- **B9**: 200-500 µg (100%-250% der Referenzmenge)
- **B12**: 2,5-25 µg (100%-1000% der Referenzmenge)

Im Fokus

Die gesundheitlichen Vorteile der B-Vitamine sind so zahlreich, dass sie diesen Rahmen sprengen würden! Viele Nahrungsergänzungsmittel enthalten jedoch nur gering aktive B-Vitamine, achte also sorgsam auf die Zusammensetzung des Produkts. Die meisten B-Vitamine wirken synergetisch zusammen.

Baldrian

Stress | Schlaf | Herz-Kreislauf

Wonach auf dem Etikett suchen?

Pflanzenname: Echter Baldrian
Botanischer Name: *Valeriana officinalis L.*
Teil der Pflanze: Wurzel
Tagesdosis: 800-1500 g Pflanzenpulver oder Äquivalent als Extrakt

Am besten einzunehmen

Die Hälfte zum Abendessen, die andere Hälfte vor dem Schlafengehen

Wechselwirkungen

Synergieeffekte: Produkte mit Anti-Stress- und schlaffördernder Wirkung wie Melisse, Passionsblume und Weißdorn

Kontraindikationen und Warnhinweise

Bei Schwangerschaft, Stillzeit und für Kinder unter 12 Jahren nicht empfohlen

Im Fokus

Baldrian zählt zu den Stars der Heilpflanzen. Er ist in Europa und in Asien heimisch und wird seit der Antike schlaffördernd verwendet. Er wirkt beruhigend und hilft bei der Stressbewältigung. Die gesamte Pflanze gibt einen Geruch ab, der etwas ... verstörend ist (ja, das fand ich netter als »unangenehm«). Die Kapsel- oder Tablettenform ist daher für Geruchsempfindliche vorzuziehen. Dazu eine kleine Geschichte: Der Baldriangeruch zieht Katzen an; die Pflanze stimuliert sie zuerst und beruhigt sie dann.

Berberin

Blutzucker | Haut | Gewicht

Wonach auf dem Etikett suchen?

Form:
Glücklicherweise gibt es keine minderwertige Form.
Tagesdosis: 300-390 mg

Am besten einzunehmen

Vorzugsweise 5-15 Minuten vor einer Mahlzeit

Kontraindikationen und Warnhinweise

- Nicht empfohlen in Schwangerschaft, Stillzeit und für Kinder
- Bei Vorerkrankungen oder Medikamenteneinnahme ärztlichen Rat einholen

Im Fokus

Berberin muss aus der Gewöhnlichen oder der Begrannten Berberitze (Berberis aristata) *gewonnen werden. Es wirkt wie ein undurchsichtiger Schild, der die Zellen, den Blutzucker-Stoffwechsel und vieles mehr gegen innere und äußere Angriffe schützt. Berberin kann auch zum Verbündeten bei der Gewichtskontrolle werden.*

Besenheide

Harntrakt

Wonach auf dem Etikett suchen?

Pflanzenname: Besenheide, Heidekraut
Botanischer Name: *Calluna vulgaris*
Teil der Pflanze: blühende Teile
Tagesdosis: 1000–1500 mg/Tag als Pulver oder Äquivalent als Extrakt

Kontraindikationen und Warnhinweise

- Nicht empfohlen in Schwangerschaft, Stillzeit und für Kinder
- Ausreichende Flüssigkeitszufuhr über den Tag verteilt ist wichtig (mindestens 1,5 l Wasser)

Im Fokus

Besenheide ist ein buschiger Zwergstrauch, der europaweit sehr verbreitet ist. In der Phytotherapie gilt er als natürliche Gießkanne für das Blasensystem. Besenheide hilft bei der sanften Entwässerung, wie ein Gärtner, der den Körper von innen gießt. Nicht mit zu vielen entwässernden Pflanzenprodukten kombinieren (die noch mehr Urin produzieren), sondern für einen gesunden Harntrakt lieber mit Wirkstoffen kombinieren, die das Immunsystem stärken, Mängel ausgleichen und Bakterien über den Urin ausscheiden können.

Betain-HCL

Verdauung

Wonach auf dem Etikett suchen?

Form:
Glücklicherweise gibt es keine minderwertige Form.
Tagesdosis: 600–1300 mg jeweils. Mit der geringsten Dosierung beginnen

Am besten einzunehmen

5–10 Minuten vor den Hauptmahlzeiten

Kontraindikationen und Warnhinweise

- Nicht empfohlen in Schwangerschaft, Stillzeit und für Kinder
- Bei gesundheitlichen Beschwerden zuvor ärztlichen Rat einholen

Wechselwirkungen

Synergieeffekte:
- mit Verdauungsenzymen (Protease und Peptidase)
- Ingwer

Im Fokus

Betain-HCL ist der Chefkoch. Es sorgt für den finalen Touch bei der Verdauung, weil es die Magensäfte anregt. So wird die Nahrung besser zerlegt und verwertet. Achtung, Betaincitrat nicht mit Betain-HCL verwechseln. Ersteres hilft der Verdauung, Letzteres wirkt spezifischer auf den Magen und sorgt für ein saureres Milieu. Denn wenn der Magensaft nicht sauer genug ist, kann es (paradoxerweise) zu säuerlichem Aufstoßen kommen.

Brennnessel

Energie
Durchblutung
Schönheit
Prostata
Gelenke
Haare
Harntrakt

Wonach auf dem Etikett suchen?

Pflanzenname: (Große) Brennnessel
Botanische Namen: *Urtica dioica L.* und *Urtica urens L.*
Teil der Pflanze: Blätter, Wurzel, alle überirdischen Teile
Tagesdosis: 2000–8000 mg pflanzliche Anteile oder Äquivalent als Extrakt

Am besten einzunehmen

Zu einer Hauptmahlzeit

Kontraindikationen und Warnhinweise

- Nicht empfohlen in Schwangerschaft, Stillzeit und für Kinder
- Bei Herzinsuffizienz oder vergrößerter Niere nicht empfohlen

Im Fokus

Wäre unser Körper ein üppiger Garten, wäre die Brennnessel sein natürliches Stärkungsmittel. Ihre gesundheitlichen Vorteile variieren je nach verwendetem Pflanzenteil. Die Blätter oder generell alle überirdischen Anteile beeinflussen alles Energetische, also die Durchblutung, eine klare Haut, schöne Haare, Wundheilung etc. Die Vorteile des Wurzelwerks konzentrieren sich auf die Prostata, den Harntrakt und die Gelenke. Wie immer gilt es also auch hier, auf die Zusammensetzung des Produkts zu achten.

Chrom

Blutzucker

Wonach auf dem Etikett suchen?

Optimale Form:
Chrom(III)-Picolinat
Zu vermeiden:
Chromsalz der Salzsäure
Chromsulfat
Tagesdosis: 25–200 µg, also 62,5–500 % der Referenzmenge

Am besten einzunehmen

5 Minuten vor einer Hauptmahlzeit oder zwischen den Mahlzeiten

Kontraindikationen und Warnhinweise

Nicht empfohlen in Schwangerschaft, Stillzeit und für Kinder

Top-Lebensmittel

1. Bierhefe
2. Miesmuscheln
3. Austern
4. Paranusskerne
5. Kalbsleber
6. Weizenkleie
7. Kartoffeln
8. Brokkoli
9. Hafer
10. getrocknete Datteln

Im Fokus

Häufig wird Chrom übersehen, obwohl es ein Superheld unter den Nährstoffen ist! Chrom fördert die Verstoffwechslung der Makronährstoffe, trägt zu einem normalen Blutzuckerspiegel bei und kann bei Insulinresistenz (noch keiner Erkrankung) helfen. Bei Heißhunger auf Süßes ist es dein echter Verbündeter.

Coenzym Q10

Energie | Antioxidans | Herz-Kreislauf

Wonach auf dem Etikett suchen?

Optimale Form:
Ubiquinol (reduzierte Form)
Weniger gute Form:
Ubiquinon (oxidiert)
Tagesdosis: 30–200 mg

Am besten einzunehmen

Zu einer Hauptmahlzeit

Kontraindikationen und Warnhinweise

Nicht empfohlen in Schwangerschaft, Stillzeit und für Kinder

Im Fokus
Coenzym Q10 (auch Q10) ist der Superheld der Zellen: Es bekämpft die gesundheitsschädlichen freien Radikale, die für beschleunigte Alterung verantwortlich sind. Außerdem versorgt es den Körper bis in den letzten Winkel mit Energie. Man kann es sich wie eine kleine Energiequelle in jeder Zelle vorstellen. Damit sie gut funktioniert, braucht man Coenzym Q10. Die Einnahme von Statinen (Medikamenten zur Senkung des Cholesterinspiegels) kann den Coenzym-Q10-Spiegel senken, was sich auf eine gute Zellfunktion auswirken kann. Lass dich in deiner Apotheke dazu beraten.

Cranberry

Harntrakt | oxidativer Stress

Wonach auf dem Etikett suchen?

Pflanzennamen: Cranberry, Kranbeere
Botanischer Name:
Vaccinium macrocarpon
Teil der Pflanze: Früchte
Tagesdosis: Extrakt mit mindestens 36 mg Proanthocyanidinen (PAC), gemessen mit der BL-DMAC-Methode

Kontraindikationen und Warnhinweise

- Nicht empfohlen in Schwangerschaft, Stillzeit und für Kinder
- Längere Einnahme bei Niereninsuffizienz nicht empfohlen

Im Fokus
Cranberrys sind wahre Superhelden mit außergewöhnlichen Kräften, winzige Kriegerinnen, die das Harnsystem schützen und oxidativen Stress bekämpfen. Achtung, es gibt Extrakte, die angeblich 36 mg PACs enthalten, was aber mit einer unzureichenden Messmethode zur Ermittlung der aktiven Pflanzenstoffe ermittelt wurde. Diese erweckt den Eindruck einer größeren Menge an PACs. Um die real enthaltene Menge der PACs zu sehen, muss man darauf achten, ob das Labor die BL-DMAC-Methode verwendet hat.

Curcumin

Immunkraft | Nervensystem | Gelenke | Verdauung | Herz-Kreislauf | oxidativer Stress

Wonach auf dem Etikett suchen?

Pflanzennamen: Kurkuma, Curcumin
Botanischer Name: *Curcuma longa L.*
Teil der Pflanze: Rhizom
Tagesdosis: Extrakt mit mindestens 90 mg Curcumin

Am besten einzunehmen

Zu einer Hauptmahlzeit

Kontraindikationen und Warnhinweise

- Nicht empfohlen in Schwangerschaft, Stillzeit und für Kinder
- Nicht empfohlen bei Gallenstau oder anderen Gallenproblemen
- Nicht empfohlen bei gleichzeitiger Einnahme eines gerinnungshemmenden Medikaments

Im Fokus

Der kräftige Curcumin-Extrakt aus der Kurkuma hat außergewöhnliche antioxidative und antientzündliche Eigenschaften, die unseren Körper beim Kampf gegen Angreifer von außen unterstützen. Curcumin bietet zahlreiche Vorteile, darunter Immunstärke, Gelenkschutz und Verdauungsförderung. Achtung: Kurkuma, Curcumin und Curcuminoide nicht verwechseln. Kurkuma ist die Pflanze, die viele aktive Wirkstoffe enthält, darunter Curcuminoide. Bei diesen handelt es sich um einen Zusammenschluss von mehreren Molekülen, darunter Curcumin. Bitte beachte: 90 mg Curcuminoide entsprechen nicht 90 mg Curcumin!

Cystein und Methionin

Haare | Nägel | Haut

Wonach auf dem Etikett suchen?

Formen:
Glücklicherweise gibt es keine minderwertige Form.
Tagesdosis: mindestens 300 mg von einem der beiden oder einer Mischung

Am besten einzunehmen

15 Minuten vor einer Mahlzeit oder dazwischen

Kontraindikationen und Warnhinweise

Nicht empfohlen in Schwangerschaft, Stillzeit und für Kinder

Im Fokus

Cystein und Methionin sind Aminosäuren und Vorstufen von Keratin. Sie sind praktisch die Bausteine unserer Schönheit! Es liegt also ganz in unserem Interesse, sie zu stärken, um von innen zu strahlen und die natürliche Ausstrahlung zu unterstützen. Die Einnahme dieser Aminosäuren ist häufig sinnvoller als die Einnahme von Keratin als Nahrungsergänzung, denn dieses wird oft schlecht aufgenommen und verarbeitet.

D-Mannose

Harntrakt

Wonach auf dem Etikett suchen?

Formen:
Glücklicherweise gibt es keine minderwertige Form.
Tagesdosis: 2000–4000 mg

Am besten einzunehmen

Zu einer Mahlzeit

Kontraindikationen und Warnhinweise

Nicht empfohlen in Schwangerschaft, Stillzeit und für Kinder

Im Fokus

Die Zuckerverbindung D-Mannose ist nicht weitläufig bekannt, doch sie bietet gegenüber Glukose oder auch Fruktose große Vorteile. D-Mannose wird hauptsächlich aus Cranberrys gewonnen (genau, schon bekannt). Dieser natürliche Zucker wirkt wie ein unsichtbarer Schutzschild, der Bakterien abwehrt, die Blasenentzündungen hervorrufen. Und er sorgt auch für deren Ausscheidung. Wichtig: Es handelt sich nicht um ein Medikament! Wiederkehrende Blaseninfekte gehören jedoch der Vergangenheit an, willkommen gesundes Harnsystem. Mit diesem Verbündeten unterstützt du deinen Harntrakt nachweislich.

DAO

Verdauung (Histaminintoleranz)

Wonach auf dem Etikett suchen?

Formen:
Glücklicherweise gibt es keine minderwertige Form.
Tagesdosis: 0,3 mg oder 20 000–30 000 (HDU, *Histamin Digesting Units*) pro Einnahme

Am besten einzunehmen

15 Minuten vor den Hauptmahlzeiten

Kontraindikationen und Warnhinweise

Nicht empfohlen in Schwangerschaft, Stillzeit und für Kinder

Im Fokus

DAO (Diaminoxidase) ist ein natürlich im Darm gebildetes Enzym, das wie ein Wächter wirkt: Es spaltet Histamin, das bei manchen Menschen Verdauungsbeschwerden und anderes Unwohlsein verursachen kann. Manche DAO-Präparate werden aus tierischen Produkten gewonnen, was jedoch immer seltener wird. Vor einigen Jahren gelang die Herstellung pflanzlicher DAO im Labor. Bei Bedarf sollte man sich über die Herkunft informieren! Ein Verdacht auf Histaminintoleranz sollte ärztlich untersucht werden.

Desmodium

Leber | Verdauung

Wonach auf dem Etikett suchen?

Pflanzenname: Desmodium (Bettlerkraut)
Botanischer Name: *Desmodium adscendens*
Teil der Pflanze: Blätter
Tagesdosis: Extrakt mit 45–90 mg Saponosiden

Am besten einzunehmen

15–30 Minuten vor dem Essen

Kontraindikationen und Warnhinweise

Nicht empfohlen in Schwangerschaft, Stillzeit und für Kinder

Im Fokus

Vereinfachend spricht man häufig von Detox. Unsere Leber weiß sehr wohl, wie sie den Körper entgiftet, das ist schließlich ihre Aufgabe! Desmodium unterstützt sämtliche Leberfunktionen, indem es die Zellen vor toxischen Molekülen schützt. Ein wahrer Retter der erschöpften Leber!

Eisen

Haare | Konzentration | Gedächtnis | Energie | Schwangerschaft | Immunkraft

Wonach auf dem Etikett suchen?

Optimale Form:
Eisenbisglycinat
Eisenpyrophosphat
Eisengluconat
Weniger gute Form:
Eisen(II)-fumarat
Zu vermeiden:
Eisensulfat
Eisenoxid
Eisenoxidsaccharat
Eisen aus Curryblättern
Tagesdosis: 14 mg, also 100 % der Referenzmenge (je nach Empfehlung durch Arzt oder Apotheker auch etwas mehr)

Am besten einzunehmen

Auf leeren Magen (nüchtern morgens vor dem Frühstück oder vor dem Abendessen, ohne vorherigen Aperitif)

Kontraindikationen und Warnhinweise

Von der Einnahme wird abgeraten, wenn eine Erkrankung vorliegt, die einen unnatürlichen Anstieg von Eisen mit sich bringt

Wechselwirkungen

Nicht kombinieren mit (Einnahme mit 3–4 Stunden Abstand über den Tag verteilen):

- Zink
- Kalzium
- Kupfer
- Magnesium
- Grüntee-Extrakt
- Kakaobohnenextrakt
- Vitamin E

Synergieeffekte:

- Vitamine B und C
- Probiotika

Top-Lebensmittel

1. Blutwurst
2. Leber
3. Lamm
4. gekochte Sojabohnen
5. Miesmuscheln
6. Austern
7. Tintenfisch
8. weiße Bohnen
9. Tofu
10. Müsli

Im Fokus

Eisen unterstützt die Produktion von Hämoglobin, das in unseren roten Blutkörperchen den Sauerstoff transportiert. Unter anderem fördert es auch die Zellteilung und die kognitiven Funktionen. Eisen ist einer der bekanntesten Mineralstoffe, und dennoch leiden viele Menschen unter einem Mangel. Ob dieser vorliegt, sollte man immer medizinisch überprüfen lassen. In zeitlichem Abstand zu Getränken wie Tee oder Kaffee einnehmen, die die Absorption verhindern (auch entkoffeiniert). Pflanzliches Eisen (etwa aus Curryblättern) ist schlecht verwertbar, selbst bei gleichzeitiger Einnahme von Vitamin C.

Fettblatt

Gehirn | Stress | Gedächtnis/Konzentration | Nervensystem

Wonach auf dem Etikett suchen?

Pflanzennamen: Fettblatt, Bacopa, Brahmi
Botanischer Name: *Bacopa monnieri*
Teil der Pflanze: Blätter
Tagesdosis: Extrakt mit mindestens 150 mg Bacosiden

Am besten einzunehmen

Vor oder zu einer Mahlzeit

Kontraindikationen und Warnhinweise

Nicht empfohlen in Schwangerschaft, Stillzeit und für Kinder

Im Fokus

Fettblatt ist Teil der Ayurvedischen Medizin und eine unglaubliche Pflanze, die das Gedächtnis fördern, die Konzentrationsfähigkeit stärken und Stress reduzieren kann. Man kann sie sich wie einen Meditationslehrer vorstellen, der Kurse in Gedächtnistraining gibt ... während man ganz entspannt seinen Tee schlürft! Man hat die Wirkung sogar bereits an Kindern ab 6 Jahren untersucht (unbedingt zur Dosis ärztlich oder in einer Apotheke beraten lassen). Übrigens schmeckt Fettblatt ganz schön bitter; du kannst auch die Kapsel öffnen und ihren Inhalt in einem Glas Wasser auflösen. Das bittere Aroma ist weniger intensiv, wenn das Pulver unter ein Fruchtkompott gerührt wird.

Ginkgo biloba

Gehirn | Nervensystem | Gedächtnis | Durchblutung

Wonach auf dem Etikett suchen?

Pflanzennamen: Ginkgo biloba, Ginkgo, Pagodenbaum
Botanischer Name: *Ginkgo biloba L.*
Teil der Pflanze: Blätter
Tagesdosis: Extrakt mit mindestens 20 mg Flavonglykosiden und 6 mg Terpenlactonen

Am besten einzunehmen

Zu einer Mahlzeit

Kontraindikationen und Warnhinweise

- Nicht empfohlen in Schwangerschaft, Stillzeit und für Kinder
- Bei Einnahme von Gerinnungshemmern vorher durch Arzt oder Apotheker beraten lassen

Im Fokus

Ginkgo biloba ist eine uralte Pflanze und diente bereits den Dinosauriern zur Ernährung. Dieser einzigartige Baum stammt aus China und wird häufig aufgrund seiner über 200 Millionen Jahre alten Geschichte als »lebendes Fossil« bezeichnet. Im Französischen heißt er »arbre aux quarante écus« *(wörtlich »Baum der vierzig Taler«), was auf die fächerförmigen Blätter anspielt, die im Herbst golden schimmern und an Goldstücke erinnern. Ginkgo wird zugeschrieben, die Zellalterung zu verlangsamen und sich einen messerscharfen Geist zu erhalten.*

Ginseng

Energie | Blutzucker | Sport | Sexualität | Andropause | Immunkraft

Wonach auf dem Etikett suchen?

Pflanzennamen: Ginseng, Koreanischer Ginseng, Roter Korea-Ginseng
Botanischer Name: *Panax ginseng C.A. Mey.*
Teil der Pflanze: Wurzel
Tagesdosis: Extrakt mit mindestens 15 mg Ginsenosiden

Am besten einzunehmen

Zu einer Mahlzeit vor 17 Uhr

Kontraindikationen und Warnhinweise

- Nicht empfohlen in Schwangerschaft, Stillzeit und für Kinder
- Bei Medikamenteneinnahme aufgrund von Diabetes-Erkrankung vorher durch Arzt oder Apotheker beraten lassen

Im Fokus

Ginseng ist eine geheimnisvolle Wurzel, die unsere Lebensgeister anregt, mentale Fähigkeiten stärkt und Erschöpfung mindert. Es gibt verschiedene Arten: Roten Ginseng, Sibirischen Ginseng (Taigawurzel), Weißen/Bambus-Ginseng. Lies das Etikett genau, denn die Gesundheitsvorteile variieren je nach Art!

Glucosamin und Chondroitin

Gelenke

Wonach auf dem Etikett suchen?

Optimale Form:
Glucosaminsulfat
Chondroitinsulfat
Weniger gute Form:
Glucosaminchlorhydrat
N-Acetylglucosamin
Tagesdosis: 1200 mg Glucosamin und 800 mg Chondroitin

Am besten einzunehmen

Zu einer Mahlzeit

Kontraindikationen und Warnhinweise

Nicht empfohlen in Schwangerschaft, Stillzeit und für Kinder

Wechselwirkungen

Synergieeffekte:
MSM (Methylsulfonylmethan)

Im Fokus

Dieses Wirkstoffduo versorgt die Knorpelmasse mit Nährstoffen, damit sie weich und flexibel bleibt. Es gibt zwei Herstellmöglichkeiten: hydrolysiert aus Chitin, das aus Krustentieren stammt, oder per Bio-Fermentation mit Bakterien auf pflanzlichem Substrat. Bei Krustentierallergie oder vegetarischer/veganer Ernährung gilt es daher besonders, auf die Herkunft dieser natürlichen Gesundheitsprodukte zu achten.

Glutamin

Sport Verdauung

Wonach auf dem Etikett suchen?

Formen:
Glücklicherweise gibt es keine minderwertige Form. Allerdings muss der Reinheitsgrad über 98 % liegen.
Tagesdosis: 2–5 g

Am besten einzunehmen

Aufgeteilt zwischen den Mahlzeiten oder davor

Kontraindikationen und Warnhinweise

Nicht empfohlen in Schwangerschaft, Stillzeit und für Kinder

Im Fokus

Diese wichtige Aminosäure ist wie ein Reparatur-Superheld, der zunächst einmal das Muskelgewebe bei seiner Regeneration unterstützt, aber auch die Verdauung fördert. Glutamin liefert den Darmzellen Nahrung und unterstützt einen Großteil der Nährstoffaufnahme. Die Studienlage ist noch nicht so gut, dass man bestätigen könnte, dass Glutamin auch bei durchlässigen Darmwänden (Leaky Gut) hilft. Dennoch zeigen sich deutliche Verbesserungen, wenn Betroffene diese Aminosäure einnehmen. Wir warten ungeduldig auf neue wissenschaftliche Belege.

Griffonia

Stress Stimmung Schlaf

Wonach auf dem Etikett suchen?

Pflanzennamen: Griffonia, Afrikanische Schwarzbohne
Botanischer Name: *Griffonia simplicifolia*
Teil der Pflanze: Samen
Tagesdosis: Extrakt mit 50–100 mg 5-HTP (Hydroxytryptophan)

Am besten einzunehmen

Während des Abendessens oder 2 Stunden vor dem Schlafengehen

Kontraindikationen und Warnhinweise

- Nicht empfohlen in Schwangerschaft, Stillzeit und für Kinder
- Nicht empfohlen bei gleichzeitiger Behandlung mit Antidepressiva oder Beruhigungsmitteln
- Griffonia sollte nur nach ärztlicher Beratung eingenommen werden, insbesondere bei dauerhafter Erkrankung oder Einnahme von Medikamenten.

Im Fokus

Griffonia ist der pflanzliche Inbegriff von »chill mal«. Man stelle sie sich mit Sonnenbrille und strahlendem Lächeln vor. Sie stammt aus Ostafrika, und ihre Samen sind reich an 5-HTP (eine Aminosäure zur Besserung der Gehirnleistung). Sie ist in vielen Nahrungsergänzungsmitteln zu finden, die unser mentales und physisches Wohlergehen positiv beeinflussen sollen. Achtung, der Einnahmezeitpunkt ist sehr wichtig, um Verdauungsproblemen vorzubeugen.

Grüntee

Oxidativer Stress | Herz-Kreislauf | Verdauung | Gewicht | Gehirn | Harntrakt | Cholesterin | Immunkraft | Haare | Blutzucker | Gelenke | Schönheit

Wonach auf dem Etikett suchen?

Pflanzenname: Grüntee
Botanischer Name: *Camellia sinensis L.*
Teil der Pflanze: Blätter
Tagesdosis: je nach gewünschtem Effekt

- für stärkere Immunkraft: mindestens 500 mg in einem Extrakt mit 40 % Polyphenolen
- Energie, Gehirn- und Augengesundheit: mindestens 200 mg Polyphenole
- Blutzuckerkontrolle: 50 mg EGCG
- Gewichtsmanagement: 100 mg EGCG

Am besten einzunehmen

Zu einer Mahlzeit vor 17 Uhr

Kontraindikationen und Warnhinweise

- Nicht empfohlen in Schwangerschaft, Stillzeit und für Kinder
- Nicht bei Eisenmangel einnehmen
- Nicht auf nüchternen Magen einnehmen, um Reflux (saures Aufstoßen) zu verhindern. Nicht am selben Tag wie andere Produkte mit Grüntee einnehmen, um eine Überdosierung zu vermeiden.
- Nicht mehr als 800 mg EGCG (Epigallocatechingallat) einnehmen, das ebenfalls in Grüntee enthalten ist.

Wechselwirkungen

Nicht kombinierbar mit Eisen (Einnahme mit 3–4 Stunden Abstand über den Tag verteilen)

Im Fokus

Diese uralte Pflanze enthält viele Antioxidantien, die unseren Körper schützen und unser Wohlergehen fördern. Zwei Tassen Grüntee täglich (bei 75–85 °C ziehen lassen) bieten die meisten gesundheitlichen Vorteile. Das Mittel kann interessant sein für die Gewichtsreduktion und die Stressbewältigung (mit speziellen Zutaten, um das Theanin zu lösen, *siehe S. 311**).*

Heidelbeere

Augen | Oxidativer Stress | Durchblutung | Cholesterin | Herz-Kreislauf

Wonach auf dem Etikett suchen?

Pflanzenname: Heidelbeere, Heidelbeerstrauch, Blaubeere
Botanischer Name: *Vaccinium myrtillus L.*
Teil der Pflanze: Früchte
Tagesdosis: Extrakt mit mindestens 50 mg Anthozyanen

Kontraindikationen und Warnhinweise

Nicht empfohlen in Schwangerschaft, Stillzeit und für Kinder

Im Fokus

Als Lebensmittel sind Heidelbeeren eine Gaumenfreude, und als Nahrungsergänzung mit konzentrierten Wirkstoffen bieten sie viele gesundheitliche Vorteile. Diese kleinen magischen Beeren, die schon lange als Heilmittel gelten, fördern unter anderem unsere Sehschärfe und ein gesundes Herz-Kreislauf-System.

Hyaluronsäure

Schönheit

Wonach auf dem Etikett suchen?

Optimale Form:
Natriumsalz der Hyaluronsäure, per Bio-Fermentation gewonnen, enthält mindestens 120 mg Hyaluronsäure, molare Masse 50-3000 kDa (Kilodalton)
Tagesdosis:
mindestens 120 mg

Am besten einzunehmen

Kurz vor oder zu einer Mahlzeit

Kontraindikationen und Warnhinweise

Nicht empfohlen in Schwangerschaft, Stillzeit und für Kinder

Im Fokus

Hyaluronsäure gehört zu den ultracoolen Verbündeten unserer Haut. Rekordverdächtig sorgt sie für Feuchtigkeit und bietet einen leichten Verjüngungseffekt fürs Gesicht, wie nach einer Luxus-Spa-Behandlung. Diese Komponente ist das Geheimnis einer strahlenden Haut. Anzumerken ist, dass zur oralen Einnahme von Hyaluron für »prallere« Haut und »geschmeidigere Gelenke« noch mehr und solidere Untersuchungen folgen müssen. Achtung: nicht die Mengen von Hyaluronsäure und von Natriumhyaluronat (Hyaluronsäure-Natriumsalz) verwechseln. So entsprechen 120 mg Hyaluronsäure-Natriumsalz 90-100 mg Hyaluronsäure; damit bleibt aber meine minimale Dosierempfehlung von 120 mg Hyaluronsäure täglich unterschritten.

Ingwer

Energie | Sexualität | Schwangerschaft | Immunkraft

Wonach auf dem Etikett suchen?

Pflanzenname: Ingwer
Botanischer Name: *Zingiber officinale Roscoe*
Teil der Pflanze: Rhizom
Tagesdosis: 1000-1500 mg Pflanzenpulver oder Äquivalent als Extrakt

Kontraindikationen und Warnhinweise

Nicht empfohlen in Schwangerschaft, Stillzeit und für Kinder

Wechselwirkungen

Synergieeffekte:
- Maca
- Ginseng

Im Fokus

Ursprünglich stammt Ingwer aus Indien und Malaysia. Er ist wie ein kleines knisterndes Feuer im Inneren. Er erwärmt den Körper, regt den Geist an und schenkt uns Energie. Er ist der ideale Begleiter an sehr kalten und sehr langen Tagen, aber auch für kuschelige Nächte ... Bereits im 12. Jahrhundert wird Ingwer in einer medizinischen Schrift von Ärzten der Schule von Salerno lobend erwähnt: »Der Kälte des Magens, der Nieren und der Lunge stellt sich brennender Ingwer mit Recht entgegen, er löscht den Durst, belebt und erregt das Gehirn, im Alter erweckt er junge und neue Liebe.«

Isoflavone aus Soja

Menopause

Wonach auf dem Etikett suchen?

Pflanzenname: Sojabohnen
Botanischer Name: *Glycine max L. Merr.*
Teil der Pflanze: Bohnen, gekeimt oder ungekeimt
Tagesdosis: 35–75 mg

Am besten einzunehmen

Zu den Hauptmahlzeiten

Kontraindikationen und Warnhinweise

- Nicht empfohlen in Schwangerschaft, Stillzeit und für Kinder
- Frauen mit einer persönlichen oder familiären Vorgeschichte von Brustkrebs wird abgeraten

Im Fokus

Isoflavone aus Sojabohnen sind die besten Verbündeten auf der Fahrt durch die manchmal unruhigen Gewässer der Menopause. Besonders ihr hoher Gehalt an Phytoöstrogenen ist interessant. Diese kleinen Juwelen der Natur haben sich bewährt, weil sie unter anderem Hitzewallungen verringern und Scheidentrockenheit bekämpfen. Soja kommt in der Presse manchmal schlecht weg, dennoch bleibt es eines der besten natürlichen Gesundheitsprodukte im Kampf gegen Beschwerden, die durch die Menopause hervorgerufen werden. Wenn keine persönlichen oder familiären Fälle von Brustkrebs vorliegen, gibt es bei der Einnahme der empfohlenen Tagesmenge kein Problem. Positive Wirkungen im Hinblick auf Schilddrüse, Gebärmutter oder Brustdrüsen eingeschlossen, wie die EFSA (Europäische Behörde für Lebensmittelsicherheit) im Jahr 2015 bestätigte.

Jod

Gedächtnis · Schilddrüse · Konzentration · Haut · Nervensystem · Energie

Wonach auf dem Etikett suchen?

Optimale Formen:
Kaliumiodid
Bio-Kelppulver, Bio-Blasentang, Bio-Seealgenmehl
Zu vermeiden:
Natriumiodat
Natriumiodid
Kaliumiodat
Tagesdosis: 150 µg (200 µg für Schwangere), also 100–133 % der Referenzmenge

Kontraindikationen und Warnhinweise

Nicht empfohlen bei Schilddrüsenüberfunktion

Top-Lebensmittel

1. japanische Kombu-Algen
2. Wakame-Algen
3. Strandschnecken
4. Kaisergranat
5. Schellfisch
6. Miesmuscheln
7. Kabeljau
8. Garnelen
9. Eigelb
10. Schafskäse

Im Fokus

Leider wird Jodmangel unterschätzt. Häufig wird nicht darauf getestet, oder er wird übersehen, denn eine Blutuntersuchung ist nicht sehr präzise. Wer mit jodiertem Salz kocht, sollte es auch richtig anwenden, damit es stabil bleibt (z. B. erst beim Servieren salzen, das Salz nicht zu lange lagern).

Kalzium

Knochen · Menopause · Herz-Kreislauf · Energie · Gelenke · Verdauung

Wonach auf dem Etikett suchen?

Optimale Form:
Calciumpidolat
Calciumbisglycinat
Calciumcarbonat (natürlicher kohlensauerer Kalk)
Calciumgluconat
Calciumcitrat

Weniger gute Form:
Calciumcarbonat (synthetisch hergestellt)
Calciumlactat

Zu vermeiden:
Calciumchlorid
Calciumphosphat
Calciumhydroxid
Calciumoxid

Tagesdosis: 200–800 mg, entspricht 25–100 % der Referenzmenge

Am besten einzunehmen

Bei einer Mahlzeit (kurz davor, während oder gleich danach)

Wechselwirkungen

Nicht kombinieren mit (Pause von 3–4 Stunden zwischen den Einnahmen ist ausreichend) Zink, Eisen, Kalium, Magnesium

Top-Lebensmittel

1. Gruyère und Parmesan
2. Emmentaler, Cheddar, Edamer
3. Ziegenmilch
4. Kuhmilch
5. Naturjoghurt
6. Camembert, Blauschimmelkäse, Mozzarella
7. gekochte weiße Bohnen
8. gekochter Grünkohl
9. gegrillter Flussbarsch
10. gekochter Spinat

Im Fokus

Kalzium ist für unsere Knochen und Zähne ein Superheld! Es versorgt sie mit einem Schutz, wie ein Wikingerschild. Kalzium, spielt auch eine Rolle bei den Muskeln, Nerven, der Vorbeugung von Osteoporose und für die Durchblutung (Stichwort Blutgerinnung). Dennoch ist die Einnahme von Kalzium als Nahrungsergänzungsmittel nicht empfehlenswert, wenn kein Mangel festgestellt wurde.

Kamille

Stress · Verdauung · Schlaf · Menstruation

Wonach auf dem Etikett suchen?

Pflanzenname: Echte Kamille
Botanischer Name: *Matricaria chamomilla L. (syn. Matricaria recutita L.)*
Teil der Pflanzen: alle Teile
Tagesdosierung: 500–1400 mg Pulver oder Äquivalent als Extrakt

Am besten einzunehmen

Abends, wenn die Kamille schlaffördernd wirken soll

Kontraindikationen und Warnhinweise

- Nicht empfohlen in Schwangerschaft, Stillzeit und für Kinder
- Nicht empfohlen bei bekannter Kreuzallergie, besonders mit Korbblütlern (*Asteraceae*, zu denen auch Margeriten und Gänseblümchen gehören).
- Nicht empfohlen bei Einnahme von Abstoßungshemmern

Im Fokus

Die Echte Kamille wächst im geheimen Garten der Entspannung. Sie lädt ein zu einer Reise ins Innere, fernab von Stress und Alltagssorgen. Einen Augenblick nur für sich selbst genießen, ganz dem Wohlbefinden gewidmet. Die Pflanze nicht mit ähnlichen Sorten verwechseln (wie Mutterkraut bzw. Falscher Kamille oder Römischer Kamille).

Knoblauch

Immunkraft · Cholesterin · Herz-Kreislauf · Oxidativer Stress

Wonach auf dem Etikett suchen?

Pflanzennamen: Knoblauch, schwarzer Knoblauch, fermentierter Knoblauch
Botanischer Name: *Allium sativum L.*
Teil der Pflanze: Knolle
Tagesdosis:

- Immunkraft: 600–900 mg Extrakt mit 7,8–11,7 mg Allicin
- Durchblutung: 900–1500 mg Pflanzenpulver oder Äquivalent als Extrakt
- Vorteile, auch Immunkraft: Extrakt aus schwarzem Knoblauch mit 250 mg S-Allylcystein

Am besten einzunehmen

Zu einer Mahlzeit

Kontraindikationen und Warnhinweise

- Nicht empfohlen in Schwangerschaft, Stillzeit und für Kinder
- Nicht empfohlen bei gleichzeitiger Einnahme eines antiretroviralen Medikaments (HIV-Therapie) und bei gleichzeitiger Behandlung mit einem Blutgerinnungs- oder Thrombozytenhemmer

Im Fokus

Ohne den gesunden Knoblauch in der Nahrung zu ersetzen, maximiert Knoblauch als Nahrungsergänzungsmittel dessen Potenzial, und das ganz ohne Mundgeruch!

Kollagen

Schönheit · Sport · Gelenke

Wonach auf dem Etikett suchen?

Optimale Form:
Marinen Ursprungs oder von Rindern, hydrolysiert und mit geringer molarer Masse (2000–6000 DA bzw. Dalton)
Zu vermeiden:
Pflanzliches Kollagen
Tagesdosis:

- Haut: 1–5 g (mittlere Menge: 2,5 g)
- Für Sehnen, Muskeln und Gelenke: 5–10 g

Am besten einzunehmen

Nüchtern, vor dem Schlafengehen (mit reichlich zeitlichem Abstand zum Abendessen) oder zwischen den Mahlzeiten (bei Vergessen auch zu Beginn einer Mahlzeit, aber nicht am Ende, damit die Verwertung optimiert wird)

Kontraindikationen und Warnhinweise

- Nicht empfohlen in Schwangerschaft, Stillzeit und für Kinder
- Bei Niereninsuffizienz die Dosis anpassen (nach ärztlicher Beratung)

Wechselwirkungen

Synergieeffekte:

- Vitamin C
- Hyaluronsäure

Im Fokus

Kollagen ist das häufigste Protein im menschlichen Körper. Übrigens: Pflanzliches Kollagen gibt es nicht! Wer keine tierischen Produkte verwenden möchte, kann eine Kombination aus Glycin und Vitamin C ausprobieren. Sie wirkt nicht so gut wie Kollagen, ist aber dennoch eine gute Alternative, auf jeden Fall besser als »pflanzliches Kollagen«.

Kreatin

Sport | Andropause | Menopause | Gehirn

Wonach auf dem Etikett suchen?

Optimale Form:
Kreatin-Konohydrat
Tagesdosis: 3 g (etwas mehr ist möglich, jedoch nur nach Beratung durch Arzt oder Apotheker)

Am besten einzunehmen

Nach körperlicher Aktivität (an Trainingstagen), während einer oder mehrerer Mahlzeiten (an Ruhetagen)

Kontraindikationen und Warnhinweise

Nicht empfohlen in Schwangerschaft, Stillzeit und für Kinder

Im Fokus

Kreatin ist ein unauffälliges Molekül, das sich in Fleisch und Fisch versteckt. Ein guter Verbündeter für unsere Muskeln! Kreatin erneuert unsere Energiereserven (Adenosintriphosphat, ATP für die Insider) schneller als der Blitz. So erhalten wir mehr Kraft, Stärke und sogar einen kleinen Schub für die Gehirnzellen. Produkte mit Kreatin in flüssiger Form für die sofortige Einnahme sind zu vermeiden, da es nicht stabil bleibt. Lieber klassische Pulver in einer Flüssigkeit nach Wahl auflösen (und sofort einnehmen) oder auch in Kapselform.

Kupfer

Haare | Energie | Haut | Immunkraft | oxidativer Stress

Wonach auf dem Etikett suchen?

Optimale Form:
Kupferbisglycinat
Kupfergluconat
Aminosäure-Kupfer-Komplex
Kupfercitrat
Kupferhistidin
Weniger gute Form:
Kupfercarbonat
Zu vermeiden:
Kupferoxid
Kupfersulfat
Tagesdosis: 0,5–2 mg, also 50–200 % der Referenzmenge

Am besten einzunehmen

Auf leeren Magen (morgens nüchtern oder vor einem späten Abendessen ohne vorherigen Aperitif)

Wechselwirkungen

Nicht kombinieren mit
(Einnahme mit 3–4 Stunden Abstand über den Tag verteilen):

- Eisen
- Zink
- Vitamin C

Top-Lebensmittel

1. gekochte Kalbsleber
2. Austern
3. gekochter Hummer
4. Tintenfisch
5. Venusmuscheln
6. Krebs
7. Oktopus
8. Zartbitterschokolade
9. rote Bohnen
10. Walnusskerne

Im Fokus

Neueste wissenschaftliche Studien zeigen, dass eine Ansammlung im Körper Probleme bereiten kann: Bei hoher Dosierung kann Kupfer giftig werden. Vor der Einnahme als Nahrungsergänzung sollte ein Mangel bei einem medizinischen Check festgestellt worden sein. Die Einnahme sollte von kurzer Dauer sein und in physiologischer Dosierung erfolgen.

Kürbiskernöl

Harntrakt

Prostata

Wonach auf dem Etikett suchen?

Pflanzennamen: Gartenkürbis, Kürbis
Botanischer Name: *Cucurbita pepo*
Teil der Pflanze: Kerne
Tagesdosis: 500–1000 mg täglich, Kapseln mit kalt gepresstem Kürbiskernöl

Am besten einzunehmen

Zu einer Hauptmahlzeit

Kontraindikationen und Warnhinweise

Nicht empfohlen in Schwangerschaft, Stillzeit und für Kinder

Im Fokus

Wer hätte gedacht, dass sich im Kürbisinneren ein richtiger Schatz verbirgt? Das Öl aus seinen Kernen enthält viel Omega-3/-6-/-9-Fettsäuren. Es ist wie flüssiges Gold aus der Natur! Ich empfehle auf jeden Fall Bio-Produkte, denn Pestizide reichern sich in fettreichen Umgebungen besser an.

Lutein und Zeaxanthin

Augen

Wonach auf dem Etikett suchen?

Pflanzennamen: Aufrechte Studentenblume, Tagetes patula, Tagetes
Botanischer Name: *Tagetes erecta*
Teil der Pflanze: Blütenblätter
Tagesdosis: Extrakt mit 10 mg Lutein und 2–4 mg Zeaxanthin

Am besten einzunehmen

Zu einer Mahlzeit

Kontraindikationen und Warnhinweise

Nicht empfohlen in Schwangerschaft, Stillzeit und für Kinder

Im Fokus

Lutein und Zeaxanthin sind ein fantastisches Wirkstoffduo und können dazu beitragen, die Sehfähigkeit zu verbessern. Sie werden als Extrakt aus der Aufrechten Studentenblume gewonnen, die in den trockenen, warmen Tälern und an den Hängen von New Mexico bis Argentinien beheimatet ist. Indigene Amazonas-Völker nutzen diese Pflanze, um ihre Augen zu pflegen.

Maca

Sexualität · Fruchtbarkeit · Menopause · Energie · Andropause · Gehirn · Stimmung

Wonach auf dem Etikett suchen?

Pflanzenname: Maca
Botanischer Name: *Lepidium meyenii*
Teil der Pflanze: Knolle
Tagesdosis: mindestens 1,5 g Pflanzenpulver oder Äquivalent als Extrakt

Kontraindikationen und Warnhinweise

Nicht empfohlen in Schwangerschaft, Stillzeit und für Kinder

Im Fokus

Diese peruanische Wurzel steht unserer Gesundheit hervorragend zur Seite. Sie regt die Libido an, verleiht Energie und lässt uns anstrengend-zähe Tage mühelos überstehen. Dabei konkurrieren drei Maca-Sorten um die Gunst der Konsumierenden. Gelbe Maca hat eine cremeweiße Farbe und ist am weitesten verbreitet. Man nennt sie auch »Energiekönigin«. Rote und schwarze Maca sind weniger bekannt und bergen noch Geheimnisse: Die rote Maca soll mehr Antioxidantien enthalten, die schwarze soll die Sexualkraft ankurbeln. Alle drei Farben vereinen sich zum Tanz im jeweils eigenen Rhythmus und bieten uns eine Symphonie des Wohlbefindens.

Magnesium

Schlaf · Zähne · Energie · Gehirn · Muskeln · Stress · Gelenke · Stimmung

Wonach auf dem Etikett suchen?

Optimale Formen:
Magnesiumbisglycinat
Magnesiummalat
Magnesiumpidolat
Magnesiumglycerophosphat
Magnesiumacetyltaurinat
Magnesiumcitrat (nicht bei rascher Verdauung)
Magnesiumthreonat
Magnesiumgluconat

Weniger gute Formen:
Magnesium marinen Ursprungs
Magnesiumlactat
Magnesiumasparat

Zu vermeiden:
Magnesiumoxid
Magnesiumsulfat
Magnesiumhydroxyd
Magnesiumchlorid
Magnesiumcarbonat

Tagesdosis: 250–300 mg (66–80 % der Referenzmenge)

Am besten einzunehmen

Zu den Mahlzeiten

Kontraindikationen und Warnhinweise

- Bei Nierenleiden die Dosierung nach Absprache mit Arzt oder Apotheker anpassen
- Nahrungsergänzungsmittel mit Magnesium können je nach Verbindung bei einigen Menschen abführend wirken

Wechselwirkungen

Nicht kombinieren mit (Einnahme mit 3–4 Stunden Abstand über den Tag verteilen):
- Eisen
- Kalzium

Synergieeffekte

Vitamin D: Magnesium aktiviert Vitamin D. Dabei muss man Vitamin D und Magnesium nicht zeitgleich einnehmen, am selben Tag ist ausreichend.

Top-Lebensmittel

1. Kürbiskernsuppe
2. Mandeln
3. Soja
4. Zartbitterschokolade
5. Quinoa
6. Erdnüsse
7. Haferschleim
8. Heilbutt
9. Makrele
10. Austern

Im Fokus

Magnesium ist ein essenzieller Mineralstoff, der an mehr als 700 biochemischen Reaktionen in unserem Körper beteiligt ist. Daher ist es wichtig, eine gute Form zu verwenden. Daneben gibt es Magnesiumbisglycinat, das mit minderwertigen Formen »verschnitten« ist (siehe S. 57). Bei der Auswahl des Produkts ist also Wachsamkeit angesagt.

Genaueres zu Magnesiumthreonat

Magnesium als Threonat (Salz der Threonsäure) ist eine neue Form. Sie soll die Blut-Hirn-Schranke überwinden, also auch im Gehirn ankommen. Dieses Versprechen erfüllen allerdings auch die meisten anderen Formen von Magnesium, etwa Malat oder Acetyltaurat. Bei Studien zu Magnesiumthreonat hat man eine leicht erhöhte Konzentration im Gehirn festgestellt, die für mein Empfinden nicht signifikant ist. Auch die europäischen Gesundheitsbehörden haben es nicht besonders hervorgehoben (zu sämtlichen Formen von Magnesium darf die Angabe »fördert eine gesunde psychische Funktion« gemacht werden). Magnesiumthreonat gehört jedoch auf jeden Fall zu den hochwertigen Formen von Magnesium und wird auch gut aufgenommen. Es kann jedoch in seltenen Fällen zu Verdauungsbeschwerden kommen. Da es recht teuer ist und relativ wenig reines Magnesium enthält, wenn man keinen guten Wirkstoffkomplex mit Magnesiumthreonat wählt, sollte man besser andere gute Formen wählen, die vom Körper gut verwertbar sind.

Mangan

Energie | Haut | Gelenke | oxidativer Stress

Wonach auf dem Etikett suchen?

Optimale Form:
Manganbisglycinat
Manganglycerophosphat
Mangancitrat

Weniger gute Form:
Mangangluconat

Zu vermeiden:
Mangancarbonat
Manganchlorid
Mangansulfat

Tagesdosis: 1–2 mg, also 50–100 % der Referenzmenge

Am besten einzunehmen

Auf leeren Magen (nüchtern morgens vor dem Frühstück oder vor dem Abendessen ohne vorherigen Aperitif)

Kontraindikationen und Warnhinweise

Von einer Einnahme über einen längeren Zeitraum wird abgeraten

Wechselwirkungen

Nicht kombinierbar mit (Einnahme mit 3–4 Stunden Abstand über den Tag verteilen): Eisen, Zink, Vitamin C

Synergieeffekte: Inositol

Top-Lebensmittel

1. Miesmuscheln
2. Haselnusskerne
3. Geröstete Kürbiskerne
4. Haferflocken
5. Naturreis
6. Bohnen
7. Vollkornnudeln
8. Ananas
9. Vollkornbrot
10. Austern

Im Fokus

Mangan unterstützt die Bildung von Knochen und Bindegewebe. Ohne einen durch Bluttest nachgewiesenen Mangel ist die Einnahme von Mangan nicht notwendig, und ein solcher Mangel ist selten. Achtung, nicht überdosieren und auch nicht zu lange einnehmen, sonst können Leber und Nervensystem leiden.

Mariendistel

Leber | Verdauung | Herz-Kreislauf | oxidativer Stress

Wonach auf dem Etikett suchen?

Pflanzenname: Mariendistel
Botanischer Name: *Silybum marianum L.*
Teil der Pflanze: Früchte
Tagesdosis:

- Als Intensivkur: Extrakt mit 300–400 mg Silymarin
- Unterstützend: Extrakt mit 150–200 mg Silymarin

Am besten einzunehmen

15–30 Minuten vor dem Essen

Kontraindikationen und Warnhinweise

- Nicht empfohlen in Schwangerschaft, Stillzeit und für Kinder
- Nicht empfohlen bei bekannter Kreuzallergie, besonders mit Mitgliedern der Familie der *Asteraceae* (Korbblütler, darunter Margerite, Kamille, Gänseblümchen)

Im Fokus

Besonders für die Lebergesundheit empfehle ich Mariendistel, außerdem wächst sie in Mitteleuropa! Die stacheligen, weiß durchzogenen Blätter ergeben ein Detox-Kraut, das gut bekömmlich ist. Sie soll gar von der Jungfrau Maria gesegnet worden sein … Beachte die Produktinformationen, denn einige Hersteller vermerken nur die Menge des Silibinins. Wichtig ist die Menge des Silymarins, einer Wirkstofffamilie.

Melatonin

Schlaf

Wonach auf dem Etikett suchen?

⊕ **Optimale Form:**
Melatonin mit verzögerter Freisetzung
⊖ **Weniger gute Form:**
Melatonin mit Sofortwirkung
Tagesdosis: 1–1,9 mg

Am besten einzunehmen

1 Stunde vor dem Schlafengehen

Kontraindikationen und Warnhinweise

- Nicht empfohlen in Schwangerschaft, Stillzeit und für Kinder
- Nicht empfohlen bei entzündlichen oder Autoimmunerkrankungen
- Nicht empfohlen bei Tätigkeiten, die hohe Wachsamkeit erfordern
- Nicht empfohlen bei Stimmungsschwankungen, Verhaltensauffälligkeiten und Epilepsie oder Asthma. Bei Medikamenteneinnahme sollte man sich zuvor medizinisch beraten lassen.

Im Fokus

Zwar kurbelt dieses Nahrungsergänzungsmittel die eigene Melatoninproduktion an, doch die sofortige Bioverfügbarkeit ist ungünstig. Die Halbwertzeit beträgt 30 Minuten. Das bedeutet also, dass eine halbe Stunde nach Einnahme bereits mehr als die Hälfte abgebaut ist. Der gesunde Körper produziert allerdings im Laufe der Nacht stetig Melatonin. Dieser Zeitraum erstreckt sich sogar auf 10 Stunden. Um diesem biologischen Prozess möglichst nahezukommen, sollte man ein Produkt mit verzögerter Freisetzung bevorzugen.
So wird die gesamte Nacht begleitet. Schluss mit Schlafunterbrechungen, auf zu geregelten Schlafzeiten!

Melisse

Stimmung | Verdauung | Schlaf | Durchblutung | Stress | Oxidativer Stress | Konzentration

Wonach auf dem Etikett suchen?

Pflanzennamen: Melisse, Zitronenmelisse
Botanischer Name: *Melissa officinalis L.*
Teil der Pflanze: Blätter
Tagesdosis: Extrakt mit 25-55 mg Rosmarinsäure

Am besten einzunehmen

Zu einer Hauptmahlzeit

Kontraindikationen und Warnhinweise

Nicht empfohlen in Schwangerschaft, Stillzeit und für Kinder

Wechselwirkung

Synergieeffekte:
Baldrian (schlaffördernd)

Im Fokus

Melisse ist unsere Stütze für einen friedlichen, ruhigen Schlaf. Diese Pflanze bietet viele gesundheitliche Vorteile. Sie beruhigt die Nerven, fördert den Schlaf und sorgt für eine positive Stimmung. Kleines Plus: ihre verdauungsfördernden Effekte; im 17. Jahrhundert bereits nutzten die Karmelitermönche Melissenblätter für »Melissenwasser«, welches Kardinal Richelieu gern als Elixier einnahm. Dieser Trank verbreitete sich dann am Hof Ludwigs XIV., um die Verdauung zu fördern und Stress zu lindern.

Multivitamine & Mineralstoffe

Energie | Schlaf | Gedächtnis | Augen | Stress | Haare | Schwangerschaft | Stimmung | Haut

Wonach auf dem Etikett suchen?

⊕ Optimale Form:
Maximale Menge der »besten« Vitamine und Mineralstoffe (siehe hier in Teil 3) und mindestens zwei Cofaktoren (natürliche Verbindungen, die die Vitamin- und Mineralstoffaufnahme begünstigen), z. B. Polyphenole, Anthozyane, Coenzym Q10, Cholin, Lycopin (siehe S. 86)

⊖ Weniger gute Form:
Produkte, die Eisen enthalten, sowie Kalzium, Kupfer, Mangan oder Alpha-Liponsäure

Am besten einzunehmen

Im Allgemeinen eine Hälfte 15 Minuten vor dem Frühstück und die zweite Hälfte vor dem Mittag- oder Abendessen

Im Fokus

Multivitamine und Mineralstoffe sind essenziell. Hilfe für die richtige Produktwahl sind auf S. 85 zu finden.

Nachtkerzenöl

Menstruationszyklus | Haut | Sexualität | Menopause

Wonach auf dem Etikett suchen?

Pflanzenname: (Gewöhnliche) Nachtkerze
Botanischer Name: *Oenothera biennis L.*
Teil der Pflanze: Öl aus den Samen
Tagesdosis: 90–1000 mg GLA (Gamma-Linolensäure, in zwei Gaben), Kapselform

Am besten einzunehmen

Zu einer Hauptmahlzeit

Kontraindikationen und Warnhinweise

Nicht empfohlen in Schwangerschaft, Stillzeit und für Kinder

Im Fokus

Das Öl der Nachtkerze lindert Menstruationsbeschwerden sowie Symptome der Menopause. Es nährt die Hautschichten bis in die Tiefe. Im 18. Jahrhundert galt Nachtkerzenöl in England als »königliches Allheilmittel«. Die Adligen nutzten es äußerlich bei Blutergüssen und Entzündungen; sie glaubten fest an seine Heilwirkung.

NADH

Energie | Antioxidans | Verjüngung

Wonach auf dem Etikett suchen?

Optimale Form: NADH (reduziertes Nicotinamid-Adenin-Dinukleotid)
Weniger gute Form: NAD+ (oxidiertes Nicotinamid-Adenin-Dinukleotid)
Tagesdosis: 10–20 mg in einer magensäureresistenten Kapsel

Am besten einzunehmen

15–30 Minuten vor einer Hauptmahlzeit

Kontraindikationen und Warnhinweise

Nicht empfohlen in Schwangerschaft, Stillzeit und für Kinder

Im Fokus

NADH ist ein Derivat des Vitamins B3. Zu finden ist auch die Bezeichnung »Coenzym Q1«. Dieser kräftige Wirkstoff ist für unsere Zellen geradezu ein Jungbrunnen! Wie ein Barista versorgt NADH nicht nur die Zellen mit Energie, sondern bekämpft auch hinter den Kulissen vorzeitige Alterung. Es erhält uns frisch und strahlend.

Omega-3 (EPA und DHA)

Herz-Kreislauf · Gehirn · Schönheit · Schwangerschaft · Augen · Cholesterin

Wonach auf dem Etikett suchen?

Da es so viele Unterschiede bei den Produkten gibt, sind präzise Angaben zur Auswahl schwierig. Einige Mittel enthalten zu viel oder nicht genug Omega-3-Fettsäuren, andere synthetisch hergestelltes Vitamin E, wieder andere provozieren Aufstoßen mit Fischgeschmack oder sind mit Schwermetallen belastet. Folgende Tipps können die Auswahl erleichtern:

- TOTOX-Wert (TOTal OXidation value, »Frischewert«), sollte kleiner oder gleich 16 sein
- Enthält genügend EPA, aber auch DHA
- mindestens ein unabhängiger Labortest

Optimale Formen:
Triglyceride
Wachsester
Phospholipide

Zu vermeiden:
Ethylester

Tagesdosis: mindestens 250 mg DHA und 190 mg EPA (im Rahmen einer abwechslungsreichen und ausgewogenen Ernährung mit zwei oder drei Portionen fettreichem Fisch wöchentlich); anderenfalls höhere Dosierung

Am besten einzunehmen

Zu einer Hauptmahlzeit

Im Fokus

*Omega-3 wirkt wie ein Schutzschild. Diese Fettsäuren gehören zu den besten gesundheitsförderlichen Inhaltsstoffen. Achtung: Omega-3-ALA (pflanzlicher Herkunft) nicht mit Omega-3-EPA und -DHA (mariner Herkunft) verwechseln. Sie sind nicht austauschbar! Ein Mangel an Omega-3-EPA und -DHA ist häufig. Wer sich vegan ernährt, sollte Omega-3 aus Algen (*Schizochytrium sp.*) in Kapsel- oder flüssiger Form einnehmen.*

Passionsblume

Stress · Schlaf

Wonach auf dem Etikett suchen?

Pflanzenname: Passionsblume
Botanischer Name: *Passiflora incarnata L.*
Teil der Pflanze: überirdische Pflanzenteile
Tagesdosis: 500–1500 mg Pflanzenpulver oder Äquivalent als Extrakt

Am besten einzunehmen

Die Hälfte zum Abendessen, die andere Hälfte vor dem Schlafengehen

Kontraindikationen und Warnhinweise

Bei Schwangerschaft, Stillzeit oder für Kinder unter 12 Jahren nicht empfohlen

Wechselwirkungen

Synergieeffekte: weitere Pflanzen, die beruhigende und schlaffördernde Wirkung haben, wie Baldrian oder Weißdorn

Im Fokus

Die Passionsblume beeindruckt sowohl durch ihre Schönheit als auch durch ihren gesundheitlichen Nutzen. Sie spielt in der Phytotherapie eine wichtige Rolle und wächst in Mitteleuropa. Traditionell kommt sie für eine beruhigende und schlaffördernde Wirkung zur Anwendung und hat keine Nebenwirkungen.

Probiotika

Wonach auf dem Etikett suchen?

Formen:
Präzise Empfehlungen und Informationen sind bei diesen Substanzen schwierig, denn es gibt häufig Rezepturen, die unnötige oder ungeeignete Bakterienstämme hinzufügen. Andere arbeiten mit einem schlechten Bakterienschutz.
Folgende Tipps können hoffentlich bei der Auswahl helfen:

- es sollten mindestens 4 Milliarden KbE (Kolonie bildende Einheiten) enthalten sein
- abgesehen von Ausnahmen sollten mindestens zwei Stämme Lactobacillus und ein Stamm Bifidobakterium enthalten sein
- Darreichung als magensaftresistente Kapsel ODER mikroverkapselte Stämme
- Probiotika in Tablettenform vermeiden, lieber andere Darreichungen wie Gelkapseln bevorzugen

Tagesdosis: je nach Produkt und seiner Zusammensetzung

Am besten einzunehmen

nüchtern morgens nach dem Aufwachen

Im Fokus

Diese kraftvollen Bakterienstämme nützen unserer Gesundheit und sind so etwas wie die Verteidigungsfront unserer Darmflora, indem sie sie im Gleichgewicht halten. Das EU-Recht verbietet mir, die weiteren Vorteile dieser unglaublichen natürlichen Wirkstoffe näher zu beschreiben. Doch ich gebe mein Wort, dass es wahre Superhelden sind!

Pflege des Darmmikrobioms

Heute erhältliche Selbsttests für das Darmmikrobiom sind unnütz. Wie eine gesunde und ideal ausbalancierte Darmflora auszusehen hat, lässt sich leider gar nicht so genau sagen. Was jeder Einzelne tun kann, ist, die Bakterienvielfalt zu fördern, um die gesunde Durchlässigkeit der Darmwände zu fördern. Die Ernährung sollte fermentierte Produkte umfassen (Joghurt, Käse oder andere fermentierte Lebensmittel wie Kefir oder auch Kombucha). Gelegentliche Kuren mit probiotischen Nahrungsergänzungsmitteln können die Ernährung ergänzen, um das Darmmikrobiom zu stärken.

Produkte mit Hefe

Es gibt auch Probiotika mit Hefeanteil, die man zusätzlich zu Bakterienstämmen einnehmen kann (jedoch nicht stattdessen, denn Hefe wirkt nur zeitweise probiotisch). Beispiele sind Stämme von Saccharomyces cerevisiae *und* boulardii (Zuckerhefe). *Letztere können beispielsweise bei zu schnellem Darmtransit helfen.*

Nebenwirkungen

Von Nebenwirkungen einer probiotischen Kur wurde bisher kaum berichtet. Manchmal können leichte Verdauungsbeschwerden auftreten, weil sich die Bakterienzusammensetzung im Darm verändert. Unser Körper stellt sich jedoch schnell um, und Beschwerden legen sich schnell.

Resveratrol

Antioxidans | Blutzucker | Menopause | Schönheit | Herz-Kreislauf

Wonach auf dem Etikett suchen?

Optimale Form:
Trans-Resveratrol
Zu vermeiden:
Cis-Resveratrol
Tagesdosis: 200-500 mg

Am besten einzunehmen

15 Minuten vor oder zu Beginn einer Hauptmahlzeit

Kontraindikationen und Warnhinweise

Nicht empfohlen in Schwangerschaft, Stillzeit und für Kinder

Im Fokus

Resveratrol ist der Star unter den Antioxidantien. Du solltest die Inhaltsstoffe genau studieren: Wird nur Resveratrol aufgelistet, handelt es sich sicherlich um die Form Cis-Resveratrol, die ungünstigste Form. Trans-Resveratrol ist immer vorzuziehen!

Rhodiola

Stress | Durchblutung | Oxidativer Stress | Energie | Herz-Kreislauf

Wonach auf dem Etikett suchen?

Pflanzennameen: Rhodiola, Rosenwurz
Botanischer Name: *Rhodiola rosea*
Teil der Pflanze: Wurzel
Tagesdosis: Extrakt mit 10-20 mg Rosavin und 3, 5-7 mg Salidrosin

Kontraindikationen und Warnhinweise

Nicht empfohlen in Schwangerschaft, Stillzeit und für Kinder

Im Fokus

Rosenwurz ist ein kleines pflanzliches Wunder, das aus den Bergen Sibiriens stammt. Sie gehört zu den besten adaptogenen Pflanzen, um unsere Stressresistenz zu erhöhen, mit der schnellsten Wirkung. Den Wikingern galt sie sogar als Geschenk der skandinavischen Götter! Sie kann unsere körperliche Leistungsfähigkeit ankurbeln und Erschöpfung mindern.

Rosskastanie

Durchblutung

Wonach auf dem Etikett suchen?

Pflanzenname: (Gewöhnliche) Rosskastanie
Botanischer Name: *Aesculus hippocastanum L.*
Teil der Pflanze: Samen (Kastanien), Blattknospen, Rinde
Tagesdosis: 1000–1500 mg/Tag in Pulverform oder Äquivalent als Extrakt

Kontraindikationen und Warnhinweise

- Nicht empfohlen in Schwangerschaft, Stillzeit und für Kinder
- Bei Einnahme von Antigerinnungsmitteln nur nach ärztlicher Absprache

Im Fokus

Die aus dem Balkan stammende Rosskastanie wurde in Europa ihrer ästhetischen Form wegen eingeführt. Im Gegensatz zu den essbaren Nussfrüchten der Edelkastanien, den Maronen, sind die Kastanien der Rosskastanien für Menschen unbekömmlich. In der Phytotherapie verwendet man grundsätzlich getrocknete Samen und Baumrinde. Beides wird auf natürlichem Wege seit dem 16. Jahrhundert zu Rosskastanien-Extrakt verarbeitet.

Safran (Saffr' Activ®)

Stress | Libido | Stimmung | Menopause

Wonach auf dem Etikett suchen?

Pflanzenname: Safran
Botanischer Name: *Crocus sativus L.*
Teil der Pflanze: Stigma (Narbe in der Blüte/Griffel)
Tagesdosis: Extrakt mit mindestens 600 µg Safranal und 750 µg Crocin

Kontraindikationen und Warnhinweise

Nicht empfohlen in Schwangerschaft, Stillzeit und für Kinder

Im Fokus

Safran ist eine kleine Zwiebelpflanze und eine Krokus-Art, die das gleichnamige kostbare Gewürz produziert. Dieses erweist sich als pflanzlicher Schatz, der Schönheit und gesundheitliche Vorteile miteinander vereint: Safran fördert eine positive Stimmung, ohne die starken Nebenwirkungen anderer Pflanzen aufzuweisen, die das emotionale Gleichgewicht stabilisieren können. Die positive Wirkung von Safran ist sowohl durch klinische Studien gestützt als auch traditionell seit langer Zeit bekannt!

Sägepalme

Haare · Prostata · PCOS · Harntrakt

Wonach auf dem Etikett suchen?

Pflanzennamen: Sägepalme, Zwergpalme
Botanischer Name: *Serenoa repens*
Teil der Pflanze: Früchte
Tagesdosis:

- 1000 mg oder mehr als pflanzliches Äquivalent mit 125–250 mg freien Fettsäuren (für Prostata und Harntrakt)
- 1000–2000 mg pflanzliches Extrakt mit 50 mg freien Fettsäuren (für schöne Haare)

Am besten einzunehmen

Zu einer Mahlzeit

Kontraindikationen und Warnhinweise

- Nicht empfohlen in Schwangerschaft, Stillzeit und für Kinder
- Einnahme erst nach ärztlicher Beratung

Im Fokus

Die Sägepalme ist ein kleines Palmengewächs, das aus dem Südosten der USA stammt. Die Ureinwohner nutzen ihre Beeren seit Jahrhunderten zur Vorbeugung von Harntraktproblemen bei Männern. Später wurde festgestellt, dass sie die Funktion der Prostata unterstützen und bei einem DHT-Ungleichgewicht (Dihydrotestosteron) des Mannes auch die Haare kräftigen. Das gilt auch für Frauen (etwa bei PCOS-Betroffenen). Das Sägepalmenextrakt enthält Phytosterine und Fettsäuren, die gesundheitlich positive Effekte haben. Achte deshalb auf die im Produkt enthaltene Menge an Fettsäuren.

Salbei

Menopause · Sexualität · Immunkraft

Wonach auf dem Etikett suchen?

Pflanzennamen: Salbei, Echter Salbei
Botanische Namen: *Salvia officinalis subsp. lavandulifolia (Vahl), Gams (syn. Salvia lavandulifolia Vahl)*
Teile der Pflanze: Blätter, oberirdische Teile
Tagesdosis: 800–1300 mg Pflanzenpulver oder Äquivalent als Extrakt

Am besten einzunehmen

Zu einer Hauptmahlzeit

Kontraindikationen und Warnhinweise

- Nicht empfohlen in Schwangerschaft, Stillzeit und für Kinder
- Bei längerer Einnahme nur unter ärztlicher Aufsicht
- Nur mit ärztlicher Beratung: bei Einnahme von Epilepsie-Medikamenten, bei Krampfanfällen, bei Brustkrebserkrankung

Im Fokus

Salbei wird auch »heiliges Kraut« genannt. Die Druiden und Heiler nutzten es früher, um Orte zu reinigen. Im alten Ägypten verwendeten die Frauen es nach einer Pestepidemie zur Fruchtbarkeitssteigerung, damit die Bevölkerung wieder wuchs. Salbei ist der Großvater der Pflanzenwelt: Er hat schon viele Trends und Jahreszeiten gesehen, ist jedoch nach wie vor ein guter Verbündeter!

Schwarzer Holunder

Immunkraft

Wonach auf dem Etikett suchen?

Pflanzennamen: Schwarzer Holunder, Flieder
Botanischer Name:
Sambucus nigra L.
Teil der Pflanze: Früchte (Beeren)
Tagesdosis: Extrakt mit mindestens 150 mg Polyphenolen oder 75 mg Anthozyanen

Kontraindikationen und Warnhinweise

Nicht empfohlen in Schwangerschaft, Stillzeit und für Kinder

Im Fokus

Früher nutzten Heiler die Beeren des Schwarzen Holunders in magischen Tränken aufgrund ihrer antioxidativen Effekte, die stärkend auf das Immunsystem wirken. Es ist beachtlich, dass es die kleinen Beeren über alle Zeiten hinweg von der traditionellen Heilmedizin bis in unsere modernen Smoothies geschafft haben! Noch besser ist: In Nahrungsergänzungsmitteln sind die Extrakte standardisiert, sodass unabhängig von der Ernte immer dieselbe Wirkstoffmenge zur Verfügung gestellt wird - vorausgesetzt, es handelt sich um ein qualitativ hochwertiges Produkt.

Selen

Schilddrüse · Sexualität · Haare · Fruchtbarkeit · Haut · Immunkraft · Nägel · Oxidativer Stress

Wonach auf dem Etikett suchen?

Optimale Form:
Selenomethionin
pflanzliches Selen
organische Selenhefe
Zu vermeiden:
Natriumselenat
Natriumhydrogensulfit (E 222)
Natriumselenit
Tagesdosis: 20–55 µg, also 36,6–100 % der Referenzmenge

Wechselwirkungen

Synergieeffekte: Zink. Die Effekte verstärken sich gegenseitig, besonders bei Produkten, die für gesündere Haare oder einen hormonellen Ausgleich sorgen sollen.

Top-Lebensmittel

1. Austern
2. Thunfisch
3. Innereien von Pute und Truthahn
4. Schwertfisch
5. Paranusskerne
6. Atlantikhering
7. Sardinen
8. Venusmuscheln
9. Schweinekotelett
10. getrocknete Shiitake-Pilze

Im Fokus

Es gibt Produkte auf dem Markt mit einer maximalen Dosis von 150 µg Selen. Diese empfehle ich nicht, Ausnahme ist eine ärztliche Verschreibung. Die hier angegebene Tagesdosis ist im Allgemeinen gut verträglich, besonders im Rahmen einer abwechslungsreichen und ausgewogenen Ernährung.

Theanin

Stimmung · Schlaf · Stress · oxidativer Stress

Wonach auf dem Etikett suchen?

Formen:
Glücklicherweise gibt es keine minderwertige Form. Auf der Verpackung steht häufig »L-Theanin«.
Tagesdosis: 100–200 mg zu einer Hauptmahlzeit

Am besten einzunehmen

15 Minuten vor den Hauptmahlzeiten

Kontraindikationen und Warnhinweise

- Nicht empfohlen in Schwangerschaft, Stillzeit und für Kinder
- Nicht auf nüchternen Magen einnehmen und nicht am selben Tag wie Produkte, die Grüntee enthalten. Die tägliche Menge EGCG (Epigallocatechingallat) darf 800 mg nicht überschreiten. Dieses Molekül befindet sich auch in Grüntee.

Im Fokus

Diese natürliche Aminosäure wird aus Grüntee gewonnen. Sie ist ein guter Gesundheitspartner für einen entspannten Alltag. Ein gut ausgewählter Extrakt, der konzentriert und korrekt zubereitet ist, kann die potenziellen negativen Effekte von Grüntee auf das Nervensystem verhindern.

Thymian

Immunkraft

Wonach auf dem Etikett suchen?

Pflanzennamen: Thymian, Echter Thymian, Gartenthymian
Botanischer Name:
Thymus vulgaris L.
Teil der Pflanze: Blätter, blühende Spitzen
Tagesdosis: 3000–6000 mg/Tag als Pulver oder Äquivalent als Extrakt

Am besten einzunehmen

Vor den Mahlzeiten

Kontraindikationen und Warnhinweise

- Nicht empfohlen in Schwangerschaft, Stillzeit und für Kinder
- Nicht empfohlen bei einer bekannten Kreuzallergie, besonders mit Pflanzen der Lippenblütlerfamilie

Im Fokus

Im Mittelalter trugen die Ritter Thymianzweige an ihren Rüstungen, weil sie glaubten, dass diese Pflanze ihnen Mut und Schutz im Kampf schenkte. Heute sorgt Thymian auf unserem Teller für Aroma und stärkt unsere Immunkraft als hoch konzentriertes Nahrungsergänzungsmittel. Es gibt mehrere Thymian-Arten. Achte bei der Auswahl des Produkts auf die verwendete Art, um das Immunsystem ideal zu unterstützen.

Tryptophan

Schlaf | Stimmung

Wonach auf dem Etikett suchen?

Formen:
Glücklicherweise gibt es keine minderwertige Form. Auf der Verpackung steht häufig »L-Tryptophan«
Tagesdosis: 1000–1500 mg

Am besten einzunehmen

In zwei Gaben, jeweils 15 Minuten vor den Hauptmahlzeiten

Kontraindikationen und Warnhinweise

- Nicht empfohlen in Schwangerschaft, Stillzeit und für Kinder
- Nicht empfohlen bei gleichzeitiger Einnahme von Mitteln gegen Angstzustände oder von Antidepressiva

Im Fokus

Tryptophan ist eine essenzielle Aminosäure. Als Vorstufe des »Gute-Laune-Hormons« Serotonin sorgt es für eine entspannte Stimmung. Zahlreiche weitere gesundheitliche Vorteile finden sich unter anderem beim Schlaf und bei der Wirkung auf die Darmflora. Einige Darmbakterien verwandeln Tryptophan nämlich in Indolderivate um. Diese Moleküle aktivieren einen der Immunrezeptoren und wirken entzündungshemmend.

Verdauungsenzyme

Wonach auf dem Etikett suchen?

Formen:
Es gibt keine minderwertige Form, jedoch darauf achten, dass auf jeden Fall mindestens die folgenden Enzyme enthalten sind, um ein breites Spektrum abzudecken:

- Protease
- Zellulase
- Lactase
- Amylase
- Lipase

Tagesdosis: hängt von der jeweiligen Zusammensetzung ab

Am besten einzunehmen

15 Minuten vor den Hauptmahlzeiten

Kontraindikationen und Warnhinweise

Nicht empfohlen in Schwangerschaft, Stillzeit und für Kinder

Im Fokus

Diese Enzyme sind Proteine, die wie kleine Scheren Nährstoffe aus der aufgenommenen Nahrung herauslösen. Sie sorgen für eine harmonische Verdauung und gute Verwertung der Nährstoffe. Einige Enzympräparate sind tierischer Herkunft, obwohl das immer seltener vorkommt. Die Hersteller haben seit einigen Jahren Enzyme aus Bio-Fermentation oder aus pflanzlichen Produkten gewonnen. Bei Bedarf sollte man sich über die Herkunft schlaumachen.

Vitamin A

Schönheit | Immunkraft | Augen | Verdauung

Wonach auf dem Etikett suchen?

Optimale Form:
Vitamin-A-Palmitat, Retinol-/Retinylpalmitat
Beta-Carotin

Weniger gute Form:
Retinol

Tagesdosis: 200–800 µg, also 25–100 % der Referenzmenge

Am besten einzunehmen

Etwa 10 Minuten vor einer Mahlzeit oder während einer Mahlzeit, die Fettsäuren enthält (z. B. Butter, Öl, tierische Lebensmittel, Avocados, Nusskerne)

Kontraindikationen und Warnhinweise

- Nicht empfohlen für Schwangere und Stillende (außer in der Form Beta-Carotin)
- Beta-Carotine werden Rauchenden nicht empfohlen

Top-Lebensmittel

1. Lebertran
2. Innereien
3. Süßkartoffeln
4. Karotten
5. Kürbis
6. Blattsalat
7. Spinat
8. Aprikosen
9. Melonen
10. Tomaten

Im Fokus

Beta-Carotin ist eine sehr gut verwertbare Form von Vitamin A (oder vielmehr ein Provitamin A), das auch als Teil eines Multivitaminmixes für Schwangere empfohlen wird. Doch Rauchenden wird davon abgeraten, und manche Menschen können Beta-Carotine schlecht in Vitamin A umwandeln (aufgrund genetischer Voraussetzungen oder Verdauungsstörungen).

Vitamin C

Energie | Oxidativer Stress | Immunkraft | Sport | Schönheit | Nervensystem | Gelenke

Wonach auf dem Etikett suchen?

Optimale Form:
Ascorbinsäure (+Bio-Flavonoide)
Bio-Früchte (Acerola, Camu-Camu …)
Quali-C®
Ester-C®
Ascorbylpalmitat
Liposomales Vitamin C (einige Arten)

Weniger gute Form:
Calciumascorbat
Magnesiumascorbat
Ascorbinsäure (wenn allein)
Nicht-Bio-Früchte (Acerola etc.)

Zu vermeiden:
Natriumascorbat
Kaliumascorbat
Zinkascorbat
Liposomales Vitamin C (einige Arten)

Tagesdosis: 40–250 mg, also 50–312,5 % der Referenzmenge

Kontraindikationen und Warnhinweise

Bei Niereninsuffizienz vorher durch Arzt oder Apotheker beraten lassen

Top-Lebensmittel

1. Acerola
2. Guaven
3. Paprikaschoten
4. Erdbeeren
5. Chilischoten
6. Schwarze Johannisbeere
7. Papayas
8. Kiwi
9. Orangen
10. Brokkoli

Im Fokus

Trotz der allgemeinen Überzeugung reicht eine abwechslungsreiche und ausgewogene Ernährung nicht aus; eine Ergänzung mit Vitamin C ist nützlich. An dieser Stelle möchte ich daran erinnern, dass Nahrungsergänzungsmittel auch eine physiologische Rolle spielen. Beispielsweise trägt die Zufuhr von Vitamin C zur normalen Funktion des Immunsystems während und nach intensiver körperlicher Betätigung bei.

Vitamin D

Immunkraft | Menopause | Gelenke | Muskeln | Andropause | Knochen

Wonach auf dem Etikett suchen?

Optimale Form:
Vitamin D3 (Cholecalciferol) natürlichen Ursprungs
Weniger gute Form:
synthetisch hergestelltes Vitamin D3 (Cholecalciferol)
Zu vermeiden:
Vitamin D2 (Ergocalciferol)
Tagesdosis: 1000–3000 IU (25–75 µg), also 500–1500 % der Referenzmenge

Am besten einzunehmen

Etwa 10 Minuten vor einer Mahlzeit oder während einer Mahlzeit, die Fettsäuren enthält (z. B. Butter, Öl, tierische Lebensmittel, Avocados, Nusskerne)

Wechselwirkungen

Synergieeffekte: Magnesium, das für die Aktivierung von Vitamin D sorgt (Vitamin D und Magnesium müssen nicht zur selben Zeit eingenommen werden, es reicht aus, wenn sie am selben Tag zugeführt werden)

Kontraindikationen und Warnhinweise

- Generell sollten sich Schwangere und Stillende vor der Einnahme jeglichen Nahrungsergänzungsmittels ärztlichen Rat holen
- Die Gabe von Vitamin D an Säuglinge (0–1 Jahr) und Kleinkinder (1–3 Jahre) sollte medizinisch überwacht werden; jede zusätzliche Gabe ohne Anleitung durch eine medizinische Fachkraft kann ein Gesundheitsrisiko darstellen
- Produkte mit 75 µg/Tag dürfen nur Erwachsenen verabreicht werden und sind für Kinder unter 10 Jahren sowie Jugendliche nicht empfohlen

Top-Lebensmittel

1. Lebertran
2. Räucherhering
3. Schwertfisch
4. Regenbogenforelle
5. Sardinen
6. Lachs
7. Eier
8. Barsch
9. roher Thunfisch
10. Räucherlachs

Im Fokus

Ein unangefochtener Star der natürlichen Gesundheitszusätze ist Vitamin D. Selbst im Sommer können wir übrigens unter Vitamin-D-Mangel leiden: das Alter, die Umweltverschmutzung, der Breitengrad, die unerlässliche Sonnencreme, sie alle verlangsamen die Vitamin-D-Produktion mithilfe der Sonneneinstrahlung. Weitere Faktoren sind die der Sonne ausgesetzte Körperregion, die Dauer und der Tageszeitpunkt der Sonneneinstrahlung und ein eventueller Magnesiummangel.

Vitamin E

Schönheit Alterungsprozess Oxidativer Stress

Wonach auf dem Etikett suchen?

Optimale Form:
Alpha-Tocopherol
D-Alpha-Tocopherol
Beta-Tocopherol
Gamma-Tocopherol
Delta-Tocopherol
Alpha-Tocotrienol
Beta-Tocotrienol
Gamma-Tocotrienol
Delta-Tocotrienol
Vitamin E natürlichen Ursprungs

Zu vermeiden:
DL-Alpha-Tocopherol

Tagesdosis: 6-12 mg, also 50-100 % der Referenzmenge

Am besten einzunehmen

Etwa 10 Minuten vor einer Mahlzeit oder während einer Mahlzeit, die Fettsäuren enthält (z. B. Butter, Öl, tierische Lebensmittel, Avocados, Nusskerne)

Wechselwirkungen

nicht kombinierbar mit Eisen (3-4 Stunden Abstand zwischen den Einnahmen sind ausreichend)

Top-Lebensmittel

1. Weizenkeimöl
2. Mandeln
3. Sonnenblumenkerne
4. Haselnusskerne
5. Sonnenblumenöl
6. Distelöl
7. Pinienkerne
8. Erdnusskerne
9. Paranusskerne
10. Avocados

Im Fokus

Vitamin E wirkt ein wenig wie ein Wächter unserer Jugendlichkeit. Achtung: nicht die zu vermeidende Form DL-Alpha-Tocopherol mit der optimalen Form D-Alpha-Tocopherol verwechseln (hier macht ein Buchstabe einen großen Unterschied)!

Vitamin K

Gelenke | Knochen | Herz-Kreislauf

Wonach auf dem Etikett suchen?

Optimale Form:
Vitamin K2-MK7 all-trans
Vitamin K2-MK7 cis
Vitamin K2-MK4
Weniger gute Form:
Vitamin K1
Tagesdosis: 37,5–100 µg, also 50–133,3 % der Referenzmenge

Am besten einzunehmen

Etwa 10 Minuten vor einer Mahlzeit oder während einer Mahlzeit, die Fettsäuren enthält (z. B. Butter, Öl, tierische Lebensmittel, Avocados, Nusskerne)

Kontraindikationen und Warnhinweise

Nicht empfohlen bei Einnahme von Gerinnungshemmern

Top-Lebensmittel

1. Leber
2. Milchprodukte
3. Innereien
4. Fleisch und Eigelb
5. Kräuter (Petersilie, Thymian, Basilikum …)
6. Fermentiertes (Soja, Sauerkraut)
7. Spinat
8. Sojaöl
9. Löwenzahn
10. Mangold

Im Fokus

Im Gegensatz zur landläufigen Meinung fördert Vitamin K nicht die Aufnahme von Vitamin D. Stattdessen sorgt es dafür, dass Kalzium nicht ins weiche Gewebe wandert, wenn die empfohlene Dosis Vitamin D überschritten wird. Vitamin K hat weitere interessante Eigenschaften, besonders hinsichtlich Blutgerinnung und Knochengesundheit. Bei der Ernährung wird pflanzliches Vitamin K übrigens schlechter aufgenommen als jenes tierischer Herkunft.

Weinrebe

Durchblutung

Wonach auf dem Etikett suchen?

Pflanzenname: (Rote) Weinrebe
Botanischer Name: *Vitis vinifera L.*
Teil der Pflanze: Blätter, Blattknospen, Weinbeeren, Traubenkerne
Tagesdosis: 850–1500 mg Pflanzenpulver oder Äquivalent als Extrakt

Kontraindikationen und Warnhinweise

- Nicht empfohlen in Schwangerschaft, Stillzeit und für Kinder
- Bei Einnahme eines gerinnungs- oder Blutplättchen hemmenden Medikaments zuvor ärztlichen Rat suchen

Im Fokus

Im Herbst schätzt man die flammend roten Blätter der Weinrebe. Doch sie ist nicht nur hübsch anzusehen, sondern bietet auch gesundheitliche Vorteile. Seit der Antike nutzt man diesen wahren Schatz der Phytotherapie. Im antiken römischen Reich verwendete man die Weinrebe wegen ihrer Heilwirkung. Man glaubte, dass die Blätter Verletzungen heilen und die Herzfunktion sowie die Lebensenergie verbessern. Auch in der heutigen natürlichen Medizin wird sie dafür geschätzt. Sie soll vor allem bei schweren Beinen Linderung bringen.

Weißdorn

Herz-Kreislauf · Schlaf · Stress · Blutdruck · Durchblutung

Wonach auf dem Etikett suchen?

Pflanzenname: Weißdorn
Botanische Namen: *Crataegus spp. (C. azarolus L., C. laevigata [Poir.] DC., C. monogyna Jacq., C. pentagyna Waldst. & Kit.)*
Teil der Pflanze: Früchte, Blätter, Blattknospen, blühende Pflanzenteile
Tagesdosis: 500–1200 mg/Tag als Pulver oder Äquivalent als Extrakt

Am besten einzunehmen

Zum Abendessen oder 2 Stunden vor dem Schlafengehen

Kontraindikationen und Warnhinweise

Nicht empfohlen in Schwangerschaft, Stillzeit und für Kinder

Im Fokus

Der in Europa, Nordamerika und auch Asien beheimatete dornige Strauch mit deutlich gesägten Blättern ist ein wahres Chamäleon. Die Wirkstoffe dieser Pflanzen lindern nervöse Zustände, besonders bei verstärkt wahrgenommenem Herzschlag bei gesunder Herzfunktion. Allerdings solltest du dich in diesem Fall ärztlich beraten lassen, um eine Krankheit auszuschließen. Mit dem Weißdorn stellt die Natur uns ein sehr kräftiges Mittel zur Verfügung.

Weizen-Ceramid (Lipowheat®)

Haut

Wonach auf dem Etikett suchen?

Optimale Form:
Lipowheat®
Tagesdosis: 350 mg

Am besten einzunehmen

Kurz vor oder zu Beginn einer Mahlzeit

Kontraindikationen und Warnhinweise

Nicht empfohlen in Schwangerschaft, Stillzeit und für Kinder

Im Fokus

Eine Schutzhülle für die Haut durch Weizen-Extrakt zum Einnehmen! Diese kleinen Wunder der Natur, die man aus Weizenkörnern gewinnt, erhalten unsere Schönheit, indem sie unsere Hautzellen mit einer Schutzschicht verstärken, sodass die enthaltene Feuchtigkeit uns die Jugendlichkeit bewahrt. Im Gegensatz zu anderen ölbasierten Produkten (Nachtkerzen- oder Borretschöl), die in einigen Fällen zu Akne führen können, ist Lipowheat® für alle Hauttypen geeignet. Trotz des Grundprodukts Weizen enthält es kein Gluten! Warum ich diese Form empfehle? Weil Weizen-Ceramide am besten erforscht sind, mit immerhin sieben klinischen Studien. (Außerdem kann ich stolz verkünden, dass dieses Supermittel im französischen Grasse hergestellt wird).

Zimt

Blutzucker | Oxidativer Stress | Cholesterin | Verdauung | Immunkraft | Schönheit

Wonach auf dem Etikett suchen?

Pflanzennamen: Zimt, Ceylonzimt
Botanischer Name: *Cinnamomum zeylanicum*
Teil der Pflanze: Rinde
Tagesdosis: 2500–5000 mg Pulver oder Äquivalent als Extrakt

Am besten einzunehmen

5–15 Minuten vor einer Mahlzeit

Kontraindikationen und Warnhinweise

- Nicht empfohlen in Schwangerschaft, Stillzeit und für Kinder
- Nicht empfohlen bei bekannter Kreuzallergie, besonders mit Perubalsam

Im Fokus

Wer Zimt nicht nur in Speisen verwendet, sondern auch als Nahrungsergänzungsmittel einnimmt, schöpft dessen gesamtes Potenzial aus. Man stelle ihn sich als Zauberer vor, der mit Antioxidantien jongliert, den Blutzucker reguliert und die Immunabwehr stärkt. Dabei sollte man beachten, dass es unterschiedliche Zimtarten gibt; ich rate von Zimt aus China ab, denn er enthält zu viel Cumarin, das leberschädlich sein kann. Ceylonzimt ist empfehlenswerter.

Zink

Haare | Nägel | Haut | Augen | Hormone | Libido | Fruchtbarkeit | Immunkraft | Gelenke

Wonach auf dem Etikett suchen?

Optimale Form:
Zink-Bisglycinat
Zink-Gluconat
Zink-Picolinat
Zink-Pidolate
Zink-Orotat
Weniger gute Form:
Zink-Laktat
Zu vermeiden:
Zinkoxid
Zinksulfat
Zinkcarbonat
Tagesdosis: 10–15 mg Zink, also 100–150 % der Referenzmenge

Am besten einzunehmen

15 Minuten vor einer Mahlzeit, zwischen zwei Mahlzeiten oder vor dem Schlafengehen

Wechselwirkungen

Nicht kombinierbar mit
(Einnahme mit 3–4 Stunden Abstand über den Tag verteilen):

- Eisen
- Kalzium
- Kupfer

Synergieeffekte: Selen. In dieser Kombination verstärken sich beide gegenseitig, besonders bei Produkten für schöne Haare oder einen ausgeglichenen Hormonhaushalt.

Top-Lebensmittel

1. Austern
2. Kalbsleber
3. Geschmortes Rind
4. Kalbsschulter
5. Kalbshaxe
6. Gedämpftes Krebsfleisch
7. Kaisergranat
8. Rinderleber
9. Schweineschulter
10. mageres Rinderhackfleisch

Im Fokus

Zwar handelt es sich nur um einen Mineralstoff, doch Zink ist zu Großem fähig! Die Stars Magnesium und Vitamin D mögen das Rampenlicht einnehmen, doch Zink werkelt diskret hinter den Kulissen. Und ohne es würde kein Konzert zustande kommen. Im Allgemeinen treten die mit Zink verbundenen Verdauungsbeschwerden bei viel höheren Dosen auf, als sie für Nahrungsergänzungsmittel zugelassen sind (das wären mehr als 15 mg). Sollte doch einmal der Fall eintreten, ist Zink in der Bisglycinat-Form vorzuziehen. Auch ein Komplex aus Multivitaminen und Mineralstoffen ist empfehlenswert.

Kontraindikationen

... aller im Buch erwähnten Wirkstoffe und noch einiger mehr, ohne Gewähr auf Vollständigkeit. Die ärztliche Beratung ist stets empfehlenswert!

Im Allgemeinen sind **sämtliche Nahrungsergänzungsmittel für Schwangere, Stillende und Kinder nicht empfohlen** (abgesehen von Mitteln genau für diese Zielgruppen).

Acker-Schachtelhalm: Nicht empfohlen bei Herzinsuffizienz oder vergrößerter Niere.

Aloe vera: Nicht empfohlen bei Darmverschluss, akuter oder chronischer entzündlicher Darmerkrankung, Unterleibsschmerzen ungeklärter Ursache, schwerer Dehydrierung oder Hypokaliämie.

Astragalus (Tragant): Bei Autoimmunerkrankung oder kürzlich erfolgter Transplantation ärztlichen Rat einholen. Ebenso bei Einnahme von Immunsuppressiva.

Bromelain: Bei Einnahme von Blutverdünnern ärztlichen Rat einholen. Nicht empfohlen bei vorliegender Allergie gegen Ananas.

Echter Eibisch: Bei gleichzeitiger Einnahme von Medikamenten die Einnahme zeitlich versetzen (um mindestens 60 Minuten).

Echtes Mädesüß: Bei Überempfindlichkeit gegen Salicylate (Aspirin) ärztlichen Rat einholen. Verstärkt die Wirkung von Salicylaten und nichtsteroidalen Entzündungshemmern (NSAR).

Fermentierter Rotschimmelreis: Gleichzeitige Einnahme von Coenzym Q10 ist empfehlenswert. Darf nicht bei Medikation zur Senkung des Cholesterinspiegels oder bei Einnahme weiterer Produkten mit Rotschimmelreis konsumiert werden. Die empfohlene Tagesdosis sollte nicht überschritten werden (nicht mehr als täglich 3 mg Monacoline).

Flohsamenschalen: Nicht empfohlen bei ungeklärten rektalen Blutungen und durch ein Abführmittel gehemmten Stuhlgang, bei abnormaler Verengung des Magen-Darm-Trakts, bei Erkrankungen der Speiseröhre und des Magenübergangs, bei potenzieller oder bestehender Darmblockade, bei Darmlähmung oder bei Megakolon (chronischer Verstopfung und damit einhergehender Erweiterung des Dickdarms), bei Schluckstörungen. Nahrungsergänzungsmittel aus den ganzen oder gemahlenen Samen können eine Fehlgeburt auslösen. Es besteht das Risiko einer gastrointestinalen Obstruktion (Blockade im Verdauungstrakt). Flohsamenschalen niemals mit Medikamenten einnehmen, die bekanntermaßen peristaltische Bewegungen hemmen (etwa Opioide). Flohsamenschalen verlangsamen den Abbau von Mineralstoffen wie Kalzium, Eisen und Zink, von Vitaminen (etwa B12) und die Aufnahme von Medikamenten, besonders von herzwirksamen Glykosiden, Derivaten des Cumarins und von Lithium. Flohsamenschalen mit zeitlichem Abstand zu Medikamenten einnehmen (mindestens 60 Minuten).

Gelée royale (Bienenköniginnenfuttersaft): Aufgrund von möglicher Überempfindlichkeit von Kleinkindern unter 3 Jahren gegenüber Bienenprodukten für diese Zielgruppe nicht empfohlen. Abgeraten wird außerdem bei einer Allergie gegen Bienenprodukte.

Gymnema Sylvestre: Für Diabetes-Betroffene ist bei Einnahme eine regelmäßige Kontrolle des Blutzuckers angeraten.

Habichtskraut: Von der Einnahme abgeraten wird bei Herzinsuffizienz oder bei angeschwollener Niere sowie bei bekannter Kreuzallergie, besonders mit Pflanzen der Korbblütlerfamilie (*Asteraceae*).

Heilerde: Zeitlich versetzt mit Medikamenten und anderen Nahrungsergänzungsmitteln einnehmen (mindestens 2 Stunden Abstand).

Johanniskraut: Nach dem Verzehr Sonnenlicht meiden, Sonnencreme verwenden. Kann durch enzymatische Induktion die Verstoffwechslung von bestimmten Cytochromen (CYP3A4, CYP2C9, CYP2C19) und P-Glycoprotein verlangsamen. Dadurch kann eine veränderte Aufnahme bestimmter Medikamente entstehen (darunter Immunsuppressiva Ciclosporin, Tacrolimus [systemisch], Amprenavir, Indinavir und andere Proteasehemmer, die zur Behandlung von HIV zum Einsatz kommen, dazu einige Anästhetika, Irinotectan, Imatinib und weitere zytostatisch wirkende Mittel, außerdem Blutverdünner Warfarin und orale Verhütungsmittel). Die Folge ist generell eine verringerte Wirkung der Behandlung. Diese Möglichkeit sollte insbesondere in Wechselwirkung mit oralen Verhütungsmitteln beachtet werden. Vor der Einnahme von Johanniskraut sollte eine Beratung durch eine medizinische Fachkraft erfolgen.

Juckbohne: Bei Medikamenteneinnahme oder Vorliegen gesundheitlicher Beschwerden sollte vor der Einnahme von Juckbohne eine medizinische Beratung erfolgen.

Kalium: Nicht empfohlen in fortgeschrittenem Alter oder bei Nierenerkrankungen.

Kampher: Abgeraten wird bei vorliegender Asthmaerkrankung oder einer Allergie gegen die Bestandteile ätherischer Öle (Limonene, Linanool ...) . Mögliche Wechselwirkungen mit Medikamenten (durch den Gehalt an 1,8-Cineol, das einige Enzyme aktivieren kann), nicht ohne ärztlichen Rat parallel zu einer medikamentösen Behandlung oral einnehmen.

Kümmel: Nicht empfohlen bei Gallenstau, Leberversagen oder schwachem Magensaft. Nicht empfohlen bei Allergie gegen andere Pflanzen der Doldenblütlerfamilie (*Apiaceae*) wie Fenchel, Sellerie, Anis, Koriander oder Birkenpollen sowie gegen Absinth.

Lavendelöl: Nicht empfohlen bei einer Allergie gegen die Bestandteile des ätherischen Öls, etwa Linalool und Limonene.

Löwenzahn: Nicht empfohlen bei gastroduodenaler Ulkuskrankheit und Gallenstau (etwa durch Gallensteine), im Falle einer Herzinsuffizienz oder einer vergrößerten Niere, bei bekannter Kreuzallergie, besonders mit Pflanzen der Korbblütlerfamilie (*Asteraceae*).

Mönchspfeffer: Nicht empfohlen bei hormonbedingtem Krebsleiden (oder einer persönlichen/familiären Vorgeschichte mit solcher Erkrankung), Prolaktinom (gutartigem Tumor an der Hypophyse) oder einer Vorgeschichte von Hypophysenerkrankungen. Bei gleichzeitiger medikamentöser Behandlung mit Dopaminagonisten oder -antagonisten, Östrogenen oder Antiöstrogenen sollte man sich stets von einer qualifizierten medizinischen Fachkraft beraten lassen.

Pfefferminze: Nicht empfohlen bei einer Mentholallergie, bei Refluxkrankheit (GERD), Geschwüren in Magen oder Zwölffingerdarm, bei Gastritis oder Gallen-/Leberbeschwerden (etwa Gallensteinen).

Rotalge Lithothamnium: Bei Nierenerkrankungen und Schilddrüsenbeschwerden zuvor ärztlichen Rat einholen.

Rotklee: Nicht empfohlen für Frauen mit persönlicher oder familiärer Brustkrebs-Vorgeschichte.

SAMe (S-Adenosyl-L-Methionin): Nicht bei bipolaren Störungen anwenden.

Schafgarbe (Achillea millefolium): Nicht empfohlen bei bekannter Kreuzallergie, besonders mit Pflanzen der Korbblütlerfamilie (*Asteraceae*).

Schwarzer Rettich: Ärztliche Überwachung ist notwendig bei Hypothyreose (Schilddrüsenunterfunktion) oder bei generellen Schilddrüsenbeschwerden.

Spirulina: Nicht empfohlen für jodempfindliche Personen.

Teufelskralle: Bei Geschwüren (Magen oder Zwölffingerdarm) oder Gallensteinen wird von der Einnahme abgeraten.

Tulsikraut (Indisches Basilikum): Nicht empfohlen für Schwangere und bei Einnahme von Antidepressiva. Nicht über einen längeren Zeitraum einnehmen.

Weiße Maulbeere: Bei gleichzeitiger Einnahme von Diabetesmedikamenten wird die vorherige Beratung durch eine medizinische Fachkraft angeraten.

Zaubernuss: Nicht empfohlen bei Einnahme von Blutverdünnern.

Fazit

Dieses Buch ist erst der Anfang einer Revolution

In der Europäischen Union verbreiten bestimmte Medien und Experten ein verzerrtes Bild von Nahrungsergänzungsmitteln. Die Gründe hierfür liegen sicherlich in mangelndem Wissen über die Materie oder nicht angepassten Regulierungen. Andere Länder sind viel fortschrittlicher und haben dieses widersprüchliche Stadium des Diskurses hinter sich gelassen.

Dieses Buch soll dazu beitragen, Vorurteile und manchmal verleumderische Behauptungen durch die objektive Darstellung von Sachverhalten, gestützt auf wissenschaftliche Quellen und mein Fachwissen, zu überwinden.

Wenn du eines mitnehmen sollst, dann die Erkenntnis, dass **du deine Gesundheit in deinen eigenen Händen hältst.** Warum lieber dem Wintervirus zum Opfer fallen, als die Immunkräfte zu stärken? Warum die körperlichen Signale der Erschöpfung ignorieren, statt sofort etwas gegen Stress und Energiemangel zu tun? Warum das Risiko eingehen, an Diabetes Typ 2 zu erkranken, wenn du bereits jetzt Insulinresistenz bekämpfen kannst?

Sämtliche Lösungsansätze mit natürlichen Mitteln, die ich in diesem Buch vorgestellt habe, werden deinen Organismus stärken. **Gib vorbeugenden Maßnahmen für deine Gesundheit ab sofort Priorität.** Sorge für mehr Energie, Gelassenheit und Wohlbefinden im Alltag. Du weißt nun, wie du die drei Säulen der Gesundheit stärken kannst – durch Ernährung, Schlaf und Bewegung. Im gleichen Zuge wählst du passende Nahrungsergänzungsmittel in der reinsten und wirksamsten Form aus und nutzt sie optimal abgestimmt auf deine individuellen Bedürfnisse.

Mir ist bewusst, dass die Welt der Nahrungsergänzungsmittel häufig wie ein Dschungel erscheint, in dem man sich selbst mit der besten Ausrüstung (wie diesem Buch) noch verirren kann. Bei Fragen, Zweifeln oder Unsicherheiten wende dich ohne zu zögern vertrauensvoll an einen Arzt oder eine Ärztin deines Vertrauens oder lass dich in einer Apotheke beraten. **Gut über Wege zur natürlichen Gesundheit informiert** zu sein, ist für mich der beste Weg zu einer Revolution des Gesundheitswesens.

Mathieu

Dank

Dieses Buch war ein richtiger Marathon!

Ohne mein Team wäre diese Gesundheitsrevolution nicht möglich gewesen. Dank geht an:

meine Mutter, die wichtigste Person in meinem Herzen, ich liebe dich.

meinen Vater, der während der Entstehung dieses Buchs und so vieler anderer Projekte von uns gegangen ist. Dennoch hat er noch erste Entwürfe und einige fertige Kapitel gesehen, die an seiner Seite entstanden, während er seine Krankheit bekämpfte. Ich liebe dich.

meine Familie, die mich sehr unterstützt hat, darunter meine kleine Schwester, die stets an meiner Seite war, und an Benjamin, ohne den nichts möglich ist. Nicht zu vergessen Marie-Pierre.

an David, der mir den Anstoß zur Gründung von Nutrastream gab, um meine funktionierenden Ratschläge an mehr Menschen weitergeben zu können, und der mich bei der Arbeit an diesem Projekt unterstützt hat. Er verdient ebenfalls *Standing Ovations.*

an Anh, Alicia, Arlène, Bastien, Charles, Celina, Christelle, Claire, Daniel, Eddy, Essi, Fafa, Ingrid, Jacqueline, John, Lise, Lisette, Loïc, Maéva, Nadia, Nadine, Nat, Samir, Thimylan, Thérèse, Oussama, William, die mich jeden Tag unterstützen und inspirieren.

an meinen Verlag Marabout und das Team: Anne-Sophie, Ariane, Astrid, Bernard, Clara, Elisabeth, Fabienne, Lauriane, Margot, Maud, Noé, Olivia, Stéphane und all die anderen, die mir die Möglichkeit gaben, dieses Buch mit einem kämpferischen Ansatz zu schreiben, um ein Bewusstsein zu wecken. Danke für eure harte Arbeit bis zum letzten Moment, sodass dieses Buch so großartig wurde (die Überstunden sehen sie mir hoffentlich nach, weil ich ein gratis Gesundheitscoaching angeboten habe).

an alle, die mir in den sozialen Medien folgen. Ihr habt mich von Anfang an begleitet, sprecht von euren Erfahrungen, teilt und liked. Die Gesundheitsvorsorge, das macht ihr möglich! Ihr seid meine Motivation. Meinen Weg habe ich dank euch gemeistert! Ihr seid die Stars der Gesundheitsvorsorge.

an die Profis aus Praxen und Kliniken (im gesundheitlichen und wissenschaftlichen Bereich), die mir in den sozialen Netzwerken folgen und beweisen, dass man unabhängig agieren und dennoch gemeinsam Großes leisten kann.

an alle Leserinnen und Leser dieses Buches, danke für euer Vertrauen!

an die Konditoreien, die mich während des Schreibens dieses Buches unterstützt haben, denn ohne sie wäre dieses Unterfangen eindeutig schwieriger geworden.

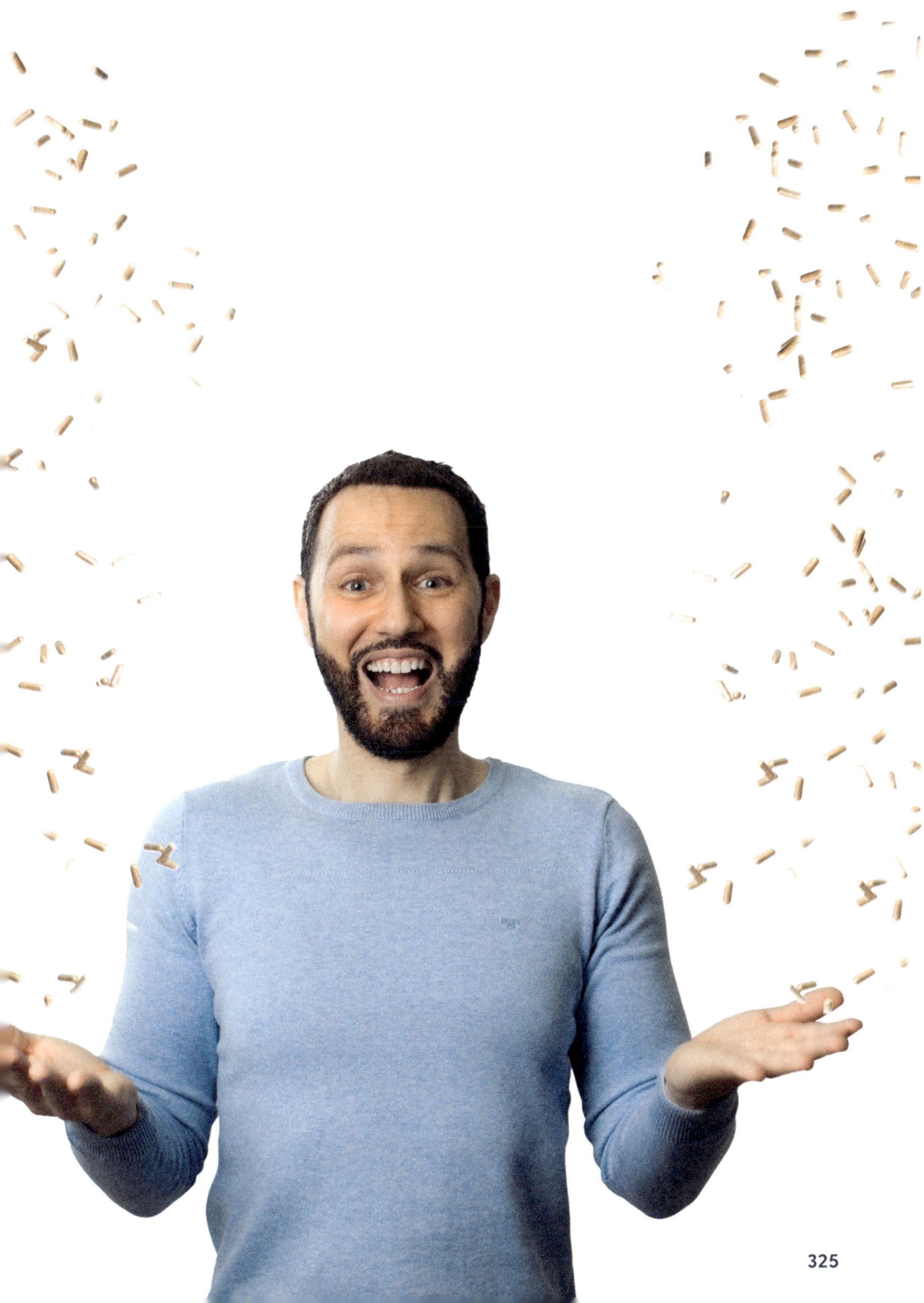

Lösungen der Quizfragen

LÖSUNGEN ZUM QUIZ AUF S. 54

1. Produkt A gibt nicht an, welche Formen von Zink und Vitamin D verwendet werden. Das ist zwar legal, aber da diese Information fehlt, ist es nicht unbedingt ratsam, Produkt A zu wählen. Der Hersteller kann durchaus mittlere Formen von Zink verwenden, die vom Körper schlecht absorbiert werden oder Verdauungsbeschwerden verursachen. Die richtige Antwort ist daher Produkt B!
2. Das bessere Produkt ist A. Produkt B enthält nämlich eine viel schlechter verwertbare Form von Vitamin E (Dl-Alpha-Tocopherol). Das ist der klare Nachteil dieses Produkts, obwohl die anderen Inhaltsstoffe natürlichen Ursprungs sind.
3. Besser ist es, Produkt B zu wählen, denn die bislang beste bekannte Form von Vitamin B6 ist Pyridoxal-5-Phosphat, das bioaktiv und gut absorbierbar ist. Die in Produkt A verwendete Form, Pyridoxinhydrochlorid (auch Pyridoxin-HCl genannt), ist hingegen sogar die schlechteste! Für Produkt B spricht auch, dass es Vitamin D3 enthält.
4. Ich empfehle Produkt B, weil das Magnesiumoxid in Produkt A eine der schlechtesten Formen ist. Es kann zu Durchfall und anderen Verdauungsbeschwerden führen und wird zudem schlecht aufgenommen. Das in Produkt B verwendete Magnesiumbisglycinat ist eine der gesundheitlich günstigsten Formen von Magnesium. Es ist sanft zum Darm und wird besser aufgenommen.
5. Beide Produkte verwenden Magnesiumbisglycinat, das, wie in der vorherigen Lösung beschrieben, eine hochwertige Form ist. In diesem Fall ist es wichtig, mit welcher Form dieses Bisglycinat verbunden ist. Hersteller A hat eine mittelwertige Form von Magnesium (marines Magnesium) gewählt. Darum ist B das vorteilhaftere Produkt.

LÖSUNGEN ZUM QUIZ AUF S. 56

1. Die empfohlene Dosierung für Zink schwankt zwischen 10 und 15 mg. Auf den Verpackungen sollte nicht die Dosierung von Zinkpicolinat angegeben sein, sondern die Dosierung von Zink, die bei Produkt A 3 mg und bei Produkt B 15 mg beträgt. Somit ist B das bessere Produkt. Wer die empfohlene Dosierung nicht im Kopf hat, kann sich am Prozentsatz des Referenzwerts orientieren: 10–15 mg Zink entsprechen 100–150 % des Referenzwerts.

2 Die bessere Wahl ist Produkt B. Denn Produkt A liefert nur 105 mg Magnesium (28 % des Referenzwerts), während Produkt B 250 mg Magnesium (66,5 % des Referenzwerts) enthält, was ausgezeichnet ist. Um sein teures Produkt zu vermarkten, könnte Hersteller A argumentieren, dass Magnesiumthreonat sehr gut absorbiert wird. Produkt B enthält jedoch mehr Magnesium, das ebenfalls gut aufgenommen wird.

3 Auf den ersten Blick möchte man vielleicht zu Produkt A tendieren, das mehr Zink enthält. Wichtig ist aber, auch die Formen zu überprüfen. Das Zink in Produkt A ist eine schlecht absorbierbare Form! Auch eine weitere Information könnte stutzig machen: Produkt A liefert »liposomales« Zink. Liposom (s. S. 62) ist kein Problem, allerdings gibt der Hersteller nicht die Zusatzstoffe an, mit denen dieses Liposom hergestellt werden kann. Eine schlechte Form, versteckte Zusatzstoffe - beides spricht gegen Produkt A. Zu bevorzugen ist Produkt B.

LÖSUNGEN ZUM QUIZ AUF S. 61

1 Produkt A enthält ein Pflanzenextrakt, aber wir brauchen das Pflanzenäquivalent, und diese Information fehlt leider. Das ist Grund genug, sich für Produkt B zu entscheiden!

2 Da das Verhältnis von Produkt B bei 5:1 liegt, muss man das Grammgewicht (200 mg) mit dem Faktor 5 multiplizieren und erhält 1000 mg, genau wie bei Produkt A. In diesem Fall sind also beide Produkte gleichwertig.

3 Das erste Produkt enthält 100 mg Weißdornextrakt, aber das Pflanzenäquivalent ist nicht angegeben. Das zweite Produkt enthält 200 mg Weißdorn, aber diese Menge ist nicht ausreichend (die empfohlene Dosierung liegt bei mindestens 500 mg). Beide Produkte sind nicht zufriedenstellend. In diesem Fall sucht man am besten weiter nach einem wirklich guten Produkt.

4 Es spielt keine Rolle, wie viel Pflanze hier tatsächlich enthalten ist, man sollte sich eher die Menge der beiden Wirkstoffe von Rhodiola ansehen: Salidrosin und Rosavin. Benötigt werden mindestens 7 mg Salidrosin und 20 mg Rosavin. Produkt A liefert diese Stoffe in ausreichender Menge (23,68 mg Rosavin und 8,88 mg Salidrosin). Meine einzige Kritik besteht darin, dass man nachrechnen muss. Es wäre für die Kaufentscheidung einfacher, wenn die Menge dieser Wirkstoffe angegeben würde. Hersteller B gibt die Menge der Wirkstoffe gar nicht an, also dazu Nein danke!

LÖSUNGEN ZUM QUIZ AUF S. 65

1 Beide Produkte enthalten eine sehr gute Form von Magnesium. Allerdings enthält A Magnesiumsalze von Fettsäuren, die als umstrittener Zusatzstoff gelten und derzeit neu bewertet werden. Es ist daher besser, Produkt B zu wählen.

2 Beide Produkte enthalten eine sehr gute Form von Vitamin C. Produkt A enthält jedoch Magnesiumstearat und mikrokristalline Zellulose. Beide gelten als umstrittene Zusatzstoffe und werden derzeit in einigen europäischen Ländern neu bewertet. Wer Produkt B wählt, trifft also die bessere Entscheidung.

3 Antwort A ist richtig! Produkt B wird in einer pflanzlichen Kapsel geliefert, was vordergründig vertrauenerweckend klingt. Allerdings ist in dieser Kapsel ein Farbstoff enthalten, nämlich Eisenoxid. Er verleiht dem Produkt eine schöne Farbe, zählt aber zu den umstrittenen Zusatzstoffen. Das ist Grund genug, von Produkt B Abstand zu nehmen. Es ist wichtig, auch auf die Zusammensetzung der Kapseln zu achten.

LÖSUNG ZUM QUIZ AUF S. 70

Produkt A enthält zwar gute Formen von Mineralstoffen, die für Haut und Haare geeignet sind. Diese heben sich jedoch in ihrer Wirkung gegenseitig auf, wenn sie gleichzeitig eingenommen werden. Produkt B enthält gute Formen von Nährstoffen, die kompatibel sind und sich für schönere Haut und Haar eignen.

LÖSUNGEN ZUM QUIZ AUF S. 71

1 **Schauen wir uns die Produkte einzeln an:**

- Produkt A enthält zwar eine gesundheitsförderliche Menge an Pflanzenmaterial (2000 mg Pflanzenäquivalent, da es ein Extrakt von 200 mg im Verhältnis 10:1 ist). Allerdings handelt es sich nicht um Brennnesselextrakt, sondern um einen Extrakt aus der weißen Taubnessel (*Lamium album*). Diese Pflanze besitzt zwar auch Heilwirkung, hat aber keinen Nutzen für die Gelenke.
- Produkt B enthält die richtige Brennnesselart (*Urtica dioica*), aber wir kennen die Menge nicht. Das ist aber gerade bei der Brennnessel wichtig. Da es sich bei dem Produkt um Gummidrops handelt, ist anzunehmen, dass der Pflanzenanteil eher gering ist.
- Produkt C enthält eine vorteilhafte Menge Brennnessel und auch die richtige Art, aber der Extrakt wurde aus Brennnesselblättern hergestellt. Für die Gelenke sollte jedoch die Brennnesselwurzel bevorzugt werden.
- Produkt D enthält die richtige Art und den richtigen Pflanzenteil der Brennnessel, aber leider einen umstrittenen Zusatzstoff - Siliziumdioxid (nicht zu verwechseln mit organischem Silizium, das zu den besten Aktivstoffen für die Gelenke gehört).
- Das Produkt E hingegen erfüllt alle Kriterien. Wer es ausgewählt hat, beweist einen scharfen Blick für die Tücken von Verpackungsbeschriftungen.

2 Schauen wir uns die Produkte einzeln an:

- Produkt A gibt keine Auskunft über die Menge des Wirkstoffs im Safran (Safranal und Crocin). Außerdem enthält es Magnesiumsulfat, das in einer Form vorliegt, die nicht gut absorbiert wird und Verdauungsbeschwerden verursachen kann, sowie den umstrittenen Zusatzstoff Tricalciumphosphat. Schließlich liegt das Vitamin B6 in einer inaktiven Form vor (Pyridoxinhydrochlorid).
- Produkt B enthält die Mindestmenge an Safranwirkstoffen und eine gute Form von Vitamin B6. Allerdings ist das Magnesiumbisglycinat gepuffert (mit einer schlechteren Form von Magnesium gestreckt), da die Menge an elementarem Magnesium aus diesem Bisglycinat mit 20 % angegeben wird, was technisch nicht möglich ist. Produkt B kann daher Verdauungsbeschwerden verursachen.
- Produkt C enthält alle richtigen Formen, ein ungepuffertes Magnesiumbisglycinat, eine aktive Form von Vitamin B6, keine umstrittenen Zusatzstoffe und genügend Wirkstoffe aus Safran.
- Produkt D enthält 250 mg Magnesiummalat, aber nur sehr wenig Magnesium. Außerdem wird die Menge des Magnesiumelements nicht angegeben. Der angegebene Prozentsatz der Referenzmenge sollte stutzig machen: Bei Magnesium sollte er in der Regel zwischen 66 und 80 % liegen. Die Form von Vitamin B6 wird nicht angegeben. Der Farbstoff ist kein umstrittener Zusatzstoff, sondern es handelt sich um einen Farbstoff natürlichen Ursprungs, der häufig aus Paprika gewonnen wird.
- Produkt E gibt keine Auskunft über die Menge der Wirkstoffe des Safrans, und die Form von Vitamin B6 ist eine weniger aktive Form.

Die richtige Antwort ist daher Produkt C.

3 Produkt A kann am besten überzeugen, denn:

- Hersteller von Produkt B macht keine Angaben zur Menge an Silymarin.
- Produkt C enthält ein Mariendistelextrakt mit einem Pflanzenäquivalent von 2000 mg (4:1), aber wir erhalten keine Informationen über die Menge an Silymarin. Außerdem wurde für das Produkt die Tablettenform gewählt, die für Probiotika besonders unvorteilhaft ist. Und schließlich enthält das Produkt einen umstrittenen Zusatzstoff, der derzeit neu bewertet wird.
- Produkt D enthält Verdauungsenzyme, die prinzipiell durchaus sinnvoll sein können, um die Verdauung zu unterstützen. Probiotika und Verdauungsenzyme würden sich jedoch nicht vertragen und sollten mit zeitlichem Abstand eingenommen werden.

Noch eine Info zum Abschluss: Probiotika sollten mindestens 4 Milliarden KBE (koloniebildende Einheiten) liefern, darunter zwei Formen von *Lactobacillus* und eine von *Bifidobactrium* (außer in Sonderfällen). Hast du Produkt A gewählt, erweist du dich als die beste Spürnase, die keinen Hinweis außer Acht gelassen hat. Exzellent, du bist befördert!

Themenübersicht

Für die deutsche Ausgabe:
Projektbetreuung Caren Kinscherf
Herstellungskoordination Katharina Schäfer
Herstellung Inga Reinke

Übersetzung Wiebke Krabbe, Annika Genning
Lektorat Anke Wellner-Kempf

Titel der französischen Originalausgabe: Compléments alimentaires. Votre révolution santé

Der Originaltitel erschien 2024 in Frankreich bei Marabout, ein Imprint von Hachette Livre

ISBN 978-3-8310-5186-1
5902-970921-24156-01

Druck und Bindung TBB, a.s., Slowakei

MIX
Papier | Fördert gute Waldnutzung
FSC® C018179

www.dk-verlag.de

Ein Hinweis zu geschlechtlichen Identitäten:
Der DK Verlag erkennt alle geschlechtlichen Identitäten an. Nach Möglichkeit wird im Buch eine gendergerechte Sprache berücksichtigt, sofern dies inhaltlich sinnvoll ist bzw. den historischen Fakten entspricht; stellenweise wird aus Platzgründen oder Gründen der besseren Lesbarkeit jedoch das generische Maskulinum verwendet.